AF609841

TRAITÉ CLINIQUE

DES

MALADIES DU CŒUR

PAR

LE Dr P. DUROZIEZ

ANCIEN CHEF DE CLINIQUE DE LA FACULTÉ

PARIS

G. STEINHEIL, LIBRAIRE-ÉDITEUR

2, RUE CASIMIR-DELAVIGNE, 2.

1891

TRAITÉ CLINIQUE

DES

MALADIES DU CŒUR

TRAITÉ CLINIQUE

DES

MALADIES DU CŒUR

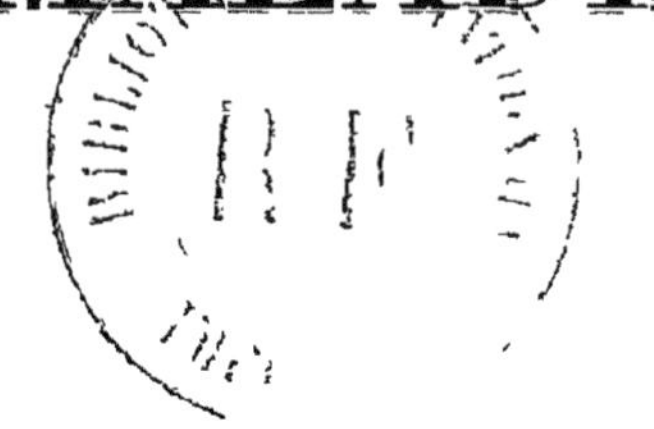

PAR

LE Dr P. DUROZIEZ

ANCIEN CHEF DE CLINIQUE DE LA FACULTÉ

PARIS

G. STEINHEIL, LIBRAIRE-ÉDITEUR

2, RUE CASIMIR-DELAVIGNE, 2.

1891

PRÉFACE

On nous a demandé de réunir en un volume les travaux que nous avons publiés sur les maladies du cœur et les enseignements que nous avons donnés, au lit des malades, à bien des élèves aujourd'hui devenus des maîtres.

Nous avons dû résumer ces monographies et les relier de manière à faire un traité qui permette aux élèves de s'orienter dans l'étude si difficile des maladies du cœur et des vaisseaux. Nous sommes resté sur le terrain clinique ; là pas de lointains aperçus, pas de généralisations et de systèmes ; le médecin voit des *malades* et non des *maladies*. Armé des engins que lui ont préparés l'anatomiste, le physiologiste, le physicien et le chimiste, il s'efforce de voir clair dans ce milieu toujours changeant, toujours en mouvement qu'on appelle la vie. Pour lui rien n'est simple, tout est compliqué, tout change à chaque instant chez un même individu qui lui-même diffère de tout autre. Il prend toutes les sciences à son service, les utilise et ne leur sert en rien. Vitaliste et matérialiste, il étudie la vie dans un corps, il étudie le mouvement.

Ce sont là des idées banales ; nous rappelons qu'elles sont les nôtres. Nous ne rabaissons pas le rôle du clinicien dans la hiérarchie scientifique.

Dans les maladies du cœur nous comprenons les lésions

du cœur et des gros vaisseaux, des artères, des artérioles, des capillaires, des veinules et des veines, auxquelles il faudrait ajouter celles du système lymphatique qui vient communiquer avec le système veineux par l'intermédiaire du canal thoracique.

Sous le nom de maladie du cœur il faut entendre la maladie du système vasculaire, y compris le sang; dès lors tous les organes prennent part à la maladie du cœur.

En même temps que le pouls cardiaque il faut tâter le pouls artériel, le pouls veineux et le pouls capillaire. Jamais nous n'étendons assez loin notre examen.

Il faut reconnaître cependant que le cœur est le principal organe de l'arbre vasculaire, une individualité, le moteur de la machine, le centre, et qu'il mérite un examen spécial. Il y a pour lui une technique plus compliquée que pour les capillaires ou du moins mieux connue. Lorsque ceux-ci ont pénétré dans la trame des organes, ils se dérobent à nos recherches et ne se manifestent plus que par des signes équivoques qui peuvent appartenir au parenchyme aussi bien qu'aux vaisseaux.

Au-dessus du cœur est le système nerveux qui donne à la maladie de cœur de l'homme une physionomie et des traits que nous ne retrouvons pas chez les animaux.

Le cœur succombe après une lutte qui étonne. L'asystolie a commencé dès la première gêne pour ne jamais s'arrêter. La torture est de tous les jours sous les coups incessants du cœur. Vénéré soit celui qui a fait tête contre le mal au début, vénéré soit notre maître Bouillaud.

PREMIÈRE PARTIE

ANATOMIE ET PHYSIOLOGIE DU CŒUR

Le médecin ne peut pas séparer l'anatomie de la physiologie. L'anatomie s'adresse au cadavre quand elle ne peut pas mieux faire ; si elle pouvait étudier les organes et les tissus en place et vivants, par transparence, elle le ferait. C'est malgré nous que nous nous contentons de l'examen du cadavre, nous en reconnaissons tous les défauts ; aussitôt que nous pouvons nous en affranchir, nous devons le faire.

Il nous faut étudier sur le cadavre ce qui est resté tel qu'il était pendant la vie, ce qui n'a pu être modifié par la mort, et toujours éclairer l'anatomie par la physiologie. La vie seule est vraie pour le médecin, c'est l'objet de son étude. L'étude du cadavre n'est qu'un moyen d'arriver à la connaissance de la vie, mais le cadavre ne fournit pas plus de renseignements que la physique ou la chimie. On a voulu trop conclure de l'état cadavérique à l'état vital ; nous en donnerons la preuve.

De grands efforts ont été faits par les physiologistes pour étudier le cœur sans y toucher ou en y touchant le moins possible. La cardiographie a rendu des services que nous ne voulons pas amoindrir. Les expériences sur les grands animaux ont donné des résultats que le médecin a contrôlés. Enfin le sphygmographe à qui je reproche beaucoup de perte de temps et l'impossibilité, ou à peu près, de son application sur un certain nombre d'artères, on peut dire toutes à l'exception de la radiale, enfin sur les veines, est souvent employé et a l'avantage d'un dessin sur une description; il ne dédaigne pas du reste l'aide des oreilles, des doigts et des yeux qui sont encore les grands instruments de la clinique.

CHAPITRE PREMIER

ANATOMIE.

§ I.

I. *Délimitation du cœur.* — Dans le cœur nous comprenons toutes les parties que renferme le péricarde.

Le diaphragme fait presque partie du cœur comme le sternum et les cartilages costaux en avant, les côtes et les vertèbres en arrière qui constituent son squelette. Les poumons ne peuvent pas être laissés de côté.

Plus que tout autre organe, le cœur a besoin de soutien et de protection.

Le péricarde ne touche au diaphragme que dans sa partie aponévrotique par laquelle il s'insère au sternum et aux cartilages costaux.

Morgagni enlève toute la partie du péricarde qui n'est pas adhérente au diaphragme. Ce qui reste forme un triangle long, dont la base est au côté droit et la pointe au côté gauche. L'adhérence commence à la veine cave. A mesure que le triangle avance à gauche, l'attache à la partie charnue devient plus grande, mais l'adhérence y est moins forte que sur la partie tendineuse où il faut user du scalpel pour les séparer.

Le cœur est solidement fixé pour ne pas comprimer l'aorte, la veine cave et l'œsophage.

Nous ne traitons que quelques points de l'anatomie, nous

n'avons pas à répéter ce qu'on trouvera dans tous les livres spéciaux.

Lorsqu'on ouvre le péricarde et qu'on rejette la pointe du cœur vers l'épaule droite, on trouve dans le fond l'oreillette gauche. L'aorte occupe la gouttière placée entre l'oreillette gauche et le ventricule gauche ; la gouttière est presque verticale, et sert de refuge à l'aorte qui ne pourrait pas souffrir les chocs du ventricule gauche. Les malades se penchent en avant pour adoucir la compression de l'aorte par le cœur. Dans cette situation de l'aorte on trouve des causes de souffle mal connues.

Chez un individu mort de colite chronique, en passant au-dessus de l'estomac et du pancréas, on trouve immédiatement l'aorte au milieu de la colonne vertébrale.

L'œsophage passe à gauche et donne à l'aorte un coussin.

Pour parvenir à l'aorte en cet endroit, il faut écarter les fibres des piliers du diaphragme. Comment dans la contraction forcée du diaphragme l'aorte ne serait-elle pas comprimée ? De là les dilatations fréquentes de l'aorte thoracique chez les asthmatiques.

Si nous montons au-dessus du diaphragme, si nous jetons le cœur vers l'épaule droite, si nous divisons le péricarde vers le milieu du bord inférieur du cœur, nous trouvons immédiatement l'œsophage qui, placé vers la ligne médiane au milieu de la poitrine, croise l'aorte en avant pour passer un peu à gauche. Derrière l'œsophage est l'aorte.

L'aorte sépare le ventricule gauche de l'oreillette gauche ; gouttière aortique du cœur.

Au-dessus de l'oreillette gauche, pour parvenir à l'aorte, on coupe successivement les deux veines pulmonaires, puis la branche gauche de l'artère pulmonaire, puis la bronche gauche, qui s'étagent. L'œsophage s'interpose toujours entre le cœur et l'aorte. L'œsophage est un peu plus sur la ligne médiane et l'aorte un peu à gauche.

Chez une femme qui présente de la dilatation et de l'ossification de l'aorte avec un cœur un peu gros, je fouille au-dessus de la troisième portion du duodénum. Je coupe le pancréas. J'engage une tige dans l'aorte qui se porte à gauche sur les côtés de la colonne vertébrale. Le lobe gauche du foie peut à merveille comprimer l'aorte.

L'aorte partage le cœur en deux parties égales, droite et gauche, en passant dans la rainure auriculo-ventriculaire gauche.

Du cœur de dindon. — L'examen de ce cœur a de l'importance au point de vue du mécanisme des valvules auriculo-ventriculaires sur lequel on dit des choses fausses. On soutient que les muscles papillaires ferment les orifices en tirant, en élevant (je ne sais pas au juste) les valvules. Nous soutenons que les muscles papillaires, en s'érigeant vers le centre du ventricule ne font que porter les cordons tendineux vers le centre et maintenir la valvule sous laquelle le sang vient s'engouffrer, se barrant ainsi la route, sous la pression du ventricule.

La valvule auriculo-ventriculaire droite chez le dindon n'est pas membraneuse, elle est musculaire et vient s'enrouler autour de la paroi interne, en écharpe. En même temps elle est appuyée par le sang qui s'engouffre dans le cul-de-sac. La valvule est de plus retenue à la paroi externe, en dehors par quelques petits cordons tendineux, en avant par un fort pilier musculaire au-dessus duquel le sang passe dans l'entonnoir de l'artère pulmonaire. Cette écharpe musculaire agit à la fois comme sphincter et comme valvule. Elle n'est ni tirée en bas, ni relevée par aucun muscle ; ses attaches l'empêchent seulement de se renverser du côté de l'oreillette. Pour les autres valvules, rien de particulier. La mitrale est organisée comme chez nous.

Il est certainement utile que les origines des veines caves, des grandes artères et des artères coronaires soient comprises dans le sac péricardique. Le cœur se désordonne dès que le sac péricardique est ouvert. Il y a là de grosses affaires de vide et de pression où nous ne voulons pas intervenir. Nous ne dissocions pas ce que le péricarde réunit.

II. La *position* du cœur est celle du sac péricardique. Les limites prises sur le cadavre nous sont suspectes ; nous n'estimons que celles prises sur le vivant, et réclamons la confiance dans la percussion. Nous demandons qu'on cherche la matité profonde et non pas seulement la matité superficielle, c'est-à-dire le cœur entier. La matité absolue, superficielle, n'est pas toujours en proportion avec le volume général du cœur, si, par exemple, les poumons adhérents ne peuvent pas fuir devant le cœur. De plus on n'aura pas la matité des oreillettes, de l'oreillette gauche en particulier ; or cette matité est importante à obtenir.

Le second espace intercostal gauche doit être libre ; on ne doit y trouver aucune matité soit superficielle, soit profonde.

Nous circonscrivons le cœur par quatre lignes, celle de gauche est oblique et courbe comme est le bord du ventricule gauche.

Il est bien de délimiter d'abord les poumons par une percussion légère ; on sait mieux où on doit percuter profondément, où on doit aller chercher le cœur sous les poumons.

La ligne inférieure présente quelque difficulté à trouver quand l'estomac ne résonne pas et quand le foie est un peu épais à ce niveau. Nous avons l'habitude de faire boire le malade à petits coups de manière à faire pénétrer de l'air. On n'imagine pas combien il en faut peu pour obtenir une résonnance considérable. La percussion devient alors facile.

La ligne de droite demande de l'attention ; elle est placée à droite du sternum.

On délimite ainsi un trapèze dont nous mesurons la hauteur et la largeur.

A l'état normal nous trouvons chez l'homme adulte 10 centimètres en hauteur et 14 centimètres en largeur ; chez la femme 9 en hauteur sur 12 en largeur.

Le cœur est abrité derrière le sternum et les cartilages des 3e et 4e côtes gauches et droites. Les sigmoïdes pulmonaires et aortiques sont cachées derrière le sternum au niveau des troisièmes cartilages.

L'aorte déborde le sternum à droite et se recourbe au niveau de la moitié inférieure de la première pièce sternale.

L'artère pulmonaire par sa division gauche occupe le 2e espace gauche près du sternum.

III. *Position de la pointe.* — La position de la pointe achève de délimiter le trapèze que nous avons indiqué. Elle a suscité beaucoup de discussions.

Quelques-uns, comme Friedreich, disent que la pointe ne peut pas être sentie, qu'elle bat derrière le cinquième cartilage, que ce n'est pas elle qu'on sent. Nous disons que la pointe a un mouvement spécial et qu'on la sent chez l'adulte dans le 4e espace au-dessous et en dedans du mamelon qui est lui-même dans le 4e *espace*. Parfois la pointe n'occupe pas la limite extrême que la percussion peut seule indiquer.

La pointe et le mamelon, placés dans le *4e espace*, sont à des hauteurs différentes, parce que la direction du 4e espace intercostal n'est pas partout horizontale ; elle se relève en dehors de la pointe.

Tout le monde admet que la pointe bat un peu au-dessous et en dedans du mamelon ; mais tout le monde aussi dit que la pointe bat dans le 5e espace ; or elle bat dans le 4e ; l'erreur vient de ce qu'on compte mal les côtes. Nous reviendrons plus loin sur cette erreur.

La pointe bat dans le 4e espace chez les jeunes gens. Chez les individus un peu plus âgés, vers 40 ans, le cœur est déjà un peu plus lourd, un peu plus dilaté ; la pointe bat un peu plus bas.

Elle ne bat pas toujours au même endroit ; elle suit les variations de la respiration et de la position du corps. Elle s'élance dans les cœurs chlorotiques et parfois fait croire à une augmentation de volume qui n'existe pas. La percussion remet les choses en place ; nous insistons sur ce point.

La percussion n'est pas toujours d'accord avec la palpation ou l'inspection. Qu'on cherche avec un doigt le lieu de battement de la pointe, on trouvera celui-ci beaucoup plus loin que si on applique toute la main. Un seul doigt trouve du battement en dehors du mamelon ; la main entière appliquée ne sent plus le battement qu'en dedans. Si on percute, on délimite une surface cardiaque normale. Le cœur en effet change de forme pendant la systole et la diastole, sans changer de volume ; il s'allonge ; il s'élance et trompe sur son volume. Au moment de la diastole, la percussion trouvera d'autres limites au cœur que pendant la systole. Il faut contrôler l'une par l'autre, l'inspection, la palpation à l'aide d'un doigt, à l'aide de la main entière, enfin la percussion qui a le dernier mot.

IV. *Numérotage des côtes.* — On rencontre dans les différents auteurs des variations sur l'*espace intercostal où bat la pointe.* Les circonstances d'âge et de maladie peuvent faire varier réellement le lieu de battement de la pointe; mais l'on ne compte pas toujours bien les espaces, on en met un de plus; des médecins très instruits hésitent et se trompent ; nous ne comptons jamais les espaces en partant de la clavicule; nous partons du creux sus-sternal, nous palpons le sternum et nous sentons la soudure de la première pièce sternale avec la seconde; là est la seconde côte. Ou bien, partant encore du creux sus-sternal, nous descendons en inclinant à gauche; l'espace que nous rencontrons d'abord est le premier. Nous évitons ainsi la première côte, large au delà de toute prévision. On est étonné de voir le second espace si loin de la clavicule.

V. *Rapports du poumon droit avec le cœur.* — Le poumon droit s'avance-t-il sous le sternum, dépasse-t-il le sternum à gauche? Le cadavre et les Allemands disent non ; la vie dit oui. Sur le cadavre nous ne trouvons pas le poumon au niveau du sternum; pendant la vie nous produisons de la résonnance à ce niveau et sous les cartilages costaux gauches. C'est la résonnance du sternum, disent les Allemands ; mais, insinuez le bout du doigt entre les cartilages gauches et percutez, vous produisez du son : le sternum n'y est pour rien ; vous ne le touchez pas ; de plus la forme de la partie qui résonne ainsi est bien la forme du poumon. On ne peut pas refuser la présence du poumon sous le doigt; à mesure que les cavités droites se dilatent, cette zone de résonnance disparaît. Pendant la vie le poumon passe sous le sternum et s'avance à gauche du sternum ; sur le cadavre nous ne trouvons plus le poumon qu'à droite du sternum. Donc il ne faut pas croire toujours au cadavre qui ne peut nous donner qu'une part de la vérité. Laissons-nous guider par la percussion qui nous dessine exactement les poumons et ne nous trahit que lorsque nous lui demandons trop. A nous de savoir le possible.

VI. *Présentations du cœur en avant.* — Nous prenons comme type de la présentation du cœur, la présentation en avant, parce que sur le cadavre c'est celle qui s'offre à première vue, et que sur le vivant les parties seules placées en avant peuvent être vues, palpées. La présentation naturelle du cœur est celle de la paroi antérieure.

Il est remarquable qu'à l'état normal toutes les parties du cœur apparaissent en avant, les oreillettes par leurs auricules, le ventricule gauche par un bord mince, le ventricule droit et l'artère pulmonaire largement, l'aorte sur le côté. La présentation en avant est générale, mais surtout ventriculo-pulmonaire. Le ventricule droit est antérieur, le ventricule gauche postérieur. Néanmoins le caractère de la présentation normale est la généralité.

Quand une des parties, qui d'habitude reste en arrière, se montre franchement en avant, nous en faisons le type d'une présentation. Pour le cœur comme pour le fœtus, il n'y a pas de présentation absolue, il y a des présentations mixtes.

Ainsi, dans l'insuffisance aortique, nous disons la présentation ventriculaire *gauche*, parce que le ventricule gauche habituellement retiré en arrière, débordant à peine, fait hernie en avant, simule sur le côté une poche anévrysmale, ne présente plus la pointe qui s'est perdue à droite ;

on ne voit plus aucun mouvement de la pointe ; on ne peut plus parler de la pointe, mais seulement de l'extrémité du cœur.

Dans le rétrécissement mitral où le ventricule gauche est revenu sur lui-même, concentré, hypertrophié, c'est l'oreillette gauche dilatée et apparaissant, qui donne à la présentation son nom.

Parfois l'infundibulum du ventricule droit, comme dans le rétrécissement pulmonaire, forme une saillie considérable et appelle la présentation.

Parfois l'aorte déborde et frappe le regard : parfois les veines caves ou l'oreillette droite, ou l'artère pulmonaire.

Dans l'asystolie c'est l'oreillette droite qui frappe.

Dans l'épanchement péricardique, c'est le péricarde qui est en présentation.

Enfin, dans les grands épanchements pleuraux gauches, le cœur est décroisé, le ventricule gauche et l'aorte ont passé à droite, le ventricule droit et l'artère pulmonaire à gauche, le cœur pend le long du sternum comme un vrai pendu. On donnera à cette présentation le nom qu'on voudra ; on a dit trocho-cardie ; le nom est dur et puis mène à toute sorte de mots baroques, à qui je ne veux pas donner l'éveil.

Dans cette idée de présentation du cœur, il nous a paru y avoir quelque justesse. Nous la donnons pour ce qu'elle vaut. Il est bon de comparer le cœur aux autres organes, de leur emprunter leurs procédés d'examen. Entre l'utérus et le cœur les points de contact sont nombreux ; l'utérus nous a emprunté l'auscultation et peut-être la palpation.

VII. *Des déplacements du cœur.* — On a eu tort de confondre les déplacements et les mouvements du cœur ; le mouvement est actif, le déplacement est passif ; le mouvement appartient au cœur normal, le déplacement au cœur sur la voie de la maladie, puisqu'il est déplacé, par conséquent gêné dans son allure. La ptose n'est pas indifférente, qu'elle s'applique à l'utérus, au foie, aux intestins, aux reins ou au cœur. Et ce n'est pas la seule ptose, la chute qui gêne, mais aussi le soulèvement et la poussée soit à droite, soit à gauche ; tout ce qui pousse est gênant. Voyez quelles postures, en apparence fatigantes, prennent les cardiaques, d'instinct, pour se soustraire le plus possible à des compressions que nous ne voyons pas, peut-être pour soulager l'aorte prise entre un gros cœur et des vertèbres qui résistent. Le sternum leur est plus clément. Et puis le tiraillement, l'élongation des nerfs et des plexus, n'est-ce rien ?

On dit que l'épanchement pleural gauche abondant ne gêne pas le cœur, que les tracés sphygmographiques ne sont pas modifiés (tant pis pour eux), mais ils le sont dans leur amplitude et dans leur régularité. Les tracés du cœur déplacé à droite diffèrent absolument des autres tracés. Le pouls devient dicrote. Le malade meurt subitement si on ne vide pas sa poitrine par un procédé quelconque.

Hope indique, comme causes de déplacement du cœur, le pneumothorax, soit simple, soit compliqué d'hydrothorax, l'hydrothorax simple, l'épanchement pleurétique, soit aigu, soit chronique, l'anévrysme de l'aorte ascendante, le développement considérable du foie, l'ascite, un énorme fongus hœmatodes du poumon, l'emphysème du poumon qui chasse le cœur dans un des côtés, quand un seul poumon est atteint, et dans l'épigastre, quand les deux sont lésés ; les tumeurs du médiastin antérieurs, les anévrysmes de la crosse de l'aorte qui tous deux poussent le cœur en bas, l'hypertrophie qui par la simple pesanteur abaisse le cœur.

Hope indique deux cas de déplacement du cœur à droite par le fait de la rétraction du poumon droit et de l'hypertrophie du gauche. L'aorte ascendante battait dans le 2e espace droit, à deux pouces et demi du sternum dans un cas et à un pouce et demi dans l'autre. Chez un individu de 25 ans nous avons constaté aussi la fixation du cœur à droite par une ancienne pleurésie guérie avec adhérences. Le côté droit était tout entier mat comme de la pierre.

Hope avait raison d'attribuer à l'aorte le battement qu'il sentait dans le 2e espace droit. Il y a eu un auteur assez indiscret pour y faire battre la pointe. Je ne le nomme pas. Il ne faut pas croire que partout où on sent un battement, on sente la pointe.

Nous revenons à l'état normal.

Le cœur est déplacé par les différentes positions du corps, beaucoup plus, hypertrophié que normal. Il est porté facilement de gauche à droite dans la position sur le flanc droit. La matité recule vers le sternum, la pointe se sent moins bien. Lorsque le cœur est gros, la différence compte plusieurs centimètres. Dans la position assise je ne trouve pas d'abaissement à l'état normal.

Quelle variation n'obtient-on pas dans les bruits artériels ou veineux suivant l'attitude imposée! Dans les lésions du cœur gauche on trouve les souffles et les roulements en faisant coucher le malade sur le côté droit; on ramène en avant le cœur gauche.

La respiration a une influence grande sur le cœur; le mouvement du sang y est accéléré ou retardé, des dédoublements de claquements, des souffles apparaissent sur lesquels on se dispute. Les rapports des artères, des veines et des bronches sont modifiés. Les artères et les veines sont comprimées par l'exhaussement de la bronche sur laquelle elles sont à cheval ; la bronche est comprimée par les artères ou l'oreillette gauche, comme il arrive dans les anévrysmes et peut-être dans la tuberculisation. Dans combien de cas est-ce le poumon qui, aspiré ou expiré, donne un souffle ? C'est une rareté dont on veut faire une généralité.

Le cœur dans l'inspiration forcée peut baisser de 3 ou 4 centimètres sur les parties latérales. En est-il de même au milieu comme le ferait supposer la locomotion de la tumeur pylorique ?

§ II.

I. *Des muscles des valvules auriculo-ventriculaires.* — Les valvules auriculo-ventriculaires ferment les orifices comme les sigmoïdes ; il n'y a pas la moindre différence ; mais, en raison de la largeur de l'orifice, il fallait avoir recours à une organisation spéciale, aux ficelles du parachute. Les muscles papillaires se détachant de la paroi et venant porter ces tendons ne sont pas autre chose que la main qui retient les fils ; ils empêchent la valvule de se retourner, mais n'ajoutent rien à la fermeture ; c'est le sang qui pousse de tous côtés la valvule et la ferme, comme le vent gonfle la voile. On se raidit contre cette explication si simple ; on n'en trouvera pas d'autre.

II. *Sphincters des veines caves, cardiaque et pulmonaires. Occlusion hermétique pendant la présystole.* — Le sang ne peut pas rétrocéder. Partout où un liquide doit progresser, il rencontre, s'il veut refluer, des valvules ou des sphincters qui s'opposent à sa rétrocession.

Les médecins et les anatomistes de notre époque n'ont pas suivi les progrès faits par les prédécesseurs et les contemporains de Sénac qui avaient recherché avec soin les conditions du bon fonctionnement de l'oreillette droite et des veines caves. Nous rappelons l'attention sur cette étude qui a autant d'intérêt que celle des valvules auriculo-ventriculaires et des sigmoïdes.

Eustachi (mort en 1574) décrit la valvule qui porte son nom, mais la description est si vague que sa valvule est oubliée. Dans le livre d'Harvey (1628) il n'en est pas fait mention ; de nouveau découverte en 1656 par Charles le Noble, elle prend le nom de *valvula nobilis*. Highmore décrit alors sa *striga cartilaginosa*, une éminence posée transversalement entre les deux veines caves, comme une valvule, une paroi mitoyenne qui rompt le cours du sang de la veine cave supérieure vers la veine cave inférieure et le dirige vers le ventricule droit ; les deux troncs se réunissent pour former une grande embouchure ; on voit leur bifurcation à la partie extérieure de l'oreillette. Highmore représente dans une figure grossière les deux troncs des veines caves formant un angle obtus et curviligne dont la pointe est dans l'intérieur de l'oreillette ; entre les deux troncs on voit une bande en forme de bosse. Highmore s'attache donc à diviser les courants des deux veines caves pour qu'ils ne se heurtent pas. Il n'est plus question de la valvule d'Eustachi et de Charles le Noble.

Lower (*Tractatus de corde*, 1669) dénomme *tuberculum quoddam* ce qu'il représente dans une figure par un éperon qui sépare les deux troncs. Pour que le sang ne distende pas les embouchures lorsque l'oreillette se contracte, les veines caves sont pourvues d'un système de fibres musculeuses qui les maintiennent dans de justes limites et leur permettent de presser le sang vers l'oreillette qui à son tour envoie vers les veines caves des muscles que Lower compare à des doigts préhenseurs du sang. Lower se préoccupe donc du bon fonctionnement de l'oreillette droite et de la marche du sang en avant. Tous les auteurs parlent alors du tubercule de Lower pour en affirmer ou en nier l'existence. Le mot tubercule n'était pas heureux et prêtait à la confusion.

La description donnée par Duverney d'abord assez vague devient plus nette. Le tronc de la veine cave supérieure est garni de fibres charnues en forme de sphincter ; le tronc de la veine cave inférieure est aussi embrassé par des fibres de la même espèce. D'après lui les vaisseaux et les réservoirs se resserrent en même temps ; la veine cave inférieure depuis l'endroit où elle perce le péricarde jusqu'à celui où elle s'ouvre est garnie d'un double plan de fibres charnues dont les extérieures l'embrassent presque circulairement et dont les intérieures remontent presqu'obliquement sous les premières tout le long de la partie inférieure de la digue.

Sénac accorde à l'existence de ces fibres une conséquence très grave ; elles resserrent l'orifice des veines caves lorsque l'oreillette est en contraction ; si on ouvre des animaux vivants, on voit le confluent fermé et comme pincé.

Nous voilà donc arrivés à ces sphincters dont nous venons ici plaider la cause.

L'idée des phincters des veines caves formulée par Lower, Duverney et Sénac a étéabandonnée ; nous reprenons la tradition en y ajoutant quelques développements. Outre l'éperon décrit par Highmore et Lower, nous admettons trois sphincters étagés, un supérieur fermant la veine cave supérieure, un médian pour le trou ovale et la veine cave inférieure, un inférieur pour la veine cardiaque.

Si on excise l'auricule pour se ménager une fenêtre d'observation, on aperçoit dans le fond trois boutonnières étagées qui étreignent les trois orifices. L'organisation de ces trois boutonnières varie en raison de leur service. Pour la veine cave supérieure ce sont des fibres circulaires et longitudinales, doublées parfois d'une valvule sigmoïdale ; la partie inférieure du sphincter est commune au sphincter supérieur et au sphincter médian ; c'est cette partie qui a été décrite par Highmore et par Lower sous le nom d'éperon et de tubercule ; le sang a du reste de la peine à remonter.

C'est pour la veine cave inférieure qu'un agencement efficace est indispensable. Le sphincter est formé en bas par la valvule d'Eustachi, de côté par l'anneau de Vieussens qui encadre le trou de Botal, en haut par le muscle mitoyen entre les deux ouvertures supérieure et médiane. Si on écarte les bords de la boutonnière, on aperçoit dans le fond la veine cave inférieure et le trou de Botal. Si on tire la boutonnière par ses extrémités, veine cave inférieure et trou de Botal disparaissent ; il y a occlusion complète.

Un troisième sphincter existe pour la veine cardiaque incomplètement fermée par la valvule de Thebesius ; la valvule d'Eustachi en forme la partie supérieure.

On ne peut pas admettre une contexture aussi compliquée que celle de l'oreillette droite aboutissant à l'insuffisance.

Les veines pulmonaires sont fermées pendant la présystole par la contraction des fibres musculaires de l'oreillette gauche.

Laborde a constaté chez les animaux vivants la constriction du doigt par les sphincters des veines caves.

Dans les vivisections les mouvements des diverses cavités ne peuvent pas être considérés comme absolument normaux. Les mouvements partant des veines caves s'enchaînent sans brusquerie jusqu'à la systole du ventricule; la présystole de l'oreillette va se perdre dans la systole ventriculaire; il n'y a pas de point d'arrêt; la présystole finit seulement quand la valvule auriculo-ventriculaire s'est relevée; il reste du sang dans l'oreillette ou du moins les physiologistes croient en avoir constaté; mais il n'est pas venu de sang nouveau des veines caves; le sang ne descend pas à plein canal sur la valvule qu'il empêcherait de se relever. C'est un point qui n'a pas été mis en lumière comme il le mérite.

III. *Sphincter du trou ovale chez le fœtus.* — Le sang est empêché de revenir sur ses pas par des valvules et des sphincters; les sphincters ont un rôle important. Nous trouvons une application de cette loi dans les conditions anatomiques du trou ovale chez le fœtus. Le trou ovale est muni d'un sphincter et d'une valvule chez le fœtus. Le sphincter n'agit que pendant la présystole, pendant la période active de l'oreillette, il se contracte et ferme l'orifice, en même temps que le sphincter moyen formé comme nous venons de le voir plus haut par la valvule d'Eustachi et l'anneau de Vieussens empêche le sang de rétrocéder dans la veine cave inférieure, et que le sphincter supérieur s'oppose au retour du sang dans la veine cave supérieure.

L'oreillette droite pendant la présystole ne peut donc envoyer du sang que dans le ventricule droit; tous les autres orifices sont fermés. Dès que l'oreillette ne se contracte plus, le sang de la veine cave inférieure passe dans l'oreillette gauche, et celui de la veine cave supérieure pénètre dans l'oreillette droite.

La valvule du trou ovale contribue à l'occlusion.

Chez l'adulte les deux valves se collent plus ou moins complètement et se transforment en un septum en partie musculeux. Il est encore utile que l'oreillette droite ne chasse pas, pendant la présystole, contre les valves du trou ovale, du sang qui parviendrait à les décoller ; le sphincter moyen pourvoit à la tâche.

Nous retrouvons dans les auteurs du siècle dernier la notion de ce sphincter du trou ovale.

Méry parle d'un cercle musculeux de 4 ou 5 lignes de diamètre, d'une espèce de sphincter qui s'élève d'environ une demi ligne sur la surface de la cloison.

Duverney note un sphincter qui borde la membrane du trou ovale, qui se resserre et rend l'ouverture plus petite. Il a observé ce resserrement dans un chat vivant; la valvule peut alors couvrir le trou ovale plus facilement.

Les faisceaux qui bordent le trou ovale, dit Sénac, doivent être regardés comme un véritable sphincter. Ce sphincter est double ; il y en a un du côté gauche de la cloison et un du côté droit : ils sont très visibles dans les deux oreillettes ; si on sépare les deux sacs, ce qui se fait très facilement, il reste après la séparation un sphincter de chaque côté.

Ces auteurs n'ont pas tenu, dans l'occlusion du trou ovale, un compte suffisant du sphincter qu'ils ont décrit. Méry (Bouchard le lui a reproché) a fait de la circulation à rebours. Duverney, qui avait eu contre Méry la hardiesse de dire que la valvule s'opposait toujours au sang poussé par l'oreillette gauche vers le ventricule droit, qui avait vu le sphincter se contracter, n'a pas été assez clair et assez convaincu pour réduire le fougueux académicien au silence.

Sénac, l'adversaire de Méry et un peu de Duverney, le

défenseur de Galien et de Harvey, s'est perdu dans les détails et n'a pas su tirer les conséquences de ses prémisses. On est étonné de lire dans son Traité les passages suivants : « La valvule dans le fœtus qui est au-dessous de 5 mois n'empêche jamais pendant la contraction la communication des deux oreillettes ; cette valvule est donc dans de tels fœtus une valvule imparfaite. Quand le fœtus est arrivé à son terme, la valvule aurait assez d'étendue pour couvrir l'ouverture et fermer le passage au sang pendant la contraction ; cependant alors même, c'est-à-dire pendant la contraction, le commerce des oreillettes n'est pas interrompu. Quoique par sa structure elle soit une véritable valvule, à peine ses fonctions sont-elles les fonctions des valvules ; du moins de telles fonctions sont-elles fort inutiles pour diriger le cours du sang dans le cœur du fœtus ». Après Sénac même, il y avait quelque chose à faire.

Nous avons insisté sur tous ces sphincters du cœur parce qu'ils ne sont pas connus et qu'ils servent d'argument contre l'erreur répandue que le sang peut à volonté et dans l'état sain revenir sur ses pas.

IV. *Mode d'occlusion du canal artériel.* — On a mis de côté l'explication donnée par Portal à la fin du *Traité du cœur* de Sénac ; elle mérite d'être reproduite.

« Dès que l'air pénètre le poumon gauche, le canal artériel est tiraillé, ses parois se rapprochent et le sang coule dans les branches de l'artère pulmonaire. Pour se convaincre du mouvement de la crosse de l'aorte et de la bronche, il suffit de souffler dans la trachée artère d'un fœtus mort avant de respirer ; en même temps que l'air pénètre le poumon, on voit la bronche relever l'aorte. La même expérience fournit les mêmes résultats lorsqu'on introduit de l'air dans le poumon gauche du cadavre d'un adulte; il est à présumer qu'à chaque inspiration l'aorte est relevée et que, si l'inspiration est violente et que l'aorte ne se soulève pas facilement, la bronche frappera cette artère et occasionnera un reflux de sang qui pourra devenir sensible au tact en changeant le pouls ».

Dans ces mouvements des bronches ne peut-on pas trouver l'explication de beaucoup de souffles extra cardiaques par la compression de l'aorte et de l'artère pulmonaire ? Ces quelques lignes de Portal sont intéressantes.

§ III. — Poids et dimensions du cœur sain et du cœur malade (1).

Les tableaux que nous ne pouvons pas reproduire renferment 198 observations de cœurs regardés comme sains et 150 observations de cœurs présentant des maladies primitives ou secondaires. On a choisi les observations complètes.

L'aorte et l'artère pulmonaire ont été sectionnées environ un pouce au-dessus de leur origine, les caillots retirés et le cœur lavé.

On n'a pesé aucun cœur qui eût à sa surface une trop grande quantité de graisse.

I. Le poids moyen du cœur des individus *sains* de 20 à 55 ans est, pour les hommes, de 270 grammes et, pour les femmes, de 250 grammes. La différence est donc de 20 grammes. Ces chiffres sont nécessairement un peu arbitraires.

(1) Les documents qui figurent dans ce paragraphe et le suivant sont extraits pour la plus grande partie de THOMAS B. PEACOCK. *On the Weight and dimensions of the Heart, in health and Disease*. London, 1854.

Le cœur dans quelques cas dépasse beaucoup le poids ordinaire sans que la proportion de ses parois et de ses cavités soit altérée, sans que l'organe soit malade ; il n'est pas aisé de dire où cesse l'état sain. L'estimation du poids du cœur sain donnée ici diffère un peu de celle des autres observateurs. Bouillaud admet que le poids du cœur varie de 250 grammes à 280 grammes et peut monter à 306 ou 337 grammes, mais les observations se rapportent seulement à 14 cas et comprennent des individus des deux sexes de 16 à 38 ans. Le poids moyen de 8 cœurs d'adultes extraits de sa statistique est de 282 grammes, les extrêmes étant 237 et 348 (1).

Clendinning estime le poids moyen du cœur de l'homme de 20 à 60 ans à 241 grammes et celui de la femme à 210 ; ses calculs sont basés sur 118 observations, 58 hommes et 60 femmes (2).

Les recherches de Reid donnent comme poids moyen du cœur chez 89 hommes de 25 à 55 ans, 314 grammes, et chez 53 femmes, 256 grammes. Différence, 58 grammes.

Le poids du cœur sain varie dans les différentes formes de maladie, plus fort chez les individus qui meurent de maladies courtes, moindre chez ceux qui ont subi des maladies longues et émaciantes.

Le poids du cœur des hommes adultes qui ont succombé à des maladies aiguës est de 278 grammes, et de 252 chez ceux morts de maladie chronique (phthisie, bronchite et maladie des reins exceptées).

Chez les femmes le poids à la suite des maladies aiguës

(1) La moyenne du poids des cœurs considérés comme normaux, d'après les chiffres de Bouillaud, est 258 grammes. Si on retire les cœurs au-dessous de 222 grammes, on obtient comme moyenne 282 grammes.

(2) Les indications fournies par Friedreich sont erronées.

est de 264 grammes, et de 244 à la suite des maladies chroniques.

Reid a trouvé pour le poids moyen du cœur, chez 9 hommes adultes morts d'accidents, 351 grammes et 314 chez ceux morts de maladie. Dans ces résultats il y a des poids qui dépassent le chiffre que j'ai regardé comme la limite de l'état sain.

La conclusion générale est que chez les adultes hommes morts de maladie aiguë ou par accident, le poids ordinaire du cœur est de 255 à 312, et de 227 à 284 chez ceux morts de maladie chronique.

Chez les femmes le poids du cœur dans les maladies aiguës peut être regardé comme étant de 226 à 283, et dans les maladies chroniques de 198 à 255.

Parfois cependant, chez les personnes frêles et délicates mortes de maladie cachectique, de cancer de l'estomac, d'affection chronique du foie, le cœur peut peser 140 ou 170 grammes et chez les hommes forts et puissants, tués ou morts de maladie très courte, 340 grammes (peut-être plus) et être normal.

Le cœur augmente habituellement de poids avec l'âge; cependant il subit parfois une diminution, surtout quand le poids du cerveau est diminué.

Le poids du cœur sain, qui oscille autour de 250 grammes, entre 200 et 300, peut être beaucoup dépassé sans qu'il y ait à invoquer aucune lésion organique valvulaire, aortique ou pulmonaire, une adhérence du péricarde ou toute autre cause d'obstruction dans les gros vaisseaux.

Chez 18 hommes le poids du cœur dépassait 340 grammes. Dans 5 cas il montait à 425 grammes, 454, 496, 567 et 1155. (Ce dernier étant le plus lourd que nous ayons pesé.) Dans tous ces cas il n'y avait aucune cause d'obstruction. Dans 11 cas il n'y avait aucune lésion valvulaire.

Dans le cas où le cœur pesait 1155, bien qu'il y eût une légère altération athéromateuse des valvules aortiques et mitrale et des tuniques de l'aorte, les poumons étaient sains et on ne trouva rien qui pût expliquer l'hypertrophie. L'âge n'y est pour rien.

Chez les femmes il n'y a que 2 cas qui puissent être regardés comme des exemples d'hypertrophie simple. Le poids ne dépassa pas 340 grammes. Faits qui montrent la rareté de cette forme chez les femmes et le peu d'augmentation de poids qu'acquiert le cœur de la femme quand il n'y a pas de cause sérieuse d'obstruction.

II. *Péricarde adhérent.* — Dans 4 cas il y avait d'anciennes adhérences du péricarde *sans lésions valvulaires*, aortique ou pulmonaire, sans péricardite récente.

Dans un cas le poids du cœur ne dépassa pas la moyenne, il était de 333 grammes. Dans les 3 autres cas, il était beaucoup plus considérable, 454 grammes, 482 et 510.

L'individu dont le cœur pesait 510 grammes avait 32 ans. Non seulement le péricarde était épaissi et adhérent, mais encore il y avait une production considérable d'os.

III. Le cœur acquiert généralement un très grand poids dans les cas de *maladie de l'aorte*, que ce soient des dépôts athéromateux, une ossification des tuniques, de la dilatation ou un anévrysme en sac ; mais dans aucun cas le cœur n'atteignit un aussi grand poids que dans un de ceux où il n'existait aucune cause d'obstruction.

Chez une femme le poids du cœur n'atteignit pas la moyenne, il était de 241 grammes.

Chez un homme il dépassa la moyenne, il était de 284 grammes.

Chez deux autres hommes il ne sortit pas des limites normales ; il pesait 326.

Dans les 17 autres cas, (13 hommes et 4 femmes), il allait beaucoup plus loin, de 340 grammes à 680 chez les hommes — de 354 à 510 chez les femmes. Les poids les plus forts étant chez les hommes 461-517-539-595-652-666-640- et chez les femmes 496 et 510.

Chez l'homme dont le cœur ne pesait que 284 ; chez un second dont le cœur pesait 680 et chez la femme dont le cœur pesait 354 grammes, la tuberculisation a pu diminuer le poids.

IV. Le cœur habituellement prend un très grand développement dans les cas de *maladie des valvules aortiques*, qu'il y ait rétrécissement ou insuffisance ou les deux à la fois, et l'augmentation de poids paraît être plus grande dans ces cas que dans ceux de maladie de l'aorte. Dans aucun cas cependant le cœur n'acquit un aussi grand poids que dans un cas d'hypertrophie simple.

Chez les hommes le poids du cœur dépassa la moyenne dans tous les cas, mais, dans deux cas avec rétrécissement ou insuffisance simples, il ne dépassa pas la limite extrême de l'état sain, étant seulement de 326 et 340. Dans 7 autres cas de rétrécissement, le poids allait de 397 à 595.

Dans 18 cas d'insuffisance, le poids était entre 397 et 964, les autres chiffres étant 567-595-631-652 dans trois cas — 666 dans 2 cas — 680-794-964.

Chez les femmes il y a la même augmentation, mais moindre. Si on exclut un cas dans lequel une des valvules était détruite par de l'endocardite aigüe et où la mort fut rapide (cas dans lequel le poids était 248 gr.), le cœur le plus léger pesait 305,- la normale. Dans ce cas, il y avait épaississement et ossification très étendue avec rétrécissement extrême, la malade avait 75 ans.

Dans deux autres cas de rétrécissement le cœur pesait 369 et 524, et dans deux cas d'insuffisance 454 et 652.

L'âge des sujets n'y est pour rien. Le poids du cœur a été de 794 chez un garçon de 18 ans et de 652 chez une femme de 44 ans.

Il n'est pas possible de fixer la part du *rétrécissement* et de l'*insuffisance.*

Dans le cas où le cœur pesait 503 grammes chez un homme de 33 ans, la lésion résultait de la rupture de l'angle d'attache de deux valvules, suite d'un effort musculaire violent, 27 mois avant la mort ; la plus grande part doit être faite à l'insuffisance.

Un cas encore plus remarquable de dilatation par insuffisance, suite de rupture de valvule, est rapporté par le Dr Luain. Le cœur acquit 638 grammes dans une période de 2 ans entre l'accident et la mort.

Dans tous les cas d'insuffisance aortique, l'augmentation du poids est très rapide. Chez le garçon de 18 ans, 794 grammes, la durée de la maladie n'avait été que de 2 ans et 10 mois.

Dans les rétrécissements, le développement est plus lent. Un exemple frappant du long temps pendant lequel un rétrécissement peut exister sans que le cœur acquière un grand poids est fourni par cette femme un peu âgée, 305 gr. Ce cas montre, avec beaucoup d'autres, l'absence de tout rapport entre le degré du rétrécissement et celui de l'hypertrophie.

V. Dans les cas de maladie de la *valvule mitrale,* le cœur dépasse ordinairement la limite de l'état sain, mais n'atteint pas les grands poids précédents.

Dans 3 cas, celui de l'homme chez qui le cœur pesait 397 gr. et 2 femmes chez qui il pesait 241 et 312, la mort ne dépendit pas directement de la lésion du cœur.

Si on excepte ces cas, on verra que chez une femme le cœur pesait seulement 301 (normale), pendant que, dans les 6 autres cas, il dépassait beaucoup cette limite, chez les hommes de 411 à 496, et chez les femmes de 340 à 510.

VI. Dans les maladies combinées des *orifices aortique* et *mitral*, le poids du cœur est intermédiaire.

Si on laisse de côté le cas d'une jeune fille de 11 ans dont le cœur pesait 213 gr., dans toutes les autres observations comprenant deux jeunes filles de 12 et 18 ans, le poids du cœur dépassait la limite extrême de l'état normal, chez 3 hommes il pesait de 411 à 610, et chez 3 femmes de 482 à 652.

VII. Une seule observation dans une maladie grave de la *mitrale et de la tricuspide*. La lésion était probablement congénitale. Le cœur pesait 255; femme de 37 ans, très difforme et rabougrie, ne paraissant pas avoir plus de 16 ou 18 ans.

VIII. Quatre cœurs, atteints de *vices de conformation congénitaux*. L'altération la moins importante était chez une jeune fille de 8 ans 1/2. Le trou ovale n'était pas fermé. Le cœur pesait 184 gr.

Une enfant de 5 ans, scarlatineuse, avait un septum entre la partie infundibulaire du ventricule droit et le sinus, le cœur pesait 106 gr.

Chez un troisième enfant de 15 ans, outre le septum indiqué plus haut, l'artère pulmonaire était étroite, ses valvules mal conformées, le septum interventriculaire perforé, l'aorte communiquait avec les ventricules droit et gauche. Le cœur pesait 284 gr.

Dans trois autres cas l'orifice pulmonaire était rétréci.

Dans un de ces cas (homme de 20 ans) l'orifice était très rétréci, le trou ovale largement ouvert ; le cœur pesait 340 gr.

Dans le 2e cas (femme de 19 ans) où l'orifice pulmonaire était très rétréci et la tricuspide altérée, l'aorte naissait des deux ventricules et le canal artériel était perméable. Le cœur pesait 496 gr.

Dans le 3e cas (enfant d'à peu près 1 an) l'artère pulmonaire était tout à fait oblitérée, l'aorte naissait des deux ventricules et le sang était transmis aux poumons par le canal artériel. Le cœur pesait 99 gr.

Le 4e cas est celui d'une enfant de 5 mois. Deux petites ouvertures dans le septum interventriculaire avec épaississement et rétrécissement de la tricuspide. Le cœur pesait 64 gr.

La comparaison du poids du cœur dans ces cas de vices de conformation avec celui qu'on trouve dans l'enfance et le premier âge montre de combien le premier dépasse le 2e.

Les observations de Bouillaud s'élèvent seulement à 18, dont 11 d'hypertrophie et 7 d'atrophie. Chez 5 de ces derniers les poids oscillaient entre 152 (femme de 18 ans) et 198 (homme de 20 ans). Les causes de la mort étaient le marasme, la fièvre typhoïde et l'empoisonnement par l'acide nitrique. Les 2 femmes âgées de 45 et 30 ans moururent de squirrhe du pylore et de maladie du foie. Les cœurs pesaient 122 et 165.

Dans nos observations le cœur d'homme le plus léger pesait 142 gr. chez un individu de 53 ans qui mourut de cirrhose du foie combinée à une maladie des reins. Le cœur pesait 170 gr. chez un homme de 39 ans qui mourut d'un cancer du pylore et chez un troisième de 29 ans.

Le cœur de femme le plus léger pesait 156 ; on trouve ce poids chez 2 femmes de 25 et 35 ans, et 166 chez une 3e de 21 ans, mortes de phthisie.

Les poids du cœur hypertrophié donnés par Bouillaud suivent :

Hypertrophie sans lésion valvulaire.

1. — Homme de 60 ans, 367 gr.
2. — » 50 » 388 »
3. — » 69 » 500 »
4. — » 67 » 516 »
5. — Femme de 75 » 405 »

Rétrécissement et insuffisance aortique.

6. — femme de 54 ans, 688 gr.

Insuffisance mitrale.

7. — Homme de 47 ans, 629 gr.

Rétrécissement et insuffisance mitrale.

8. — Femme de 56 ans, 347 gr.
9. — Homme de 53 ans, 459 »

Lésions mitrale et aortique combinées.

10. — Femme de 18 ans, 337 gr.
11. — Homme de 40 ans, 528.

Dans les tableaux de Clendinning les cœurs d'hommes les plus légers pesaient 170 gr. dans 3 cas chez des individus morts d'ascite, de manie et de phthisie à 24, 41 et 43 ans. Les cœurs de femme les plus légers pesaient 128 gr. 142-156-149 chez des personnes de 32, 31, 20 et 26 ans qui moururent d'épilepsie avec ulcération des intestins, de bronchite chronique, de typhus et de phthisie.

Les cœurs les plus lourds de Clendinning chez l'homme pesaient 680 gr., 695, 737, 1148, chez des individus de 48, 34, 33 et 23 ans ; mais, à l'exception du dernier cas dans lequel il y avait un anévrysme de l'aorte ascendante, la nature de la maladie n'est pas rapportée. Le dernier cœur, 1148, a le même poids que le plus lourd que j'ai pesé.

Chez les femmes les poids les plus lourds pour Clendinning sont 439 gr., 496 chez deux personnes de 23 et 50 ans.

Bouillaud remarque que dans l'hypertrophie le poids du cœur monte à 3 fois celui du poids normal et à 5 fois celui du cœur le plus atrophié.

D'après nos résultats cette estimation est trop basse.

Chez l'homme, le poids moyen étant de 269 gr. (ou 275 si on ajoute les cas où le poids est de 330 gr.) et les poids extrêmes étant 142 et 1155, le poids du plus gros cœur était plus de 4 fois celui du cœur moyen et 8 fois celui du plus léger.

Hope a pesé un cœur de 1133 gr.

L'auteur du livre a pesé un cœur de 85 gr. chez un homme atteint de néphrite albumineuse.

Du poids du cœur de 0 *à* 20 *ans.* — Peacock a pesé le cœur de 45 enfants et jeunes gens âgés de moins de 20 ans, morts de maladies aiguës et chroniques sans lésion du cœur.

Le cœur augmente d'une façon progressive. De 0 à 2 ans nous trouvons comme moyenne 36 gr. (7 jours, 23 gr. — 2 mois 1/2, 34 gr. — 3 mois, 28 gr. — 6 mois, 24 gr. — 10 mois, 46 gr. — 1 an, 57 gr. — 1 an 9 mois, 43 gr.)

De 2 à 7 ans, moyenne, 79 gr.

De 8 à 14 ans, 156 gr.

De 15 à 19 ans, 219 gr.

Dans un 2e tableau comprenant les hommes et les femmes de 15 à 70 ans, les chiffres s'élèvent beaucoup moins vite de 10 en 10 ans.

	Hommes.		Femmes.	
De 15 à 20 ans,	9 cas,	232 gr.	9 cas,	230 gr. (moy.)
De 20 à 30	— 27	— 255 —	21	— 245 —
De 30 à 40	— 31	— 269 —	19	— 251 —
De 40 à 50	— 9	— 275 —	5	— 260 —
De 50 à 60	— 15	— 276 —	6	— 268 —
De 60 à 70	— 3	— 307 —	11	— 198 —

Le poids est moindre pour les femmes que pour les hommes.

De 0 à 14 ans — les chiffres sont les mêmes pour les garçons et pour les filles de 2 à 7 ans ; de 7 à 14, nous trouvons un grand écart.

	Garçons.	Filles.
De 0 à 2 ans,	35 gr. (moy.)	36 gr.
De 2 à 7	— 71 —	70 —
De 7 à 14	— 179 —	125 —

§ IV. — Dimensions des différentes parties du cœur sain et du cœur malade (1).

Les mesures ont été prises sur 42 cœurs sains et 45 cœurs malades.

Le ventricule gauche a été ouvert par une incision s'étendant de l'orifice aortique à la pointe et se prolongeant sur la paroi postérieure, de manière à découvrir complète-

(1) Voir la note en tête du paragraphe précédent.

ment la cavité sans toucher aux attaches des valvules aortiques et auriculaires.

Le ventricule droit a été ouvert par une incision s'étendant de l'origine de l'artère pulmonaire à la pointe ; les oreillettes l'ont été transversalement.

La mesure de la circonférence externe du cœur a été prise avec du ruban de fil ou de la corde en partant de la ligne du septum en avant et s'arrêtant à la ligne correspondante en arrière.

La circonférence des orifices a été évaluée à l'aide de 15 billes graduées mesurant de 47^{mm} à 142^{mm} ; les orifices ont été fendus et la longueur des cavités ventriculaires mesurée depuis les attaches des valvules aortiques et pulmonaires jusqu'à la pointe.

L'épaisseur des parois a été notée près de la base à l'endroit où elles commencent à s'amincir, au milieu et près de la pointe.

Le septum a été coupé vers son milieu et mesuré en ce point.

Bizot, Ranking et Reid mesurent la circonférence des orifices le cœur ouvert ; l'anneau fibreux des orifices artériels, surtout celui de l'artère pulmonaire, se rétractent.

Hommes adultes. — Dans les maladies aiguës et chroniques, sans complication pulmonaire.

Circonférence extérieure, 232^{mm}.

Contour extérieur du ventr. dr. 125.
— ventr. g. 107.
Longueur de la cavité ventr. dr. 96.
— ventr. g. 83.
Épaisseur de la paroi ventr. dr. milieu 4.
— ventr. g. — 13.
— ventr. dr. à la base 4.

Épaisseur de la paroi	ventr. g. à la base	11.
—	ventr. dr. à la pointe	3.
—	ventr. g. —	5.
Épaisseur de la cloison moyenne au milieu		13.
Circonférence des orifices	tricuspide,	122.
—	mitral	100.
—	pulmonaire	90.
—	aortique	80.

Pour les femmes les dimensions des différentes parties du cœur sont ordinairement moindres, les parois sont moins épaisses, les orifices moins larges. Les cavités sont aussi grandes.

Le contour extérieur du ventricule droit dépasse celui du gauche, chez les hommes d'1/6, chez les femmes d'1/5.

La cavité du ventricule droit l'emporte en longueur sur la cavité du ventricule gauche, chez les hommes d'1/7, chez les femmes d'1/6.

Dans les deux sexes, l'épaisseur de la paroi du ventricule droit était environ le tiers de celle de la paroi du ventricule gauche. La cloison tient le milieu entre les parois externes, gauche et droite.

Chez les hommes l'orifice pulmonaire a en circonférence 1/8, l'orifice mitral 1/4, l'orifice de la tricuspide 1/2 de plus que l'orifice aortique. Chez les femmes la différence est un peu plus grande.

Dans les deux sexes, la longueur du cœur mesurée de la base à la pointe l'emporte sur la largeur comme 110 est à 97.

La paroi de l'oreillette droite a au milieu du sinus une épaisseur de 1 à 2^{mm} ; les muscles pectinés rendent l'évaluation difficile. La paroi de l'oreillette gauche mesure de 2 à 3^{mm}.

L'artère coronaire droite a une circonférence de 11 à 18mm ; cette artère immédiatement après son origine donne naissance à la branche antérieure qui, assez souvent, sort séparément du sinus droit de Valsalva. L'artère coronaire gauche est en général plus large que la droite.

Dans un cas les deux artères coronaires avaient un tronc commun, et sortaient du même sinus par deux troncs séparés dans un autre cas.

L'orifice de la veine coronaire a généralement une circonférence de 22 mm.

La fosse du trou ovale avait une étendue de 19 mm sur 15. Ses dimensions varient beaucoup.

Dans la *bronchite* et dans les maladies du poumon (la phthisie exceptée), le cœur est plus volumineux que dans les autres maladies ; les ventricules sont dilatés ; la paroi du ventricule droit est plus épaisse qu'à l'état normal.

Dans la bronchite chronique la fosse ovale s'élargit considérablement, la valvule fait saillie dans l'oreillette gauche. Si la valvule n'est pas adhérente, le trou peut être rétabli.

L'inégalité de volume des ventricules et surtout la prédominance de l'orifice pulmonaire sur l'aortique existent à tous les âges (excepté dans les premiers mois ou avant la naissance), mais sont plus marquées dans les cas où il existe quelque gêne de la circulation pulmonaire, surtout si cette gêne date de loin. L'orifice pulmonaire peut être très élargi chez des personnes mortes en peu de jours de bronchite aiguë et de pneumonie.

Chez les individus morts de *phthisie*, le cœur est ordinairement plus petit que chez ceux qui sont morts de maladies aiguës ou chroniques sans complication pulmonaire.

La diminution est due à l'amoindrissement des cavités

et des orifices ; car les ventricules ont des parois plus épaisses que dans les autres maladies chroniques sans complication pulmonaire.

I. *Hypertrophie non compliquée de lésion des valvules.* — Le cœur a atteint son plus grand volume ; le développement venait des cavités gauches surtout, mais aussi des cavités droites.

II. *Rétrécissement aortique.* — Dans le rétrécissement des valvules aortiques ou de l'aorte, le cœur était aussi très développé à droite comme à gauche, mais moins que dans les cas d'hypertrophie non compliquée de lésion valvulaire ou aortique. Le volume n'était nullement en proportion de l'obstacle, quelquefois très grand pour un rétrécissement peu important, et d'autres fois, léger pour un rétrécissement considérable.

III. *Insuffisance aortique.* — La capacité du ventricule gauche était plus grande et la paroi moins épaisse que dans la simple hypertrophie ou dans le rétrécissement aortique. Les deux côtés du cœur étaient hypertrophiés mais le ventricule droit l'était plus que dans les deux autres formes.

La capacité de l'orifice aortique variait avec la nature de la lésion ; dans quelques cas les valvules étaient saines, mais insuffisantes par dilatation, dans d'autres cas la capacité de l'orifice n'était pas plus grande qu'à l'état normal, mais les valves étaient insuffisantes par altération du tissu.

Orif. aort. moy. 88. Extrêmes 67 et 101.

Dans le cas où l'orifice aortique avait seulement 67^{mm}, l'insuffisance résultait de la déchirure des valvules par effort violent.

Dans l'insuffisance aortique tous les autres orifices étaient au-dessus du chiffre normal.

Orifice mitral moy. 119. Extrêmes 95 et 135.

Orifice pulmonaire moy. 101. Extr. 98 et 133.

Orifice tricuspide moy. 128. Extr. 108 et 135.

Dans l'hypertrophie simple, le rétrécissement aortique et l'insuffisance aortique, les oreillettes étaient très développées et leur paroi en général épaissie, la droite ayant de 3 à 4^{mm} et la gauche de 3 à 5. Les artères coronaires étaient dilatées.

La paroi du ventricule gauche ne dépassait 24^{mm} dans aucune de nos observations. Chez un homme de 74 ans, il y avait un peu d'épaississement des valvules avec dilatation de l'aorte ; le cœur atteignait 550 gr. et la paroi du ventricule gauche près de la base mesurait 31^{mm}.

La forme du cœur varie beaucoup dans l'hypertrophie simple, le rétrécissement et l'insuffisance aortique, suivant l'âge et l'étendue de l'hypertrophie et de la dilatation.

Dans le *rétrécissement aortique*, que l'obstacle siège aux valvules ou dans l'aorte ascendante, la cavité du ventricule gauche s'allonge beaucoup, la paroi est ordinairement plus épaisse près de sa base, l'organe entier prend la forme d'un triangle aigu.

Dans l'insuffisance aortique, le ventricule gauche est allongé, l'épaisseur de la paroi à peu près la même partout; la pointe s'arrondit, le cœur prend une forme oblongue dont le diamètre longitudinal est encore le plus grand.

Dans les cas d'*insuffisance mitrale*, et lorsqu'il y a une lésion considérable, à la fois *mitrale* et *aortique*, le ventricule gauche, au lieu d'être allongé, s'arrondit latéralement et surtout à la pointe, l'organe prend une forme plus obtuse et est en général plus large que long. Dans ces cas le ventricule droit ne modifie pas sensiblement la forme du cœur.

Dans le *rétrécissement mitral*, le ventricule gauche est à peine altéré dans ses dimensions, tandis que le ventricule droit est hypertrophié et très dilaté. Le cœur d'un volume presque normal est cependant beaucoup plus large et très obtus à la pointe.

Ces différentes formes du cœur sont si frappantes et si spéciales qu'elles permettent de dire, avant même que les cavités soient ouvertes, quelle est la nature de la lésion.

Peacock connaissait mal le rétrécissement mitral, il connaissait surtout la lésion mitrale.

Chez la femme le cœur devient beaucoup moins gros que chez l'homme, dans la proportion de 286^{mm} à 410. Le cœur du bœuf mesure 487 de circonférence.

L'épaisseur de la paroi du ventricule droit dépasse rarement 11^{mm}. Elle peut atteindre 35^{mm} dans des cas de rétrécissement pulmonaire. — 10^{mm} à 16^{mm} est le chiffre fort le plus habituel.

La paroi du ventricule gauche peut atteindre 40^{mm} et même 50^{mm}. Le plus souvent 25 à 30 chez les hommes, 20 à 25 chez les femmes. Ce sont des chiffres forts.

L'épaisseur de la paroi interventriculaire atteint 25^{mm} chez l'homme et 13 seulement chez la femme.

L'orifice aortique mesure au plus 100^{mm}.

L'orifice pulmonaire mesure au plus 122^{mm}.

L'orifice mitral a donné au plus 135^{mm} pour les hommes et 102 chez les femmes.

L'orifice de la tricuspide a donné 165^{mm} chez les hommes et 135 chez les femmes.

Nous sommes étonné du peu de rétrécissements de la tricuspide rencontrés ou cités d'après les auteurs par Peacock. Il en cite 2 cas, lui appartenant, l'un de 36^{mm} et l'autre de 47^{mm}. Il pense à tort que le rétrécissement de la tricuspide est dû à une maladie intra utérine et qu'il doit être regardé comme un vice de conformation.

Il termine en disant que ses conclusions correspondent en général avec celles des autres observateurs sous le rapport des dimensions du cœur sain ; mais pour le cœur malade elles présentent quelques différences qui ne sont pas sans intérêt. Le cœur peut atteindre un volume beaucoup plus grand qu'on ne l'avait supposé et le plus grand développement se trouve en l'absence de toute lésion des valvules ou de toute autre cause d'obstruction. Il y a un rapport général entre les dimensions et le poids du cœur et les différentes formes de lésion. Ce rapport n'a jamais été clairement établi avant lui, mais, si ses conclusions arrivaient à être vérifiées par des recherches nouvelles et plus nombreuses, elles présenteraient non seulement un grand intérêt au point de vue pathologique, mais encore une grande importance pratique.

Peacock exagère l'importance pratique et oublie qu'il donne des résultats cadavériques. Toute notion juste peut servir à la pratique, mais n'y va pas directement. Le poids d'un cœur et ses dimensions prises sur le cadavre ne nous renseignent pas beaucoup sur son état pendant la vie. Le cœur ne contient plus de sang, ce qui le rend moins lourd, et les dimensions ne sont plus les mêmes. La percussion seule peut nous indiquer, sinon le vrai volume du cœur, du moins le développement de sa surface.

Peacock s'est livré à des recherches qui dénotent une patience prodigieuse et sont assez intéressantes pour que nous nous soyons donné la peine de transformer tous les chiffres anglais en chiffres français. Nous n'avons pu donner ici que quelques résultats, et nous engageons les médecins à consulter son mémoire (*On the Weight and di-*

mensions of the heart in health and disease. Reprinted from *the Monthly Journal of Medical science*, 1854).

Nous avons relevé énormément de dimensions du cœur, mais toujours sur le vivant.

Nous sommes arrivé à des résultats curieux, dans la grossesse et l'accouchement, (on les trouvera plus loin), dans la convalescence de la fièvre typhoïde où le cœur est minuscule.

Dans l'état normal le cœur s'étend de la 3e côte à la 5e, son bord gauche s'avançant jusqu'au mamelon, sa pointe battant en dedans du mamelon, son bord droit s'avançant à droite du sternum sans limite précise. Chez la femme le cœur mesure 9 centim. en hauteur, 10 à 12 en largeur; chez l'homme, 10 centim. en hauteur, 12 à 15 en largeur, les veines caves comprises. Peacock admet le même volume pour la femme et pour l'homme; nous ne sommes pas de son avis.

Dans la *Chloroanémie* le cœur diminue de volume. Nous disons parfois à des femmes qu'elles n'ont pas de cœur. Nous notons les chiffres suivants dans un petit relevé chez 9 femmes, 7 sur 7, = 8 sur 8, = 8 sur 16 = 9 sur 11 = 9 sur 13 = (10 sur 9 1/2 = 10 sur 11 1/2 = 9 sur 12 1/2 = 10 sur 13 sur une même femme) = 10 sur 10 = chez une femme de 51 ans 9 sur 10.

Pour 7 hommes, 17 ans 9 sur 11 = 24 ans 10 1/2 sur 15 = 26 ans 9 sur 15 = 40 ans 9 sur 15 = 44 ans 11 sur 17 = 53 ans 9 sur 10 = 56 ans 10 sur 14.

Un anémique de 53 ans nous a donné 9 sur 10.

En face de ces chiffres mettons ceux de l'insuffisance aortique chez des hommes.

17 sur 26 = 54 ans, boulanger, 15 sur 22 = 60 ans, boulanger, 16 sur 20 = 41 ans, porteur aux halles, 13 sur 20,

11 sur 20 — 12 sur 19, 13 sur 18 — 44 ans, comptable, 12 sur 19 — 58 ans, tailleur, cœur énorme — 38 ans, peintre, 14 sur 21 — 49 ans, 15 sur 15 — 48 ans, cocher, 14 sur 20 et 13, 5 sur 20.

Dans la *tuberculisation* les chiffres de matité varient suivant le degré. Nous opérons sur un relevé de 57 cas. Soit pour la hauteur 10 cent. comme mesure normale.

Pour le 1er degré nous en trouvons 6 à 10 centim. — 3 à 9 cent. — 2 à 8 cent. — 1 à 6 1/2. — Puis au-dessus de 10 cent. — 5 entre 10 et 12.

Pour le 2e degré 5 à 10 cent. — 7 entre 7 et 10 — Rien au-dessus.

Pour le 3e degré 2 à 10 cent. — 15 entre 6 et 10. — 1 au-dessus à 11 cent. La hauteur du cœur diminue beaucoup à mesure que la tuberculisation avance ; c'était bien facile à prévoir. Pour la largeur les chiffres sont plus vagues, ou, du moins, la largeur augmente pour le 3e degré. Soit 12 cent. comme largeur normale.

Pour le 1er degré, nous trouvons 12 cent. 2 cas — au-dessous, 5 cas entre 7 et 12 — au-dessus, 9 cas entre 12 et 15 cent.

Pour le 2e degré, 12 cent. 4 cas — au-dessous, 6 cas entre 9 et 12 — au-dessus, 2 cas à 15 et 17 cent.

Pour le 3e degré, 12 cent. 4 cas — au-dessous 9 cas entre 9 1/2 et 12 — au-dessus 5 cas entre 12 et 14. Les cavités droites se laissent distendre tandis que les gauches s'atrophient.

Si nous prenons les 57 cas en masse sans spécifier les degrés (soit encore pour la hauteur 10 cent. comme normale), nous trouvons 16 cas à 10 cent. — au dessous 5 cas à 9 1/2, 14 à 9 cent., 3 à 8 1/2, 5 à 8, 5 entre 6 et 8. Au-dessus, 8 entre 10 et 12.

Au-dessous de 10 cent. 32 cas — au dessus 8 cas.

Soit encore pour la largeur normale 12 centim.

Nous trouvons 15 cas pour 12 cent. — 17 cas entre 10 et 12 — 4 cas entre 6 et 10 — 14 cas entre 12 et 14 — 2 cas à 15 — 1 à 17 — 1 à 20.

Au-dessous de 12 cent., 20 cas — au-dessus 18 cas.

On voit nettement que la hauteur diminue et que la largeur tend à augmenter. Le sang a de la peine à traverser les poumons et dilate les cavités droites.

Néanmoins il faut tenir compte des degrés. Le ventricule gauche s'atrophie dans le 3e degré.

Dans le *rhumatisme articulaire aigu*, la hauteur du cœur n'est pas augmentée. De 9 à 10 centimètres, 29 cas. Au-dessus, 10 cas. — Au-dessous, 12 cas.

La largeur est accrue : De 12 à 15 centimètres, 32 cas. — Au-dessus, 18 cas. — Au-dessous, 1 cas.

Dans la *fièvre typhoïde* la hauteur du cœur est diminuée: De 9 à 10 cent., 14 cas. — Au-dessus, 9 cas. — Au-dessous, 20 cas.

La largeur est diminuée : De 12 à 15 cent. 18 cas. — Au-dessus, 3 cas. — Au-dessous, 22 cas.

Dans *l'intoxication saturnine*, la hauteur est augmentée : De 9 à 10 centimètres, 52 cas. — Au-dessus, 50 cas. — Au-dessous, 10 cas.

La largeur est augmentée : De 12 à 15 cent., 52 cas. — Au-dessus, 48 cas. — Au-dessous, 6 cas.

Dans la *pleurésie*, la hauteur est augmentée : De 9 à 10 cent. 3 cas. — Au-dessus, 5 cas. — Au-dessous, rien.

La largeur n'est pas augmentée : De 12 à 15 cent. 4 cas. — Au-dessus, 1 cas. — Au-dessous, 2 cas.

Dans la *pneumonie*, la hauteur est augmentée : De 9 à 10 cent. 4 cas. — Au-dessus, 3 cas. — Au-dessous, 1 cas.

La largeur n'est pas augmentée : De 12 à 15 cent. 5 cas. — Au-dessus, rien. — Au-dessous, 3 cas.

Dans la *variole*, la hauteur est augmentée : De 9 à 10 cent. 8 cas. — Au-dessus, 2 cas. — Au-dessous, 1 cas.

La largeur est diminuée : De 12 à 15, 5 cas. — Au-dessus, rien. — Au-dessous, 6 cas.

Dans la *rougeole*, nous trouvons les chiffres normaux. De 9 à 10 en hauteur sur 12 ou 13 en largeur.

Dans la *fièvre intermittente* nous trouvons de 8 à 11 en hauteur, sur 12 à 15 en largeur.

Dans l'*érysipèle*, de 8, 5 à 10 en hauteur, sur 9 à 11 en largeur.

§ V. — De l'augmentation du volume du cœur dans l'état puerpéral (1).

Larcher a constaté l'hypertrophie, Blot l'augmentation de poids du cœur chez des femmes enceintes ou récemment accouchées ; tous deux ont opéré sur le cadavre, sur la maladie. Il y avait quelque intérêt à mesurer le cœur pendant la vie chez des femmes non malades, nous n'aurions pas le degré d'hypertrophie, mais seulement la matité en surface du cœur.

Chez les femmes à l'état normal, le sac péricardique mesure 9 centimètres en hauteur sur 12 en largeur.

Nous prenons 135 femmes dans les salles de la clinique d'accouchements, c'est-à-dire des femmes en général sur le point d'accoucher ou venant d'accoucher ; sur ces 135 femmes, nous prenons 181 fois la mesure du cœur.

(1) Voir *Bulletin de la Société de Méd. de Paris,* 1888.

Nous trouvons comme moyenne de la hauteur 9 cent. 5, et comme moyenne de la largeur 14,6.

Pour la hauteur sur 175 mesures, 95 dépassent la normale ; et pour la largeur, sur 95 mesures, 85 dépassent la normale. Le chiffre le plus fréquent est 10 centimètres pour la hauteur, et 15 centimètres pour la largeur : mesure qui est celle du cœur de l'homme.

Nous trouvons donc en général une augmentation de la matité cardiaque pendant l'état puerpéral.

Pendant la grossesse, pour 26 femmes, nous trouvons comme hauteur moyenne 9,67 ; pour 13 femmes, nous trouvons comme largeur moyenne 14,2 ; pour 7 femmes à terme, hauteur moyenne 9,7. — Sur 26 chiffres pour la hauteur, 17 dépassent la normale ; le chiffre le plus fréquent est 10. — L'époque de la grossesse variait entre 7 et 9 mois.

Nous avons cherché si le cœur diminue immédiatement après l'accouchement, pendant la première journée.

Nous trouvons comme moyenne de la hauteur 9,5 ; la hauteur a diminué ; le chiffre le plus fréquent est 9 et non plus 10. La moyenne de la largeur est 14,6. En somme, la matité du cœur n'est pas sensiblement modifiée le premier jour.

Que devient la matité le deuxième jour?

Comme hauteur, la moyenne est 9,9, et la largeur a comme moyenne 15. Le cœur a plus de volume ou du moins présente plus de matité que le premier jour.

Au 3e jour apparaît un phénomène nouveau, la montée du lait, la fluxion des seins. La moyenne de la hauteur est 10 cent., et celle de la largeur 17,3. Le cœur a augmenté en hauteur et surtout en largeur.

Au 4e jour on trouve 9, 8 comme moyenne de la hauteur.

A partir du 5e jour apparaît un nouvel élément d'augmentation du volume du cœur ; c'est l'allaitement qui prolonge l'état puerpéral. Si nous mettons en parallèle les femmes qui nourrissent et celles qui ne nourrissent pas, à partir du 5e jour, pour les femmes qui nourrissent nous trouvons comme moyenne de la hauteur 9,9 et pour celles qui ne nourrissent pas 9,3.

Vers quelle époque le cœur tend-il à diminuer de volume chez les femmes qui ne nourrissent pas ? Du 6e au 10e jour le cœur tend déjà à diminuer et au-dessus de 10 jours nous trouvons comme moyenne de la hauteur 9,1 ; chiffre de la femme non enceinte.

Plus le nombre des accouchements est élevé, plus le cœur tend à rester gros.

Pour 1, 2 et 3 accouchements, sur 153 femmes la hauteur du cœur dépasse 9 cent. 95 fois.

Pour 4 accouchements, les chiffres dépassent 9 cent. dans les 4 cas que nous avons recueillis.

Dans un cas de 5 grossesses nous avons trouvé 9,5.

Nous donnons en détail les cas dépassant 5 grossesses.

La femme S.., âgée de 43 ans, accouche à terme de son 13e enfant, mort-né. Elle ne nourrit pas. Jamais elle n'a gardé le lit pour aucune maladie. Nous la voyons 6 jours après l'accouchement. Le pouls est à 68. Les bruits du cœur sont prolongés, comme dédoublés. Le cœur mesure 10 en hauteur sur 16 en largeur.

La femme M..., 36 ans, accouche de son 12e enfant le 29 novembre 1866 ; elle a allaité 10 enfants jusqu'à 3 et 4 ans ; à chaque grossesse, ses varices augmentent puis disparaissent en partie. Nous trouvons du pouls veineux et des claquements dédoublés. Le 1er décembre, c'est-à-dire le 4e jour, nous trouvons pour le cœur 11 sur 17. Le 4 décembre le pouls veineux a disparu ; j'entends le souffle au 1er temps avec dédoublement du 2e claquement ; le cœur mesure 11 sur 16.

La femme O... accouche de son 9e enfant (mort-né pesant 3.960 gr.) le 9 mai 1868. Le 12 mai le cœur mesure en hauteur près de 12 centim. Le 14 mai il mesure 11 c. 5. Le pouls est à 72. On entend un premier bruit prolongé, un peu soufflant sur toute la surface du cœur.

La femme R... 39 ans, accouche de son 9e enfant le 28 septembre à 8 mois de grossesse. L'enfant pèse 2020 gr. Il y a une insertion vicieuse du placenta. Un mois avant l'accouchement, hémorrhagie considérable ; seconde hémorrhagie, 7 jours avant l'accouchement et suintement sanguin continuel depuis cette époque. Il n'y a pas eu d'hémorrhagie pendant l'accouchement. Cette femme a toujours été bien portante ; tous ses enfants sont venus à terme. Le 29 novembre le cœur mesure 9,75 sur 15 ; pouls veineux net ; les claquements sont dédoublés, augmentés d'intensité ; pas de souffle notable ; chant modulé dans la jugulaire. Le 1er décembre pouls à 72 ; pouls veineux ; souffle à la pointe avec dédoublement des claquements ; le cœur mesure 9,5 sur 13,5.

La femme B... 35 ans, est enceinte de 7 mois pour la 6e fois ; elle a eu des hémoptysies et est tuberculeuse au 3e degré. Le cœur mesure 12 sur 18. Souffle au 1er temps sur toute la surface du cœur.

D... 28 ans, sixième grossesse. Elle est accouchée à 8 mois et demi, le 5 février 1867 d'un enfant de 2.700 gr. Pouls à 44 ; premier bruit un peu prolongé. Le 7 février, 2e jour de l'accouchement, le cœur mesure 9,75 sur 16,5.

T.-31 ans, 6e accouchement, le 30 décembre 1866. Elle nourrit. Le 3 janvier, le cœur mesure 10 centimètres en hauteur.

Conclusions. — On peut constater par la percussion l'augmentation de volume du cœur pendant l'état puerpéral. Le cœur augmente pendant la grossesse : pendant la journée qui suit l'accouchement, les cavités gauches (représentées par la hauteur) diminuent de volume ; les cavités droites (représentées par la largeur) restent dilatées. Au moment de la fluxion des seins, c'est-à-dire vers le 3e jour, la hauteur du cœur augmente de nouveau. Le cœur reste gros tant que dure l'allaitement; il diminue au contraire si la femme ne nourrit pas. Chez les femmes qui ont eu beaucoup d'enfants, le cœur est plus gros que chez celles qui ont eu un ou deux enfants seulement.

§ VI. — Système lymphatique du cœur.

Ranvier a dit que le cœur est une éponge lymphatique. Il faut chercher les ganglions en dehors du cœur.

Nous empruntons à Barety les renseignements suivants : « Considérés dans leur ensemble les ganglions lymphatiques viscéraux du médiastin reçoivent les lymphatiques des poumons et de la plèvre, des bronches et de la trachée, du cœur et de ses enveloppes et aussi des parois thoraciques. L'aorte, l'artère pulmonaire et leurs branches, les artères bronchiques, les veines pulmonaires et la veine cave supérieure peuvent subir un certain degré de compression de la part des ganglions. Cette compression est facile et fréquente pour la veine cave supérieure à cause de son rapport immédiat avec la masse de ganglions prétrachéo-bronchiques droits souvent hypertrophiés et dégénérés. Viennent ensuite, par ordre de fréquence, l'azygos, les branches de l'artère pulmonaire, les veines pulmonaires, etc. La compression de la veine cave supérieure peut être considérable, elle peut aller jusqu'à oblitérer presque la cavité, par le rapprochement ou l'adossement de ses parois prises d'une part entre les ganglions prétrachéo-bronchiques droits en arrière et le sternum, et d'autres ganglions situés en avant.

Les branches de l'artère pulmonaire peuvent être comprimées à un degré variable, par l'extrémité inférieure de la masse des ganglions prétrachéo-bronchiques, mais ils le sont plus souvent par les ganglions interbronchiques ; cette compression ne va jamais jusqu'à l'oblitération complète, du moins nous n'en connaissons pas d'exemple.

Les artères et veines bronchiques peuvent être comprimées par les ganglions bronchiques et intertrachéo-bronchiques ; l'aorte par les ganglions prétrachéo-bronchiques, etc. Les troncs veineux brachio-céphaliques, les branches de la crosse aortique peuvent l'être par les ganglions rétro-sterno-claviculaires, trachéo-latéraux, etc. Enfin la veine cave inférieure peut subir une compression de la part de ganglions diaphragmatiques voisins de son embouchure dans l'oreillette droite.

Quant aux veines pulmonaires elles peuvent se trouver comprimées par des ganglions interbronchiques ou par d'autres ganglions situés entre leurs deux troncs principaux de chaque côté ».

On comprend la difficulté apportée par le développement de ces ganglions au diagnostic des maladies du cœur, dilatation et anévrysme de l'aorte, rétrécissement de l'artère pulmonaire, etc. Nous aurons à revenir sur le développement des ganglions quand nous traiterons des lésions et des signes qu'on peut rencontrer au niveau du second espace intercostal gauche.

CHAPITRE II

PHYSIOLOGIE.

§ I.

1. *Mouvements du cœur.* — Les mouvements du cœur n'ont pu être étudiés directement que dans des cas exceptionnels et sans conclusion possible. Le nommé Groux que nous avons vu à Paris et qui s'est montré dans toutes les capitales de l'Europe avec sa fissure sternale complète n'a pas beaucoup avancé la connaissance des mouvements du cœur. On ne savait pas ce qu'on voyait, où on était. Il suffit de lire le rapport de Béhier.

On s'est adressé aux grands animaux qui soit à Londres, soit à Dublin, soit à Paris, nous ont fourni des renseignements précieux ; mais ces vivisections ne peuvent reproduire toutes les fantaisies du cœur que nous avons chaque jour à débrouiller.

La physiologie encore ici, quoique magnifiquement servie par des hommes hors ligne, nous éclaire à peine dans la maladie ; elle nous indique la route à suivre, sans nous prévenir des bifurcations qui vont tout de suite nous embarrasser. J'admire leurs efforts, leur ingéniosité ; ils ne peuvent pas l'impossible. Ils ne peuvent pas prévoir tous les cas qui changent avec une variété désolante tous les jours, à chaque heure, à chaque minute. L'oreillette bat quand et comme il lui plaît ; nous n'avons pas à lui commander, notre fonction est de la suivre et d'étudier ses feintes. Un cœur se dérobe sous le scalpel du physiologiste et ne rend pas, on passe à un autre. Nous sommes tenu de nous tirer d'affaire avec celui que nous avons sous l'oreille. A chaque pas nous sommes arrêté et le physiologiste le plus doctrinaire serait arrêté aussi vite que nous. Le temps est le grand maître.

A l'état normal nous acceptons l'enchaînement admis. Le mouvement part des veines caves, se communique à l'oreillette droite dont les sphincters se ferment, puis au ventricule droit qui se contracte, puis se dilate. De même à gauche. C'est le rhythme admis par les maîtres.

D'après Galien, les oreillettes ne sont pas des cavités tout à fait inertes. On ne se lasse jamais d'admirer le génie inventif de ce grand médecin. Galien admet dans le cœur trois ordres de fibres : les unes, longitudinales, servent à la dilatation ; les autres, transversales, à la contraction ; les troisièmes, obliques, agissent pendant le repos, quand le cœur met à profit les matériaux qu'il a attirés à lui. Le ventricule, d'après Galien, appelle le sang, se l'assimile, l'embrasse, l'étreint, et chasse enfin dans l'artère la portion excrémentitielle dont il n'a plus que faire. Galien admet une diastole active, une période de repos, et une systole ; sa théorie est simple. La diastole est le mouvement le plus grave, le plus important du cœur ; c'est le cœur qu'il s'agit de faire vivre ; tout travaille pour le cœur qui ne renvoie du sang que ce qu'il ne veut plus. Nous retrouvons dans Bichat à peu près les mêmes idées sur la personnalité, sur la vie morale du cœur. Pour Galien le pouls est produit par la systole ventriculaire. L'ordre admis par lui est, à la systole auriculaire initiale près, le même que celui accepté aujourd'hui.

Harvey admet la contraction auriculaire au début, complète et non partielle. Le ventricule rempli se contracte immédiatement, puis se relâche et s'affaisse en recevant du sang : « Cor, dum laxatur et concidit, recipit sanguinem ». Harvey rejette la dilatation active du ventricule admise par Galien ; il admet la réplétion du ventricule pendant le 2e temps.

Pour Haller, le mouvement du cœur commence par la contraction de la veine cave qui chasse le sang dans l'oreillette droite par de véritables pulsations. L'oreillette se gonfle peu à peu et, quand la distension est parvenue à un certain point, l'irritation qu'elle occasionne fait naître le mouvement de l'oreillette qui se vide dans le ventricule droit sans chasser du sang en arrière ; car la veine jugulaire ne paraît pas avoir de pulsation dans un homme bien portant ou dans un animal tranquille. Le ventricule droit rempli de sang s'étend, se redresse, s'élargit, et stimulé par le sang se contracte. Une partie du sang de l'oreillette gauche repasse-t-elle dans la veine pulmonaire ? Haller ne le décide pas. La veine cave, les oreillettes et ensuite les ventricules se contractent successivement et se relâchent dans le même ordre, de façon que la dilatation ou la contraction de la veine cave et des deux ventricules tombe toujours sur le même instant.

Il y a donc pour Haller une dilatation du ventricule au 2e temps. Il admet la coïncidence de la systole ventriculaire, du choc de la pointe et du pouls artériel.

C'est parfait. Haller observait bien.

D'après Hope, le premier mouvement du cœur, après le repos, est la systole auriculaire qui consiste en une légère et très brève contraction, plus considérable dans l'appendice qu'ailleurs, et propagée par un rapide mouvement vermiculaire vers le ventricule, dans la systole duquel il se termine plutôt par continuité d'action que par deux mouvements successifs. La systole ventriculaire commence soudain et se termine dans la diastole, pendant laquelle le ventricule revient par un mouvement d'expansion instantané à son volume primitif. Cette diastole est accompagnée de l'afflux du sang des oreillettes et par un léger mouvement de rétraction de ces cavités très perceptible à leurs sinus. Puis vient l'intervalle de repos pendant lequel le ventricule reste plein, non distendu, *du 2e claquement au 1er*. L'oreillette ne reste en repos que durant la première partie de cette période, la seconde étant occupée par la contraction de l'oreillette qui va recommencer la série des mouvements. Les oreillettes sont toujours pleines et semblent jouer un rôle moins important chez les grands animaux que chez les petits, chez les animaux adultes que chez les jeunes.

Les expériences de Chauveau et Marey confirment les expériences de Hope, avec de nombreuses et importantes additions.

Avec le rhythme tracé par Hope, nous suivons pas à pas les bruits du rétrécissement mitral que nous avons indiqués par l'onomatopée ffouttata roû.

Nous indiquons plus loin, comme mouvement du cœur, le choc de la pointe, les mouvements des muscles des tendons et les sphincters des oreillettes, en particulier de l'oreillette droite.

II. *Du choc de la pointe.* — Partout où le cœur vient se mettre en contact avec la paroi thoracique, dans des conditions de tension suffisante, il peut être senti ; on perçoit un battement qui n'est point nécessairement celui de la pointe ; mais la pointe bat autrement et d'une manière plus accentuée que le reste du cœur. On a invoqué de singulières raisons pour prouver que c'est un endroit du cœur placé au-dessus de sa pointe qui produit le battement ; nous ne comprenons pas l'intérêt de cette discussion. La pointe bat quand elle existe ; d'autres points du cœur peuvent battre. Il est toutefois remarquable que, pour que la pointe apparaisse à l'œil, il faut qu'elle soit libre ; si elle est adhérente, l'œil la voit se retirer, mais le doigt la sent battre. Sans qu'il y ait adhérence du cœur on voit des points supérieurs du cœur donner à l'œil la sensation d'un mouvement en dedans, en arrière, tandis que la pointe se meut en dehors ; cela fait l'effet d'un jeu de bascule. Beaucoup d'auteurs ont écrit que la pointe pendant la systole se projette en bas, que le cœur semble s'allonger ; Friedreich dit que de nombreuses expériences qu'il a instituées pour démontrer par la percussion un abaissement systolique du cœur lui ont toujours donné des résultats négatifs. De notre côté nous avons constaté souvent de ces battements lointains, rayonnants en apparence, de la pointe du cœur, et la percussion ne nous indiquait que de la résonnance, là où le cœur semblait battre. Faut-il admettre dans ces cas la dilatation du cœur? Nous nous laissons diriger par la percussion.

III. *Mouvements des valvules.* — Nous trouvons, comme moyen de fermeture des différents orifices du cœur, des organisations spéciales. Le cours du sang est assuré par la possibilité d'avancer et l'impossibilité de reculer. Partout où il y a un orifice il y a un moyen de fermeture, valvules ou sphincters. Pour les sigmoïdes leur fonctionnement ne peut faire de doute. Pour la tricuspide et la mitrale on ne s'entend plus ; or elles agissent comme les sigmoïdes ; leurs valves ferment les orifices en s'adossant comme font les sigmoïdes, elles sont gonflées par la pression du sang comme les sigmoïdes, le fonctionnement est identique ; il a fallu un artifice pour des orifices larges ; des cordons viennent s'attacher aux valves, comme à la voile d'un bateau, pour qu'elles ne soient pas retournées par le sang ou par le vent ; à ces cordons il a fallu joindre un bras qui les retînt ; ce bras, ce sont les piliers dont les têtes se détachent de la paroi et viennent dans l'axe de l'orifice pour y porter les cordons. Les muscles papillaires ne tirent pas les cordons des valvules, ils ne font que les maintenir, comme, pour la voile du bateau, le bras ne fait que résister. C'est le sang qui se ferme à lui-même la route en arrière. Pour l'oreillette droite où il y a plusieurs orifices, les valvules étant incomplètes ne suffisent plus ; il faut des sphincters spéciaux.

§ II. — Claquements cardiaques, artériels et veineux.

On entend des claquements cardiaques, artériels et veineux, les uns normaux, physiologiques, les autres anormaux, pathologiques. Tous importent au diagnostic. La perception des claquements normaux permet d'affirmer l'intégrité des valvules, peut-être du cœur, et tranche la difficulté des souffles organiques et inorganiques. L'auscultation reprend là un rôle de premier ordre, et l'étude des claquements n'est plus une vaine curiosité scientifique, une satisfaction de dilettante.

Rouanet a démontré dans sa thèse inaugurale (1831) la cause principale des claquements du cœur, découverte aussi importante que celle de la production des souffles. Laënnec, Hope et beaucoup d'autres n'avaient pas pu résoudre ce problème ; il y avait quelque mérite à le faire, puisque la solution donnée n'a été comprise que par le petit nombre.

Malheureusement pour le cœur, Laënnec n'a pas su y enfoncer sa griffe comme il l'a fait au poumon. Le cœur se ressent encore de cette défaillance. On n'ose pas attaquer l'auscultation du poumon, on ose attaquer l'auscultation du cœur ; Laënnec n'a pas parlé. Rouanet a trouvé dans Bouillaud un illustre défenseur qui a su entendre clair dans le cœur et dans les artères. Bouillaud nous a sauvés de l'anarchie cardiaque de Beau.

On a si peu compris la théorie de Rouanet qu'on a attribué à Carswell l'idée du claquement valvulaire. Carswell a dit que le deuxième bruit pourrait bien avoir sa cause dans le choc en retour du sang contre les sigmoïdes au moment où elles se ferment. L'auteur anglais parle de choc contre les valvules et non pas de claquement des valvules ; il comprenait si mal la théorie véritable du claquement qu'il admettait l'explication de Laënnec pour le premier claquement, la contraction du ventricule. Pour le deuxième claquement, il s'est rapproché de la vérité ; il en a placé le siège aux sigmoïdes. C'est en auscultant un anévrysme qu'il a conçu l'idée du bruit par choc en retour du sang contre les sigmoïdes et il n'a pas entendu qu'un claquement est produit au premier temps par la distension de la poche anévrysmale. En 1831, dans le service de Louis, Carswell inventait le choc, mais non le claquement.

Rouanet a été trop exclusif. Il n'y a pas que les valvules auriculo-ventriculaires et les sigmoïdes qui claquent. La théorie est bonne ; Rouanet n'a pas su l'appliquer. Skoda et Bouillaud ont étendu aux artères le claquement limité au cœur par Rouanet. Bamberger a signalé le claquement systolique du golfe jugulaire.

On est arrivé à généraliser le siège et le temps des claquements en restant dans la théorie de Rouanet, la brusque tension des tissus fibreux et élastiques, qu'ils se trouvent dans le cœur, dans les artères ou dans les veines.

Le cœur suspendu au milieu de la poitrine, entouré des poumons, d'une cage osseuse et de l'estomac, est dans les meilleures conditions pour vibrer et transmettre les bruits qui se forment en lui ; c'est un véritable instrument de sonorité. Comme le larynx il a des cordes vocales tendues entre des cavités qui contiennent du sang.

Tout ce qui dans le cœur est fibreux, étalé en membranes, étiré en cordons, en anneau, en bordure, concourt à la formation du claquement. Non seulement les valvules, mais les anneaux fibreux des valvules, l'aorte et l'artère pulmonaire vibrent et claquent. Le claquement est la résultante de tous ces bruits où la mitrale, la tricuspide et les sigmoïdes tiennent le premier rôle. Le claquement de la tricuspide diffère de celui de la mitrale ; les claquements de l'aorte diffèrent de ceux de l'artère pulmonaire ; ceux-ci diffèrent des claquements veineux. A leur tour, la cage osseuse, les poumons, l'estomac modifient le timbre des claquements. En se portant à gauche, à droite, en bas, en haut, on analyse les divers éléments du claquement, on entend plus spécialement le claquement de la tricuspide, celui de la mitrale, ceux de l'aorte et de l'artère pulmonaire.

D'un autre côté on trouve des différences de timbre pour chaque individu, comme on en trouve dans la voix. Les claquements d'un cœur de vieillard ne sont pas ceux d'un fœtus ou d'un enfant. Chaque cœur a sa voix qui le fait reconnaître.

L'aorte descendante ne claque pas à l'état normal

comme l'aorte ascendante. Les artères qui naissent de l'aorte n'ont pas toutes la propriété de claquer. La crurale, à l'état tout à fait normal, ne claque pas, tandisque, dans les carotides, on entend un double claquement qui n'est pas le retentissement du double claquement cardiaque ; dans ces artères la circulation a quelque analogie avec celle de l'insuffisance aortique ; le sang reflue dans l'aorte ; un claquement se forme au deuxième temps, comme il s'en forme un parfois dans la crurale, pour l'insuffisance aortique. Pour la carotide le claquement du deuxième temps est normal ; pour la crurale, il est pathologique ; les différences de position expliquent les différences de l'auscultation.

Dans l'état de palpitation du cœur, la zone des claquements s'étend en même temps que leur force s'accroît ; ils peuvent prendre le timbre métallique. Dans l'auscultation de la grossesse, on éprouve parfois de la difficulté à séparer les bruits de la mère de ceux du fœtus, quand le pouls maternel est accéléré ; les auteurs ont admis la propagation des bruits du cœur jusqu'en bas de l'abdomen ; nous pensons que les claquements naissent dans les artères mêmes.

Partout où le sang coule avec rapidité dans des vaisseaux suffisamment larges, artères ou veines, soumis à des tensions brusques, il peut se former des claquements ; partout où le pouls est senti, un claquement peut se former.

Il ne faut pas assimiler les termes, claquement et battement. Nous connaissons les claquements et non les battements du fœtus. La confusion faite dans les observations entre les battements, les claquements, les bruits et les souffles les rend obscures et indéchiffrables. La netteté des expressions est utile partout, en médecine comme ailleurs ; les expressions nettes répondent aux idées nettes. Les claquements constituent un bruit spécial dont le type s'entend au niveau du cœur. C'est pour avoir confondu les battements et les claquements que nombre d'auteurs ont proposé des théories fausses des bruits normaux du cœur.

Dans l'insuffisance aortique on entend au niveau de la crurale, sans exercer la moindre pression, un claquement au premier temps. Nous l'avons entendu sur la radiale, tandis que nous ne l'entendions pas au niveau de la crurale. Parfois on entend un double claquement qui a des origines et des temps divers ; il peut se passer dans l'artère et dans la veine, avoir lieu pendant la présystole, la systole et la diastole. Un des claquements, habituel à l'insuffisance aortique, se forme dans l'artère pendant la systole cardiaque. Le deuxième peut occuper des lieux et des temps différents ; il peut être présystolique, systolique ou diastolique. Présystolique, il dépend de la contraction de l'oreillette droite dilatée et hypertrophiée ; ce sont les valvules veineuses surtout et peut-être la veine qui claquent. Systolique, il peut dépendre d'une insuffisance de la tricuspide ou d'une contraction dicrote du ventricule gauche ; on sent en effet à la pointe un double mouvement. Enfin il peut y avoir un claquement au deuxième temps, comme il y a un souffle au deuxième temps, produit par la systole des artères excentriques ; le claquement peut être dû à une présystole hâtée ou à une systole du ventricule droit avec insuffisance, le ventricule gauche se contractant à vide comme dans le pouls géminé.

A l'état normal on n'entend pas de claquement présystolique ; les oreillettes ne claquent pas ; jamais chez le fœtus on n'a entendu un claquement présystolique.

On a expliqué le claquement présystolique par le choc du sang contre les parois du ventricule ; nous rejetons.

cette explication ; ce n'est pas le sang qui claque, ce sont les parois. Potain l'a appelé bruit de tension diastolique. C'est ce que nous avions en partie proposé. La pointe du cœur est-elle réduite à une membrane qui puisse claquer? C'est possible. Quelles sont les membranes qui peuvent claquer pendant la présystole? Pour l'oreillette droite nous admettons un sphincter de la veine cave inférieure dont fait partie la valvule d'Eustachi ; cette valvule peut claquer au moment de la contraction de l'oreillette. La valvule de Thébésius peut claquer. La membrane ovale qui ferme le trou de Botal peut claquer comme le fait la membrane du tympan ; elle ne claque pas il est vrai à l'état normal, mais ne peut-elle pas le faire dans certains états de palpitation, de dilatation et d'hypertrophie de l'oreillette?

Les claquements peuvent être modifiés comme force, tonalité, timbre et nombre ; ils peuvent disparaître.

Les deux claquements du 1er et du 2e temps sont séparés par une tierce ; le second a une tonalité plus élevée que le premier. Ils peuvent être plus ou moins forts qu'à l'état normal.

Dans le rétrécissement mitral pur, la mitrale, prenant un développement énorme tout en restant souple, donne un claquement très fort qui suffit presque au diagnostic, et sur lequel nous avons insisté le premier ; là c'est l'éclat qui donne au claquement son caractère particulier, facile à apprécier, clinique.

Au 2e temps, dans l'insuffisance mitrale, on a signalé un claquement pulmonaire augmenté, mais n'ayant pas l'éclat du 1er claquement du rétrécissement mitral.

La tonalité est modifiée par les athéromes de l'aorte ; le 1er et le 2e claquements sont sonores ; tous les médecins attachent à cette forme du bruit une grande importance diagnostique ; on peut juger, d'après le 1er bruit athéromateux, de la part que l'aorte prend à la formation du 1er claquement.

Le claquement peut-il devenir piaulant sans qu'il y ait insuffisance ? Nous l'admettons, le ton peut monter jusque-là.

Les claquements sont modifiés dans l'endocardite, dans l'artérite, comme la voix dans la laryngite ; ils deviennent rauques, ronflants, enroués, aphones.

Les claquements des anévrysmes ont été diversement interprétés. Au niveau de l'aorte ascendante, les anévrysmes font entendre parfois deux claquements ; on entend un second cœur. Pour le premier claquement, on admet que l'anévrysme le produit ; pour le deuxième il y a plus d'hésitation ; on suppose que c'est le claquement sigmoïdien que l'on entend. Nous pensons qu'il peut se former dans le sac. La systole aortique est plus puissante que la systole du sac ; le sang pénètre une seconde fois dans l'anévrysme et un 2e claquement se forme dans le sac. Le temps des claquements dans les anévrysmes varie comme il le fait dans les artères ; on ne doit pas être trop absolu ; les variantes sont possibles ; mais les claquements du cœur et ceux des anévrysmes sont distincts ; ce sont deux cœurs que l'on entend.

Les claquements se dédoublent. Potain a étudié ce dédoublement des claquements à l'état normal sous l'influence de l'inspiration et de l'expiration ; ce dédoublement n'existe pas pour toutes les révolutions du cœur. Il y a des dédoublements constants qui ont une grande valeur diagnostique, ainsi le dédoublement du deuxième claquement dans le rétrécissement mitral, dû à l'abaissement successif des sigmoïdes aortiques et pulmonaires. Dans le bruit de galop un claquement présystolique vient s'ajouter au premier claquement dont parfois il s'écarte de manière à produire trois temps égaux.

Dans l'insuffisance aortique on entend au 1er temps un double claquement artériel qui répond à un double mouvement de la pointe et au dicrotisme des artères.

Dans les veines on entend parfois à l'aîne un cliquetis qui dépend de systoles répétées de l'oreillette droite dilatée et hypertrophiée.

Les claquements peuvent disparaître soit par la faiblesse des contractions, soit par l'altération des parties vibrantes, soit par l'intensité des souffles ; la disparition des claquements est d'un grand poids dans le diagnostic. Stokes a basé sa thérapeutique dans le typhus sur l'absence des claquements due à la dégénérescence du muscle. La disparition plus ou moins complète des claquements dans toute maladie aiguë et en particulier dans le rhumatisme articulaire aigu nous indique une endocardite, une angiocardite plus ou moins généralisées.

Nous parvenons à l'aide des claquements à séparer les souffles organiques des inorganiques ; le service rendu n'est pas léger. Si malgré un souffle intense de la pointe, nous entendons un claquement pur à gauche, nous concluons à un souffle inorganique, à la chloro-anémie, à la lésion du sang. Le claquement disparaît-il ? Nous diagnostiquons l'insuffisance mitrale considérable. L'état du claquement est un guide sûr. Le souffle de l'insuffisance éteint le claquement comme ne le fait pas le souffle sanguin. Nous ne prétendons pas qu'une valvule insuffisante ne puisse pas encore claquer, mais le claquement est altéré, et quand il existe encore il précède le souffle ; il faut en effet que la valvule se soit relevée et ait claqué, pour que le trou de l'insuffisance se soit formé ; mais claquement pur, délicat et fin ne va pas avec l'insuffisance.

L'étude des claquements nous donne le diagnostic des lésions du cœur, comme l'étude du bruit respiratoire normal celui des maladies du poumon. Les claquements doivent donc être recherchés avec soin, physiologiques ou pathologiques ; ils dominent les souffles ; tout examen qui n'indique pas l'état des claquements est plus qu'incomplet. Nous ne poursuivrons jamais assez loin l'étude si heureusement inaugurée par Rouanet et si brillamment continuée par notre maître Bouillaud qui en faisait le pivot du diagnostic des maladies du cœur.

§ III. — Mouvements des artères.

A l'état normal les artères n'ont aucun mouvement ; ce n'est qu'en les comprimant que nous constatons le pouls. Les artères contiennent toujours la même quantité de sang. Le mouvement est ici signe de maladie.

§ IV. — Mouvements des veines.

Les veines n'ont pas plus de mouvements que les artères, si ce n'est celles de la papille de l'œil. Au cou même, dans la respiration normale et régulière, on n'aperçoit aucun mouvement des veines. Nous admettons comme pathologique ce que nous avons appelé la danse chlorotique des veines, où le sang modifié subit plus facilement l'influence des mouvements du cœur.

§ V. — Système nerveux du cœur.

Le plexus cardiaque fournit les rameaux qui se rendent au cœur et à ses vaisseaux ; il préside à la contraction du muscle, à sa sensibilité spéciale et à celle de ses enveloppes ainsi qu'à leur nutrition. Il reçoit des branches motrices du grand sympathique et des spinaux, et des branches sensibles des pneumogastriques.

Il possède deux sortes de cellules nerveuses ; les unes ne sont probablement que de simples accumulateurs de fluide nerveux ; les autres forment un centre indépendant et actif qui perçoit l'impression apportée par les nerfs sensitifs du cœur et réagit, proportionnellement à l'intensité de cette excitation, par l'intermédiaire des nerfs moteurs se rendant au cœur.

Le plexus cardiaque est un centre nerveux secondaire qui transforme le fluide nerveux emmagasiné. Le bulbe agit sur tous les centres vaso-moteurs qui stimulés activent la contractilité des artères.

Cette théorie proposée par Lamare en vaut une autre.

Le plexus cardiaque est un collecteur actif, un intermédiaire entre le bulbe et le cœur. Par le moyen du pneumogastrique il avertit le bulbe d'envoyer ou de retenir du fluide nerveux et de faire fonctionner les vaso-moteurs.

DEUXIÈME PARTIE

PATHOLOGIE DU CŒUR

La pathologie du cœur n'est ni plus ni moins difficile que celle de tout autre organe.

Le diagnostic est tantôt certain, tantôt douteux. Il n'est certain que dans une limite restreinte; il n'est jamais complet. Il ne suffit pas d'indiquer une lésion d'orifice; il faudrait connaître la cause, l'état moral du malade, l'état du muscle, des nerfs, des vaisseaux et de tous les organes, la gravité et la forme de la lésion orificielle. Peu de diagnostics répondent à ces exigences.

Le diagnostic demande du temps, beaucoup de temps pour être sérieux et ne pas exposer à des mécomptes, même quand on sait le métier, et c'est quand on le sait qu'on est obligé d'aller plus vite qu'on ne voudrait. On est contraint de s'en rapporter à un seul examen souvent insuffisant. Tantôt les signes parlent trop, tantôt pas assez. Tantôt la rapidité des battements empêche les signes de se développer, tantôt l'émotion du malade donne aux souffles une intensité trompeuse. L'auscultation ne suffit plus au diagnostic ; il faut regarder ailleurs.

Le médecin doit examiner tous les cœurs, pour s'entretenir l'oreille et pour savoir jusqu'où les bruits peuvent se modifier dans la santé suffisante. Il fera de plus des trouvailles étonnantes ; il rencontrera le rétrécissement mitral pur.

Le médecin est tenu à se méfier de ce qu'il entend, mais aussi de ce qu'il n'entend pas. J'ai peur d'exagérer la valeur d'un signe, mais il me semble toujours qu'un gros souffle caché dans un coin m'a échappé. Les souffles d'insuffisance mitrale disparaissent si bien !

Le médecin ne doit affirmer son diagnostic que quand il en est sûr ; il doit savoir hésiter et ne pas tromper les élèves qui lui accordent leur confiance. L'audace, ou plutôt l'aplomb bouche les yeux et l'intelligence ; pour la science il ne faut d'autre passion que la patience. On n'avance qu'en doutant toujours et remettant le travail sur le métier.

Plus le médecin étudie son sujet, mieux il en connaît les difficultés et les desiderata. Il apprend peut être aussi que les autres dans leurs autres coins ne sont pas beaucoup plus heureux que lui.

Montrer les lacunes, bien poser les problèmes, c'est presque les résoudre. Heureusement le médecin a souvent la satisfaction de diagnostiquer la santé du cœur et de l'annoncer joyeusement au client désespéré. C'est le diagnostic le plus difficile. Un peu plus, un peu moins de lésions graves ; cela n'a pas d'importance. Avoir un rétrécissement mitral ou avoir de la chloro-anémie, ce n'est pas la même chose. Avoir une véritable angine de poitrine dont on meurt, avoir une fausse angine de poitrine dont on guérit, ce n'est pas la même chose. Il ne faut pas parler de rétrécissement mitral et d'angine de poitrine à la légère.

Le diagnostic des bruits inorganiques domine la pathologie cardiaque. C'est notre cauchemar.

Le pronostic ne peut jamais être dit au malade que pour le rassurer. C'est pour cela que les maladies du cœur diffèrent chez les bêtes et chez les humains. Il est bon que le médecin lui-même soit rassuré; le malade le regarde dans le blanc et le noir des yeux, épie son moindre mouvement, la plus légère altération de la voix, la moindre incertitude. S'il n'y a rien, que le médecin ne jette pas le malheureux suppliant dans le torrent abrupt des médicaments d'où on ne revient pas. S'il y a quelque chose, qu'il reste impassible, qu'il en fasse encore le moins possible; il n'y a pas de médicament qui vaille le calme de l'esprit pour le malheureux déjà trop disposé à se soigner.

N'agissons que quand on nous y force ou que nous avons affaire à une nature capable de se nuire en ne voulant se soumettre à aucune des lois de l'hygiène. Celle-là n'a peur de rien; faisons-lui peur et prescrivons les médicaments.

Le médecin devra savoir les chances de vie d'un état donné, calculer les espérances et ne pas voir que l'asystolie. Beaucoup de lésions cardiaques fournissent une carrière encore longue, nous le montrerons. Le rétrécissement mitral pur, qui, grâce à son incognito, échappe à la digitale et à tous les médicaments, dépasse 65 ans. Des lésions évidemment congéniales, qu'on laisse tranquilles pour leur congénialité, vont jusqu'à 50 ans et plus.

Traitons l'état général plus que le cœur. Il faut toujours en revenir là, qu'il s'agisse de phthisie ou de maladie du cœur. Des médicaments, soit; mais il n'en faut pas trop, et nous en sommes inondés.

CHAPITRE PREMIER

§ I. — Examen du malade.

Nous devons écouter le malade avec d'autant plus de soin qu'il a plus d'intelligence, parfois il y a profit ; mais le plus souvent nous devons diriger l'examen des circonstances qui ont précédé la maladie actuelle. Deux observations d'un même malade prises par deux médecins ne se ressemblent pas, pour les antécédents soit de famille soit de personne et pour le reste. Dix médecins examinant un même malade y trouveront matière à des vues différentes ; ce qui frappe l'un ne touche pas l'autre. On ne trouve que ce que l'on cherche. Quelqu'un me disait un jour de ne pas prendre une observation parce qu'il l'avait prise ; ce quelqu'un ne se doutait pas de ce que je cherchais. Quoi de plus difficile que de faire un portrait ? On peut toujours le recommencer, le même peintre ne fera pas le même.

Les commémoratifs ne présentent rien de spécial à notre sujet ; le plus insignifiant en apparence aura plus tard de la valeur ; là comme ailleurs il faut fouiller, quêter avec ardeur, dans les bons endroits. Que sais-je ? On furetera partout et encore ailleurs. Tout ce qui paraîtra toucher de près, de loin à la circulation sera retourné. On notera les maladies antécédentes qui quelquefois seront vraies, souvent fausses, à diagnostic plus ou moins juste, plus ou moins défiguré par le narrateur. C'est une instruction à diriger où le plus malin fait aisément fausse route.

La recherche des diathèses et des intoxications pourra mener à des conclusions utiles.

Nous examinerons le malade dans des positions différentes, quand ce sera possible, couché, assis, debout, penché en avant, au repos ou après un peu d'exercice. Tantôt le malade doit être excité, tantôt calmé. Quelques-uns ne peuvent se mouvoir, changer de position. Il faut se mettre à la torture, accepter toutes les difficultés ; quand elles existent, les symptômes généraux ont plus de valeur que quelques signes locaux.

Réagissons contre nous-même ; défions-nous d'un parti pris ; ne nous laissons pas entraîner par un autre cas que nous venons de voir.

Rappelons-nous qu'en clinique il faut voir simple, ne pas penser toujours aux faits extraordinaires, rester dans les faits habituels, user de bon sens. Un bon clinicien ne doit pas faire œuvre d'imagination, il doit être vulgaire, commun et ne faire que rarement des échappées.

On doit compter avec l'émotion du malade dans ce qui touche le cœur ; les souffles hurlent facilement chez les chlorotiques. Si le médecin ne se méfie pas, il entendra des souffles partout, et partout trouvera des maladies du cœur. Que de souffles chlorotiques sont jugés organiques ! Tout le diagnostic des maladies du cœur est là ; ne pas imposer l'effroi d'une maladie du cœur à qui ne demande qu'à être rassuré et n'a rien.

Par dessus tout soyons modéré dans notre médication, et, quand nous sommes intervenu, demandons-nous toujours si les symptômes que nous observons ne sont pas dûs à notre médication et non à la maladie.

Nous en avons vu beaucoup tuer des malades par la digitale, et quand nous demandions, avec une réserve appa rente et une conviction profonde, si par hasard la digitale n'y serait pas pour quelque part, on nous répondait : ce n'est pas possible. Et cela était.

§ II. — Inspection.

Nous devons décrire avec soin la tenue, le décubitus qui indiquent la gêne de la circulation ou la liberté du sang.

La couleur de la peau, des muqueuses, de la langue, des ongles est notée par les yeux, en attendant qu'elle le soit par le spectroscope qui pourrait peut-être nous indiquer la présence des métaux dans le sang. Les ongles donnent des indications très justes, très fines. On y voit le pouls de l'insuffisance aortique aussi bien qu'à la luette.

Une région importante est le cou où on voit les mouvements du cœur et surtout de l'oreillette droite reproduits par les veines et les artères. Dans beaucoup de cas le diagnostic de la lésion du cœur peut se faire au cou. L'examen des jugulaires doit être le premier fait. Ne confondons pas, comme le font souvent même des habiles, les mouvements des artères avec ceux des veines qui souvent battent comme des artères. Nous notons les œdèmes. Nous constatons les voussures, les saillies, les mouvements soit du cœur, soit de la pointe. Cette inspection de la pointe est utile pour le diagnostic de l'adhérence du péricarde ; on aperçoit une dépression pendant la systole au niveau de la pointe, et si nous mettons le doigt nous sentons un choc. Les dépressions notées sur le reste de la surface cardiaque pendant la systole n'ont pas d'importance pour le diagnostic. Au second temps dans l'insuffisance aortique on note un mouvement de la pointe en avant. On peut augmenter pour la vue les mouvements du cœur et de la pointe en appliquant le stéthoscope dont l'extrémité reproduit amplifiés les mouvements soit simples soit dicrotes. C'est un bon moyen que nous avons toujours vu employer par Bouillaud.

Nous insistons sur l'erreur commise d'attribuer à la pointe les mouvements qu'on aperçoit sur la face antérieure du thorax, en quelqu'endroit qu'on les remarque. Jusqu'où s'étendent les mouvements du cœur? Friedreich avec d'autres auteurs n'admet pas que les mouvements épigastriques puissent dépendre du ventricule droit; il se livre à des considérations d'un accès difficile et où nous ne le suivrons pas. Nous ne saisissons pas la raison pour laquelle le cœur ne peut pas être abaissé. Les Allemands ont une manière de comprendre les phénomènes qui se passent au creux épigastrique et en bas du sternum. Si nous trouvons de la résonnance à timbre pulmonaire en bas du sternum, nous disons que le poumon est là; si nous voyons un cœur gros et abaissé et des mouvements épigastriques, nous disons que le cœur est là. Les finesses sont redoutables.

Jusqu'où la pointe peut-elle s'avancer à droite, rejetée par l'épanchement de la plèvre gauche? Nous ne pouvons pas fixer une limite à cette évolution, mais la pointe ne peut être sentie au niveau du deuxième espace droit, comme le dit Alvarenga qui annonçait la pointe là où il sentait un battement. Dans un cœur il n'y a pas que la pointe qui batte. Nous n'avons jamais vu dans les autopsies la pointe dépasser la ligne médiane. Le cœur n'est pas simplement poussé à droite dans les épanchements gauches. L'aorte passe derrière l'artère pulmonaire, puis à droite, puis en avant. La même évolution se fait pour le ventricule gauche autour du ventricule droit. Le cœur prend une forme oblongue et ressemble à une colonne pendue le long du sternum.

Il est dangereux de chercher la pointe avec le doigt. On ne sait pas si on a la pointe sous le doigt.

Pour les artères on aperçoit les battements dans l'insuffisance aortique, et les lacets battants des artères athéromateuses.

Les mouvements des veines méritent un examen attentif.

Nous parlerons plus loin des pouls veineux présystolique et systolique, et traiterons ici seulement de l'artérialité des veines.

Artérialité des veines. — L'artérialité des pouls veineux a été indiquée par Testa et reprise par Friedreich. Nous ne faisons que rappeler un fait connu, mais très commun et exposant à de grossières erreurs.

Que de fois nous avons vu au cou des battements veineux pris pour des battements artériels, et méconnaître l'insuffisance de la tricuspide ! On néglige l'examen des veines du cou parce qu'il est difficile de sphygmographier leurs battements ; on a tort ; les veines du cou nous indiquent l'état des cavités droites, comme le pouls radial l'état des cavités gauches, peut-être mieux. Nous voyons là les mouvements de l'oreillette droite. Qu'il est fâcheux que nous ne puissions pas, pour les cavités gauches, consulter les veines pulmonaires !

Pour les mouvements exagérés des veines nous ne pouvons pas accuser les artères si leur battement est faible partout ailleurs. Et puis, si nous entendons les claquements veineux au cou, à l'aine, si le foie bat, le doute n'est pas possible.

Nous trouvons des anévrysmes veineux. A mesure que les veines battent davantage et plus longtemps, leurs parois s'hypertrophient, s'artérialisent.

Nous ne serions pas embarrassé de citer de nombreuses observations pour démontrer l'intérêt de cette constatation. Il ne faut pas prendre des battements veineux pour des battements artériels. On sera étonné de cette recommandation grossière. Qu'on y prenne garde et on nous excusera d'avoir insisté.

§ III. — Palpation.

La palpation se pratique avec la main ou avec l'oreille qui ausculte en même temps qu'elle palpe. Elle s'exerce sur les artères, sur les veines, le cœur et le foie.

La palpation des artères exigerait tout un article. Il faut tâter toutes les artères accessibles. Nous regrettons qu'il ne soit pas habituel de tâter la brachiale plutôt que la radiale ; la brachiale est facile à palper au niveau de la partie inférieure de l'humérus ; elle est double en volume de la radiale ; on y perçoit des détails que la radiale ne trahit pas; les dicrotismes s'y sentent facilement. Nous avons insisté autrefois sur les avantages de la palpation de la brachiale ; nous insistons encore.

La crurale mérite une mention spéciale ; au niveau de l'aine, appuyée sur un plan osseux, volumineuse, elle est facile à comprimer et fournit des éléments de diagnostic importants. Nous avons été le premier à la tâter de manière à produire un souffle au deuxième temps ; nous reviendrons sur le double souffle crural par compression quand nous traiterons de l'insuffisance aortique.

Les sous-clavières, les carotides peuvent être palpées, mais ne sont pas aussi maniables que les crurales.

L'aorte peut être palpée dans le creux sus-sternal, et au niveau des cartilages quand elle forme tumeur.

La palpation des artères indique les athéromes.

Que dire de toutes les variétés du pouls comme nombre, comme force, régularité ou égalité ; il peut être simple ou dicrote, et le dicrotisme a des formes variées ; le dicrotisme de la fièvre typhoïde n'est pas celui de l'insuffisance aortique. On connaît le pouls de Corrigan. La digitale produit le pouls géminé, une pulsation forte suivie d'une pulsation faible etc.

A l'aide du sphygmographe de Marey nous pouvons inscrire et conserver toutes ces variétés ; malheureusement l'application de l'instrument est difficile et prend beaucoup de temps ; elle ne se fait que sur la radiale ; elle fait négliger les autres artères ; on n'est pas absolument maître de la compression qu'on exerce ; les tracés varient pour une même opération. Le procédé n'est pas impeccable ; puis vient l'interprétation du tracé qui n'est pas uniforme. Nous avons vu le sphygmographe appliqué sur la radiale indiquer constamment un rétrécissement aortique ; appliqué sur la brachiale indiquer une large insuffisance aortique qui existait en effet. Nous n'avons pas toujours sur nous un sphygmographe marchant bien ; nous avons toujours nos mains et nos oreilles, nous admettons qu'elles sont bonnes. Nous renvoyons aux traités spéciaux pour les tracés sphygmographiques.

Les veines peuvent battre au niveau du golfe sus-claviculaire, dans le foie, sur la poitrine, soit pendant la présystole, soit pendant la systole. Elles frémissent dans la chlorose.

La palpation du cœur peut donner un diagnostic presque complet ; elle indique les cavités qui battent, soit droites, soit gauches ; elle sent les claquements ; elle perçoit les frémissements qu'elle met chacun à son temps et à sa place ;

elle sait diagnostiquer les lésions des orifices. Le frémissement moins expansif que le souffle localise mieux.

Nous avons dit qu'on peut palper avec l'oreille et la tête en même temps qu'on ausculte.

§ IV. — Du pouls géminé.

Sous ce titre nous comprenons plusieurs rhythmes dont le type est le géminé caractérisé par une double pulsation, la première plus forte, la seconde plus faible, due à une double révolution du cœur et revenant plus ou moins souvent. A la radiale la 2e pulsation peut manquer ; le pouls n'est plus géminé ; le pouls cardiaque seul l'est.

Nous ne pouvons pas séparer du rhythme géminé, bijugué, le rhythme trijugué, quadrijugué, quintijugué qui relèvent de la même cause, et même le rhythme où par exemple à 5 pulsations simples succèdent régulièrement deux pulsations doubles et une simple, en somme tous les rhythmes réguliers dans leur irrégularité.

La digitale produit le pouls géminé. D'un pouls régulier, normal, elle fait un pouls géminé ; d'un pouls irrégulier, inégal, elle fait un pouls géminé qui conduit à la régularité. Dans les deux cas, surtout dans le premier, il faut interrompre la digitale.

On a dit que la digitale ralentit le pouls en diminuant d'abord, puis en supprimant une pulsation sur deux. Dans quelques cas le pouls diminue de moitié ; il n'en est pas toujours ainsi ; les variétés sont infinies.

On est arrivé lentement à la connaissance de ce rhythme qui diffère de l'intermittence en ce que dans celle-ci il y a repos absolu du cœur, il y a silence complet, tandis que, dans le rhythme géminé, il y a seulement diminution de la 2e systole. L'intermittence est une sorte de vertige épileptique ; il y a arrêt dans l'innervation. Le malade s'en rend compte et l'exprime nettement.

Le pouls géminé est une palpitation. Si un malade a un pouls tantôt géminé, tantôt simple, c'est quand le pouls est géminé que le malade est le plus ébranlé.

Le souffle, quand il existe, ne se manifeste en général que pour la 1re révolution ; nous l'avons entendu pendant les deux révolutions, moins fort pour la 2e que pour la 1re. S'il y a une troisième révolution, si le rhythme est trijugué, le souffle disparaît pour celle-ci.

S'il y a rétrécissement mitral, le roulement diastolique n'apparaît que pour la 2e révolution.

S'il y a insuffisance aortique et rétrécissement mitral, on entend d'abord le souffle du 2e temps, puis nettement séparé de celui-ci le roulement. Il n'en est pas ainsi dans les cas habituels de cette complication où les deux bruits sont simultanés.

Charcelay passe pour avoir le premier signalé le pouls géminé.

« Charcelay (thèse 1836. *Insuffisance des sigmoïdes aortiques*), obs. VIII. Ducoin, 66 ans. Rétrécissement mitral, insuffisance aortique et adhérence générale du péricarde. Pouls lent, dur, irrégulier, intermittent ; les battements du cœur et des artères radiales, crurales, etc. se font de la manière suivante : un fort, un faible, plus ou moins rapprochés, puis repos, intermittence plus ou moins longue et de nouveau deux pulsations, etc. ». Il n'en dit pas plus.

Dans le traité des maladies du cœur de Bouillaud nous ne trouvons rien de net sur ce rhythme si simple. Sans doute il insiste sur la tendance du cœur vers la régularité, mais il ne donne pas une dénomination spéciale à ce rhythme.

En 1850 Gubler, chef de clinique de Bouillaud, appelle le pouls géminé, *pouls redoublé*, pour le séparer du pouls dicrote de la fièvre typhoïde ; il dit que la digitale diminue d'abord puis supprime une pulsation sur deux. Pour nous, à cette époque, cette forme du pouls était aussi vulgaire que l'emploi de la digitale. Nous sommes étonné de voir attribuer à Lorain cette relation de la digitale et du pouls géminé qui date de 40 ans.

Leyden et Eger en 1882 ont parlé d'hémi-systolie comme si le cœur pouvait se contracter d'un seul côté.

Riegel, qui a produit à volonté le rhythme géminé en suspendant la respiration artificielle ou en coupant les nerfs vagues chez des animaux curarisés, a constaté que les deux ventricules se contractent toujours ensemble, que la seconde systole, en apparence égale à la première, est plus faible et détermine un soulèvement des veines, mais pas de pulsation dans les artères. Il ne parle pas des oreillettes.

Avec Eger nous voyons apparaître dans l'étude du pouls géminé l'examen des veines ; il y a un progrès sérieux ; mais Eger semble croire que c'est seulement chez les sujets atteints d'affection mitrale mal compensée, compliquée généralement d'insuffisance tricuspidienne, qu'on observe ce rhythme spécial. Il parle des pulsations ventriculaires mais non des pulsations de l'oreillette, présystoliques.

Toute étude au point de vue du pouls géminé, qui n'examine pas le cœur, les artères et les veines, est incomplète ; de plus il faut tenir compte de la présystole. Les tracés graphiques sont difficiles à recueillir dans ces conditions ; il ne faut pas compter sur eux, il faut compter sur ses yeux.

Cange, 51 ans, cuisinière, 24 septembre 1886. Artério-sclérose, accidents pulmonaires. Pas de souffle cardiaque. Cœur dilaté. Cette femme a pris longtemps de la digitale et en a cessé l'usage il y a 1 mois ; elle avait des nausées. Pouls géminé qui se modifie à la moindre émotion et revient. Claquements au cœur pour la deuxième révolution comme pour la première.

Au cou le pouls veineux présystolique est plus fort pour la deuxième révolution que pour la première. A la crurale on n'obtient pas pour la deuxième révolution le souffle qu'on produit pour la première.

26 septembre. Pouls géminé régulier. On sent à la radiale la deuxième pulsation ; on entend au cœur les claquements de la deuxième révolution. Au cou les jugulaires se dilatent facilement, les battements sont forts. On suit bien tous les mouvements. Le grand mouvement veineux vient après le pouls de la carotide. On entend le claquement veineux. A l'aine on sent la veine en dedans de l'artère ; on sent et on entend le choc veineux pour la deuxième révolution seulement : ce sont les mêmes signes qu'au cou. Les chocs veineux sont présystoliques ; la veine s'affaisse au moment de la deuxième pulsation carotidienne. Pas de souffle au cœur. Pas d'œdème.

§ V. — Percussion.

La percussion est pratiquée différemment par les médecins ; quelques-uns se servent d'instruments, de marteau, de plaque. Chacun peut faire comme il veut à la condition d'arriver à un bon résultat. Nous nous servons de nos doigts ; on joue mal d'un instrument avec un marteau ; le doigt a la sensation de la résistance ; l'intelligence fait mieux corps avec son doigt directement qu'avec le doigt emmanché d'un marteau. Il faut savoir ce que l'on cherche ; si ce sont des organes profonds, des parties profondes, il faut en pressant fortement avec le doigt éteindre les sonorités superficielles et ne mettre en jeu que les organes profonds. Si on veut découvrir une cavité cachée derrière une masse épaisse, il faut percuter profondément; si on veut découvrir une masse dure derrière une cavité superficielle, il faut percuter profondément. Nous insistons sur ce point parce qu'on était étonné de nous voir, en pressant fortement et percutant sans lever le doigt, arrêter la résonnance; on nous reprochait d'être en défaut vis-à-vis les lois de l'acoustique. Pour trouver le cœur derrière le poumon, il faut l'y fouiller; pour trouver le foie derrière le poumon, il faut l'y chercher. Nous délimitons le sac péricardique et non la partie du cœur qui affleure entre les poumons. La percussion est si négligemment faite pour le bord supérieur du foie, par exemple, que nous étonnions un de nos jeunes agrégés en lui disant que le diaphragme est refoulé quand le foie est refoulé par les gaz de l'intestin, que le foie gagne à la partie supérieure, au-dessus du mamelon, le même nombre de centimètres qu'il a perdu, en bas; le foie est refoulé. On attribue parfois à des épanchements pleuraux droits la matité qui appartient au foie en arrière.

Quant à dégager la matité de l'aorte de celle qui peut appartenir à l'artère pulmonaire et à la veine cave supérieure, toutes trois étroitement unies, et noter des augmentations ou des diminutions d'un demi-centimètre, nous avouons notre incapacité.

Les mesures du cœur que nous donnons sont celles de la plus grande ligne verticale.

Nous recommandons un artifice pour avoir la ligne inférieure du cœur, lorsque l'estomac ne fournit pas la résonnance nécessaire. On fait boire le malade à la régalade, on introduit un peu de gaz dans l'estomac et on est stupéfait de la résonnance ainsi obtenue; c'est ainsi que Piorry obtenait sans s'en douter des diminutions instantanées de la rate qui ne faisait que se déplacer en arrière; pour le maître de la plessimétrie l'erreur est curieuse.

Autant que possible la percussion doit être douce, ne doit pas fatiguer inutilement le malade; on pourra la prolonger d'autant plus qu'on l'aura rendue supportable; on s'inquiétera de savoir si elle est douloureuse. La percussion a un rôle important dans le diagnostic et cependant beaucoup de médecins ne se fient pas à elle; ils aiment mieux chercher la pointe, de l'œil et du doigt. La percussion donne la dilatation des cavités droites, de l'oreillette gauche; souvent la pointe n'existe plus; on cherche en vain son battement; la percussion seule peut délimiter l'extrémité gauche du cœur. Enfin dans l'épanchement péricardique elle seule peut nous renseigner. Les dilatations, les anévrysmes de l'aorte sont décelés par la percussion en même temps que par les autres procédés. Il est curieux de lire dans Friedreich cette phrase qui montre bien, quoi qu'il en dise, le peu de confiance qu'il a dans la percussion: « Les atrophies du cœur ne peuvent jamais être reconnues par la percussion, même avec un faible degré de certitude. » Si nous trouvons une très petite surface de matité, nous disons qu'il y a atrophie et nous avons souvent constaté cette atrophie dans la convalescence de la fièvre typhoïde; le cœur maigrit comme les autres muscles.

§ VI. — Auscultation.

Si le diagnostic n'est pas tranché par l'auscultation dans toutes les maladies du cœur, il ne peut être fait que par elle dans quelques cas. Nous ne voulons pas en exagérer l'importance, nous ne voulons pas non plus la diminuer. Les lésions du myocarde et du système nerveux, qui ne sont pas de son ressort, ont la part la plus grande, décisive dans la terminaison de la maladie.

Nous avons à examiner les artères, les veines, l'aorte et le cœur.

Les artères radiales et les humérales fournissent peu à l'auscultation ; parfois on entendra le toc artériel et le double souffle de l'insuffisance aortique.

Les crurales nous donnent des renseignements précieux ; comprimées elles fournissent au premier temps un souffle dont l'acuité nous indique la facilité du sang à produire des bruits musicaux ; on juge aussi de la quantité du sang qui traverse l'artère ; l'auscultation de la crurale est utile même au point de vue de l'état général. Dans l'insuffisance aortique elle est de grande importance ; on entend le claquement artériel simple ou double sans compression, puis un double souffle, 1er et 2e temps, et même un triple souffle, deux au premier temps, un au 2e temps, par compression. Nous reviendrons sur ce point quand nous traiterons de l'insuffisance aortique.

Les carotides et les sous-clavières nous guident dans l'appréciation des souffles que l'on entend au niveau de l'orifice aortique ; si on retrouve les souffles dans la carotide, il y a quelque chance pour qu'ils ne soient pas péricardiques.

L'auscultation des veines du cou a le principal rôle dans la chloro-anémie ; nul n'ignore les bruits musicaux aigus de la chlorose, bruits tantôt continus, tantôt prédominants au 2e temps, qu'il est si important de constater quand on veut se rendre compte de certains bruits analogues que l'on entend au cœur. On ne doit jamais ausculter le cœur sans avoir ausculté le cou.

Les mêmes bruits musicaux se font entendre au niveau de l'aine et là on comprend l'influence de l'inspiration sur la vitesse du sang ; le bruit veineux prend à ce moment une intensité singulière.

Dans les veines on n'entend pas seulement des bruits musicaux ; on entend aussi des claquements et des souffles sur lesquels nous reviendrons.

Nous employons le stéthoscope quand nous ne pouvons pas faire autrement ; pour la crurale par exemple. Pour le cou, nous préférons l'auscultation directe quand les convenances ne s'y opposent pas.

Pour le cœur nous n'usons jamais du stéthoscope ; nous avons l'avantage de sentir les mouvements du cœur en même temps que nous auscultons, et nous déplaçons facilement la tête. Que chacun fasse à sa guise.

Il faut tenir la radiale ou la carotide, les deux dans les cas difficiles.

Nous devons d'abord chercher les claquements à droite, à gauche, en bas, en haut ; nous cherchons ensuite les bruits anormaux que nous caractérisons le mieux possible, n'appelant pas un roulement un souffle.

Nous auscultons le cœur en arrière en passant par l'aisselle ; l'auscultation en arrière a beaucoup d'importance ; nous le montrerons quand il s'agira du diagnostic de l'insuffisance mitrale.

Nous ne pouvons ici passer en revue toutes les variétés de claquements, de bruits, de rhythmes que l'on rencontre dans les diverses maladies du cœur.

Nous engageons à ne pas trop limiter la propagation des souffles ; les diagnostics trop compassés, trop restreints sont parfois dangereux ; il faut un peu d'ampleur au diagnostic pour qu'il soit vrai. Il ne faut être affirmatif, tranchant que lorsqu'on peut l'être.

Nous avons à tenir compte de la *tonalité*, du *timbre*, du *rhythme* des bruits. Partout où le sang coule soit dans les vaisseaux, soit dans le cœur, il peut produire du bruit; c'est lui le grand producteur; au moindre obstacle il murmure. Nous ne nions pas les souffles péricardiques. Il faut ausculter, l'oreille tantôt appliquée sur la poitrine, tantôt écartée; l'oreille écartée, les claquements se dégagent des bruits anormaux; les bruits anormaux ne passent pas. La persistance du claquement indique l'intégrité sinon complète, du moins relative de la valvule. On comprend de quelle importance est cette constatation.

La force du claquement indique une valvule plus développée, plus forte. Au timbre du 2e claquement on reconnait les athéromes de l'aorte. Au timbre du 1er on reconnaît le rétrécissement mitral. Il faut avoir dans l'oreille le timbre et le ton des claquements normaux et leur rhythme avec le petit et le grand silence. Les claquements s'enrouent comme la voix s'enroue; les cordes vocales du cœur s'épaississent, se tuméfient. Les claquements peuvent s'affaiblir et disparaître par lésion des muscles ou par interposition de substances mauvaises conductrices; nous croyons moins à cette dernière cause qu'à la lésion du muscle ou des valvules. Dans l'endocardite on observe les modifications du claquement qui passe par l'enrouement, le ronflement, le ronflement soufflant, et le souffle.

Les claquements peuvent devenir redoublés, tantôt le premier, tantôt le second, ou bien les deux ensemble. Le dédoublement du 2e claquement est produit par les systoles successives de l'aorte et de l'artère pulmonaire; Bouillaud a donné le dédoublement du 2e claquement comme signe du rétrécissement mitral; nous aimons à rencontrer en même temps le roulement diastolique ou le râpement présystolique pour affirmer ce diagnostic. Potain a montré que le dédoublement du 2e claquement, quand il est inconstant, est lié à la respiration.

Il y a un autre dédoublement du 2e bruit; il existe, le malade étant couché, et disparaît le malade debout; on ne l'entend qu'à la pointe et à gauche, on ne l'entend pas à droite; il disparaît pour l'oreille écartée de la poitrine; on l'entend d'autant mieux que l'oreille est plus appliquée, la main ne sent pas de mouvement du cœur à ce moment. Potain attribue la seconde partie à la tension diastolique du ventricule soit droit, soit gauche. L'explication importe peu, du moment qu'il est convenu que ce dédoublement n'est pas un signe de rétrécissement mitral. Peut-on proposer que la mitrale subitement tirée en bas, au moment de la dilatation, claque?

Le 1er claquement peut aussi être dédoublé sans lésion du cœur. La valvule auriculo-ventriculaire droite est retardée dans son occlusion par un excès de pression dans les veines à la fin de l'expiration et au commencement de l'inspiration.

Enfin le *bruit de galop* consiste dans la perception du mouvement de l'oreillette; il est lié à l'albuminurie.

Parfois les trois bruits sont séparés par des temps égaux; la présystole est en avance. Nous avons noté plus d'une fois dans la péricardite trois frottements également espacés produits par la présystole, la systole et la diastole. Le rhythme n'est pas toujours le même. L'oreillette ne se contracte pas toujours au même moment. Elle a une vie indépendante, surtout la droite qui est la pièce d'échappement du cœur et dont nous avons montré plus haut l'organisation compliquée et prévoyante.

Nous acceptons la proposition de Friedreich : « Lorsque les bruits du cœur sont clairs et normaux, les valvules et les orifices, ainsi que les tuniques des gros troncs artériels, sont le plus souvent dans un état normal. »

Nous repoussons cette autre proposition : « On trouve souvent les bruits normaux transformés en véritables bruits anormaux sans qu'il existe de modifications anatomiques aux valvules et aux orifices ; les souffles cardiaques qui accompagnent l'olighémie, la chlorose, peuvent servir d'exemple à cette règle. » Dans ces cas il suffit d'écarter un peu l'oreille de la poitrine ou de se porter dans l'aisselle gauche pour entendre un claquement net. C'est là de la pratique journalière ; on risque d'imposer à ses clients des lésions du cœur qu'ils n'ont pas.

La division des bruits anormaux en bruits exocardiaques et endocardiaques est mauvaise au point de vue de la pathologie générale ; ces bruits pouvant affecter la même apparence, bien que provenant de sources différentes.

Et d'abord il y a des bruits anormaux sans lésion des surfaces, par la seule lésion du sang, à moins d'admettre les insuffisances relatives qui expliquent tout mais ne sont nullement certaines, si ce n'est dans l'asystolie ; personne ne les a vues.

Le souffle se forme toutes les fois que le sang traverse un endroit un peu rétréci, avec une vitesse suffisante ; une insuffisance est un rétrécissement retourné. N'y a-t-il que cette condition du bruit de souffle ? Le péricarde ne peut-il pas donner naissance à des souffles ? L'air attiré subitement dans le poumon ou chassé par les mouvements du cœur peut-il souvent produire des bruits de souffle ?

On a réuni sous le titre, trop vaste à notre goût, de bruits extra-cardiaques, les bruits chlorotiques, péricardiques et d'origine pulmonaire.

Nous admettons mal qu'un bruit péricardique soit dit *extrà-cardiaque* ; le péricarde appartient au cœur et ne peut pas être traité sur le même pied que le poumon. Si on suppose le bruit péricardique, pourquoi ne pas le dire? Pourquoi le débaptiser? Il est péricardique et ne doit pas être confondu avec les bruits pulmonaires. Nous acceptons franchement les bruits péricardiques ; nous nous méfions des bruits pulmonaires, avec la fréquence, la généralisation qu'on a voulu nous imposer. Qu'on ne les mette pas tous dans un même sac ; qu'on fasse des sacs séparés que nous pourrons prendre ou laisser. La formation des bruits pulmonaires est difficile à comprendre. Tous les poumons devraient souffler extra-cardiaquement. Aussi a-t-on été entraîné à faire des bruits chlorotiques des bruits extra-cardiaques ; là était le danger.

Nous préférons invoquer en général les gros troncs artériels ou veineux qui pullulent dans l'endroit où sont perçus ces bruits ; à cheval sur les bronches, ils les compriment et sont comprimés par elles. Nous trouvons là des motifs suffisants de souffle.

Potain a montré que des dédoublements ont lieu sous l'influence d'excès de pression ; qu'il admette la production de souffles sous l'influence de ces mêmes excès de pression. C'est toujours chez des individus palpitants et chlorotiques qu'il rencontre ces bruits extra-cardiaques. Ce sont des bruits vasculaires ; ils ne sont pas autrement extra-cardiaques. Au-dessus de la clavicule, bruits vasculaires ; au-dessous bruits extra-cardiaques pulmonaires. La clavicule peut-elle ressembler aux Pyrénées ?

Ces souffles peuvent exister au 1er et au 2e temps. Quand on sait l'intensité que prend le souffle veineux au cou pour le 2e temps, on n'est pas étonné de trouver des souffles au 2e temps dans les veines caves et même dans les veines pulmonaires.

On admet comme cause de souffle les insuffisances fonctionnelles dont on a exagéré la fréquence. Qu'il y ait insuffisance fonctionnelle de la tricuspide dans l'asystolie, rien de mieux ; mais admettre d'emblée une insuffisance fonctionnelle de la mitrale, parce qu'on entend un souffle à la pointe et qu'on a décrété qu'un souffle de la pointe ne peut pas être anémique, nous ne le pouvons pas. On ne peut imposer ainsi des paralysies des muscles papillaires et ce ne sont pas seulement les muscles papillaires qu'il faudrait accuser, mais le cœur entier. Or sous l'eau, sur le cadavre où les muscles papillaires ont un rôle probablement nul, nous voyons les valvules se fermer et obturer l'orifice sous la seule pression de l'eau.

De plus, si les muscles papillaires gauches sont atteints, il est probable que ceux du ventricule droit le sont aussi, que l'insuffisance fonctionnelle existe à droite comme à gauche. A gauche nous n'avons pas comme contrôle le pouls des veines pulmonaires ; mais à droite nous avons la jugulaire qui nous dénonce les insuffisances fonctionnelles ou absolues de la tricuspide; or nous ne voyons dans aucun de ces cas le pouls jugulaire. On abuse de ce que nous ne voyons pas les veines pulmonaires.

De plus on entend toujours des bruits chloro-anémiques considérables, ainsi que nous l'avons montré dans l'ictère.

Le souffle anémique de la pointe se forme où on voudra, à travers les cordons des valvules qui peuvent faire vibrer le sang, à l'orifice aortique, pulmonaire, à la pointe même, mais il n'est pas dû à une insuffisance mitrale, à une dilatation de l'orifice, à une paralysie des muscles valvulaires que personne n'a jamais vue.

Pour quelques auteurs, souffle à la pointe au premier temps est synonyme d'insuffisance mitrale ; ce n'est pas notre avis. D'ailleurs le souffle chlorotique n'a pas la même allure que le souffle d'insuffisance mitrale ; il est prolongé et vient s'appuyer sur le 2e claquement, tandis que le souffle d'insuffisance est indépendant, en jet de vapeur, semble se passer dans un autre organe, si bien que souvent on l'attribuait au péricarde. Le souffle de la pointe peut dépendre d'une insuffisance de la tricuspide, d'un rétrécissement de l'orifice aortique et même d'un rétrécissement de l'artère pulmonaire, si nous en croyons une observation de Ch. Bernard où le malade examiné pendant longtemps et par beaucoup de médecins a été jugé atteint d'insuffisance mitrale à cause d'un souffle de la pointe et a présenté à l'autopsie un rétrécissement de l'artère pulmonaire sans insuffisance mitrale. Quoi d'étonnant qu'une insuffisance de la tricuspide envoie son souffle à la pointe comme le fait la mitrale. Tout souffle qui se forme dans le cœur peut en raison de propagations difficiles à déterminer donner son maximum à la pointe sans pour cela être mitral. On est exposé à des erreurs graves.

Le souffle de la pointe dépendant de l'insuffisance mitrale s'entend en arrière sur une surface plus ou moins large en passant par l'aisselle gauche ; le souffle d'insuffisance de la tricuspide s'entend au niveau du ventricule droit, c'est-à-dire sur toute la surface antérieure du cœur, depuis la pointe jusqu'en bas du sternum ; le souffle d'insuffisance mitrale est latéral et postérieur ; le souffle tricuspidien est antérieur. Le souffle du rétrécissement aortique suit le trajet de l'aorte ascendante à droite du sternum et les carotides ; le souffle du rétrécissement de l'artère pulmonaire suit le trajet de l'artère pulmonaire à gauche du sternum, dans le second espace intercostal gauche et s'étend vers l'épaule gauche.

Au deuxième temps le roulement mitral s'entend sur le côté gauche du cœur et s'avance plus ou moins vers le sternum ; il indique le rétrécissement mitral. Le roulement tricuspidien s'entend sous le sternum, mais se confond avec le roulement mitral qui le plus souvent existe avec lui.

Le souffle d'insuffisance pulmonaire est très rare.

Le souffle du deuxième temps indique le plus souvent l'insuffisance aortique, on l'entend tout le long du sternum, il faut le chercher jusqu'à la pointe, et surtout dans le creux épigastrique où on le rencontre tandis qu'il est absent au niveau du troisième espace. Le souffle du deuxième temps à la pointe est parfois dû au rétrécissement mitral.

Les souffles varient comme intensité et comme tonalité ; ils peuvent monter au piaulement qui n'indique pas la dureté des surfaces, mais une insuffisance faible, par conséquent très étroite, un ventricule puissant et du sang chantant facilement ; le piaulement appartient surtout à la tricuspide.

Le bruit strident, la strideur, le grincement n'est pas rare, est fréquent dans l'insuffisance aortique, au deuxième temps ; il a besoin d'une poussée médiocre, de la poussée de l'aorte. Il présente parfois le timbre du mirliton, parfois le bruit tremblant du laminoir, toutes les formes imaginables. Il indique de grands délabrements, la déchirure de la valvule : le sang fait vibrer un lambeau détaché.

Dans le rétrécissement mitral on entend le coup de râpe présystolique, spécial, à retenir.

De même que le péricarde peut produire un souffle, les bruits sanguins peuvent prendre le timbre crépitant. Au cou on entend parfois des crépitations qu'on peut retrouver au niveau du cœur, à la base, au premier temps surtout. Nous avons vu commettre des erreurs remarquables sous ce rapport. Siredey avait noté au niveau du cœur des crépitations ; tous les médecins ne doutaient pas qu'il y eût de la péricardite. La malade, une accouchée hémorrhagipare, hydroémique mourut. On tenait à ne s'être pas trompé, l'amour-propre était en jeu. On ne trouve rien au péricarde. Siredey me rapporte le cas et me demande l'explication. Je lui réponds qu'ils ont entendu des bruits hydroémiques. Il ne croyait pas que cela fût possible. Qu'on en tienne note pour beaucoup de cas où le sang chlorotique devient une sirène trompeuse. Avec le sang des chlorotiques comme avec les nerfs des hystériques, il faut s'attendre à toutes les feintes, à toutes les duperies.

Il faut pour que les crépitations, les frottements puissent être rattachés au péricarde qu'ils aient le rhythme à trois temps, peut-être à deux temps, qu'on ne soit pas à la base, que les bruits du cou ne présentent pas le même timbre. Nous demandons surtout qu'on n'admette pas à tout propos des bruits péricardiques, comme on le fait aujourd'hui.

Pour connaître le temps auquel a lieu un bruit, il est toujours bon de tenir la radiale, ou mieux la carotide ; souvent cela n'est pas utile, parfois c'est indispensable ; plus d'une fois nous avons vu l'oreille, entraînée par la force du second bruit, le mettre au 1er temps et convertir une insuffisance aortique en rétrécissement ; il est des cas où on ne peut arriver à fixer le temps d'un souffle, le mettant tantôt au premier, tantôt au deuxième ; il est probable qu'il est en effet tantôt au 1er temps, tantôt au 2e.

La division des bruits en systolique, diastolique et présystolique est suffisante ; la périsystole et la péridiastole répondent au petit et au grand silences ; la systole et la diastole sont plus ou moins prolongées. Faire du bruit périsystolique un signe de lésion du péricarde est faux. Pour que le souffle d'insuffisance mitrale se forme, il faut que l'insuffisance soit formée et par conséquent que les valves se soient rapprochées et aient claqué ; le souffle sera mésosystolique, c'est-à-dire après le claquement, dans le petit silence ; il existera au début de la systole, si la valvule est rigide, immobilisée.

L'intensité des bruits anormaux varie avec l'énergie du cœur ; certaines formes sont plus retentissantes que d'autres ; les souffles sont plus bruyants que les roulements dont le bruit sourd passe facilement inaperçu ; on dit souvent que le roulement diastolique du rétrécissement n'existe pas ; nous ne sommes pas de cet avis.

Nous appelons l'attention sur un fait signalé par Friedreich ; il a vu souvent à l'autopsie des modifications anatomiques à peine appréciables dans des cas où on avait constaté les bruits les plus forts. Il n'est pas rare que l'autopsie n'éclaircisse pas nos doutes ; on avance bien lentement dans la certitude.

Comme influences déterminantes sur l'intensité des bruits anormaux, on signale celles des mouvements respiratoires, de la position du corps, et dans une certaine mesure celle de la pression extérieure. On dit que dans l'inspiration profonde une plus grande partie du poumon vient couvrir le cœur et en atténue les bruits, il est possible ; mais l'inspiration profonde active la circulation dans le cœur et doit faciliter la production des bruits comme elle le fait pour les veines des membres.

Pendant la respiration libre, ample et profonde, des ondées plus larges sont lancées dans l'aorte ; durant l'inspiration, le sang appelé vers la poitrine traverse aisément le poumon déplissé ; il afflue en abondance au ventricule gauche, lequel reçoit et chasse dans l'aorte de volumineuses ondées sanguines. Certains bruits peuvent donc être accrus, quoiqu'en partie voilés par le bruit respiratoire. Potain a fait une étude remarquable de l'influence de l'inspiration et de l'expiration sur la tension des oreillettes, des ventricules, des artères et des veines, étude d'où il résulte qu'il est utile de chercher les bruits anormaux pendant la respiration naturelle, pendant l'inspiration forcée et l'expiration forcée.

On admet que la position horizontale est plus favorable à la production des souffles. Il faut les chercher dans des positions variées quand cela est possible. Il peut être utile de mettre le malade sur le côté droit ; le cœur se dégage du poumon gauche et on perçoit les bruits de la mitrale comme on ne le faisait pas. C'est une précaution que souvent nous prenons avec succès.

Les bruits péricardiques sont mieux perçus, le malade étant assis et penché en avant.

Le plus important est qu'il soit à son aise ; les bruits anormaux seront toujours suffisamment perçus.

L'influence de la pression à l'aide du stéthoscope, de la tête ou de la main, est considérable. Pour le cœur nous n'employons pas le stéthoscope, si ce n'est comme moyen cardiographique, pour mettre plus en relief les battements du cœur et de la pointe ; c'est un bon renforcement. Au cou la pression sera alternativement un peu forte et nulle en passant par tous les degrés ; pour un certain degré les bruits de la chloro-anémie apparaîtront; mais c'est pour l'auscultation de la crurale qu'il faut savoir jouer du stéthoscope ; c'est là qu'il est indispensable de graduer la compression. Sans compression on peut entendre un ou deux claquements. En comprimant on perçoit un souffle au 1er temps, on peut en percevoir deux au 1er temps, et un au 2e temps ; mais celui-ci n'est perçu que pour un certain degré de compression ; il est des cas où il est facilement atteint ; il en est d'autres où il faut vouloir le trouver, il ne vient pas nous chercher. Quant on relève l'instrument on entend le bruit continu exagéré par l'inspiration. Sans pression on entend les claquements des valvules des veines.

Quand on appuie la tête contre la poitrine on peut déterminer des souffles dans l'artère pulmonaire, peut être dans l'aorte ; dans le péricarde on augmente le frottement des surfaces. Souvent il est important d'ausculter, la tête touchant à peine la poitrine ; les claquements passent et les bruits anormaux se perdent, c'est ce qui arrive pour les souffles chloro-anémiques. Si, la tête écartée de la poitrine, nous entendons à gauche un claquement pur, nous concluons à l'intégrité de la valvule et à la nature chloro-anémique du souffle. Le procédé prend ici une grande importance, nous sommes étonné qu'il n'en soit pas tenu plus de compte.

On divise les bruits du cœur en bruits *organiques* et bruits *inorganiques* ; il n'y a pas de barrière fixe entre les deux. Parmi les médecins les uns admettent un plus grand nombre de cas de bruits organiques, les autres, de bruits inorganiques.

Quelles sont les modifications anatomiques qui produisent des bruits ? Nous laissons de côté les insuffisances et les rétrécissements évidents. La modification d'une surface produit un bruit endocardique ou artériel mais non aussi intense qu'on l'a dit. Une aorte encroûtée ne donne pas toujours naissance à des bruits encroûtés. On ne soupçonnera pas l'état d'une mitrale d'après le timbre du souffle. Le piaulement par exemple n'indique nullement l'ossification.

Les bruits inorganiques, c'est-à-dire ceux qui n'appartiennent à aucune modification anatomiquement appréciable des valvules, des cordages tendineux ou de l'endocarde, dépendent d'un état particulier du sang et de compressions.

Peut-on les rencontrer au 2e temps ? Par exception dit Friedreich. Dans un seul cas il a observé, mais avec toute l'évidence possible, à la suite d'hémorrhagies intestinales abondantes et d'une olighémie consécutive considérable, pendant plusieurs semaines, un bruit de souffle diastolique, parfois sifflant au niveau du ventricule gauche, bruit qui n'a disparu que quelques jours avant la mort, et auquel ne répondait, comme le montra l'autopsie, aucune modification pathologique des parties de l'intérieur du cœur. Il nous semble difficile qu'on ne rencontre qu'un fait. Les souffles du 2e temps d'origine inorganique existent; les cas ne sont pas rares, et celui de Friedreich a une importance que nous ne pouvons pas exagérer.

Les lésions du muscle et en particulier des muscles des valvules, les irrégularités de contraction de ces muscles peuvent-elles produire des insuffisances mitrales et par suite des souffles ? Sans aucun doute, mais il ne faut pas abuser de ce mode de formation.

Friedreich en vient à dire que beaucoup, sinon la plupart, des bruits de souffle inorganique du cœur sont dus à des modifications anatomiques, passant, il est vrai, facilement inaperçues ou transitoires, et que le domaine des bruits de souffle réellement inorganiques devrait être restreint. D'après lui le vrai bruit de souffle inorganique se lie à l'absence d'hypertrophie et de dilatation du cœur. En résumé il faut percuter et ne pas trop tenir compte des souffles quand le cœur n'est pas augmenté de volume.

Quant aux bruits péricardiques, les plaques laiteuses d'après quelques auteurs, produisent toutes sortes de bruits ; et d'après nous, n'en produisent aucun. Le timbre du frottement ne nous renseigne pas toujours, il faut se méfier. Le rhythme n'est pas toujours celui des claquements ; il a une grande importance dans le diagnostic. La propagation est moindre que pour les bruits endocardiques. La pression modérée peut les accroître. Il est bon de varier la position des malades.

Il n'est pas toujours aussi facile qu'on le croirait de séparer les bruits péricardiques des bruits pleuraux. Le plus souvent, quand il y a doute, les bruits péricardiques et pleuraux coexistent. Il ne suffit pas de recommander au malade de retenir sa respiration pour résoudre la difficulté. On éprouve le même embarras que pour les bruits dont nous allons nous occuper.

On admet des souffles dans l'artère pulmonaire, expiratoires ou inspiratoires. C'est là un fait important. On admet des souffles dans l'artère sous clavière liés à la respiration. On admet enfin des bruits cardiaques liés à la respiration, bruits cardio-pulmonaires où l'air du poumon tantôt aspiré, tantôt expiré produirait un bruit spécial qui nous paraît très rare.

Le *rhythme* a une grande importance dans le diagnostic des maladies du cœur. Les tracés en sont une manifestation éclatante pour les mouvements ; mais ils ne donnent pas les rhythmes des claquements et des souffles. Le rétrécissement mitral si facile à reconnaître pour l'oreille et pour la main ne l'est plus autant en face d'un tracé.

L'insuffisance aortique a un rhythme spécial, ainsi que l'insuffisance mitrale avec son souffle en jet de vapeur, la péricardite avec son bruit à 3 temps, la chloro-anémie avec son bruit plus ou moins ronflant, plus ou moins soufflant venant s'appuyer sur le second claquement. Chaque lésion, chaque groupe de lésions a une notation à part qu'il s'agit de trouver.

Auscultation du fœtus. — A part les claquements fœtaux, l'auscultation du fœtus est pauvre et même nulle. Or il n'est pas douteux qu'une malformation du cœur souffle chez le fœtus comme elle va le faire quelques minutes après la naissance. Nous ne parlons pas du souffle produit par la compression du cordon. Depaul a entendu quelquefois un souffle persistant après la naissance, mais disparaissant vite. Nous sommes étonné que cet accoucheur adonné à l'auscultation n'ait rien à nous fournir. Nous n'en avons pas plus.

Chez une femme de 43 ans, primipare, les bruits fœtaux, normaux avant la rupture de la poche, prennent un timbre un peu rude. Puis on entend au-dessus du pubis un souffle fœtal, tandis qu'à droite les claquements sont plus nets. L'enfant est venu avec deux circulaires.

Chez une femme de 21 ans, primipare, les bruits fœtaux un mois avant l'accouchement sont déjà un peu râpeux et irréguliers, parfois purs, le plus souvent accompagnés, (le premier du moins) d'un souffle râpeux. Après la naissance le souffle disparaît. L'enfant avait deux circulaires.

Chez une femme de 30 ans, j'entends pendant un seul jour un souffle fœtal aussi fort que le souffle maternel (cinq jours avant l'accouchement). Il n'y avait pas de circulaires.

Chez une femme de 25 ans, primipare, à plusieurs reprises pendant les 5 derniers jours de la grossesse, le tictac a été accompagné de souffle et de rudesse sans que l'enfant ait présenté des circulaires.

Chez une femme de 26 ans, enceinte de 6 mois j'ai entendu le tictac accompagné d'un souffle doux.

Chez un enfant de 5 jours j'ai entendu le 1er claquement accompagné d'un souffle qui a disparu promptement.

Dans les cas où nous trouvons des circulaires, on invoque la compression du cordon, mais même sans circulaires cette compression ne peut-elle pas retentir sur le cœur et y produire des souffles? Quand le canal artériel se rétrécit, il peut bien s'y produire du souffle pendant un ou deux jours.

Voyant chez les nouveaux nés cyanosés la persistance du canal artériel s'accompagner de souffle, j'avais pensé que la diminution physiologique du canal artériel pourrait s'accompagner de souffle ; j'ai cherché et je n'ai rien trouvé.

Dans le cas de Sanders et dans celui que j'ai vu avec Lemaire, un souffle est noté et il n'y avait pas d'autre lésion que la persistance du canal artériel pour l'expliquer.

§ VII. — Des artères coronaires et de la veine cardiaque.

On ne s'occupe des artères coronaires qu'à propos de l'angine et de la dégénérescence graisseuse du cœur. La circulation peut y être modifiée dans des circonstances variées. N'est-il pas possible qu'on observe au cœur le phénomène du doigt mort, auquel cas la mort ne tarderait pas à arriver? On peut observer au cœur des accidents analogues à ceux de l'asphyxie locale des extrémités. Dans la maladie de Basedow, les artères coronaires peuvent battre comme le font les thyroïdiennes et on peut attribuer à ces artères coronaires les souffles que l'on entend sur toute la surface du cœur. Dans l'insuffisance aortique il doit y avoir dans les parois du cœur le même battement que dans les carotides et les radiales ; on doit observer le pouls des artérioles comme au niveau des ongles et du front.

De même pour la veine cardiaque, lorsque l'oreillette droite est forcée, quand le sphincter et la valvule de Thebesius ne suffisent plus à leur tâche, on doit observer au cœur le même pouls veineux présystolique que dans les autres veines, et ce ne doit pas être un des moindres accidents de l'asystolie que le refoulement du sang veineux dans la veine cardiaque, qui amène l'œdème du cœur, l'hydropéricarde et toutes les congestions. Dans l'insuffisance de la tricuspide nous devons trouver le pouls de la veine cardiaque comme nous trouvons celui des veines caves. On ne tient pas assez compte des modifications qui surviennent dans la circulation des vaisseaux, et qui altèrent le muscle comme ils altèrent le foie. Dans l'angine de poitrine on note avec soin l'état des artères coronaires ; dans l'asystolie il faut se souvenir de la veine cardiaque.

§ VIII. — Du claquement présystolique des valvules des veines jugulaires, sous-clavières et crurales.

Le claquement systolique des valvules veineuses signalé par Bamberger dans les jugulaires n'a pas été recherché dans d'autres veines et en particulier dans les crurales, non plus que le claquement présystolique. Le claquement entendu pendant la systole cardiaque au niveau du golfe de la jugulaire pourrait être attribué à l'artère ou au retentissement du bruit valvulaire cardiaque et laisserait quelque doute. Il n'en serait plus de même du claquement présystolique qui indiquerait l'hypertrophie de l'oreillette droite et l'insuffisance des sphincters que nous avons décrits à l'embouchure des veines caves.

Dans l'insuffisance aortique, si on ausculte les artères sans les comprimer, on entend un claquement produit par leur brusque dilatation. Nous avons montré dès 1865 que parfois on entend au niveau de l'arcade crurale deux claquements sans qu'on ait fait intervenir la compression. Traube en 1872 a donné le double claquement crural sans compression comme signe de l'insuffisance aortique avec hypertrophie du ventricule gauche, expliquant le double claquement par la diastole et la systole artérielle. Dans un des 5 cas qu'il a rencontrés, le second claquement se produisait à la fin de la diastole cardiaque. Traube ne paraît pas avoir recherché le mode de production de ce claquement.

Nous avions rencontré des cas où le rhythme des claquements cruraux nous embarrassait; notre attention a été éveillée et nous proposons d'expliquer ce claquement présystolique par le claquement des valvules des veines crurales, sous l'action de la contraction énergique d'une oreillette droite hypertrophiée. Mahot a montré que le battement du foie peut-être présystolique. Si le foie peut battre, une valvule peut claquer.

Pour les jugulaires, Popham en 1855, dans un cas d'affection cardiaque, avait noté une pulsation très forte de la jugulaire non synchrône avec le pouls radial ; l'autopsie démontra que la valvule triglochine étoit suffisante et que l'oreillette droite était hypertrophiée. Il en avait conclu que le pouls veineux était la conséquence de la contraction exagérée des fibres de l'oreillette. Peut-être eut-il entendu un claquement. L'année suivante Bamberger développait la même idée, et en 1863 notait le claquement du golfe jugulaire comme signe de l'insuffisance tricuspide. Plus tard Friedreich donne ses tracés de pouls veineux anadicrote et catadicrote, répondant d'un côté à la présystole et à la systole, de l'autre à la systole et à la diastole. Il rappelle le bruit claqué entendu par Bamberger. Puis Potain employant le polygraphe de Marey montre par des tracés plus exacts l'influence de l'oreillette sur les mouvements des jugulaires ; il n'indique pas les claquements. Traube est donc le seul qui ait parlé d'un claquement crural se produisant à la fin de la diastole cardiaque. S'agit-il de la présystole ? Il n'en a pas cherché la signification.

Les valvules des veines découvertes par Fabrice d'Acquapendente, ont été étudiées mais peut être incomplètement parce qu'on ne pensait pas utiliser cette étude. La clinique force parfois l'anatomie à être plus précise. Les premières valvules sur le parcours des veines caves, à partir du cœur, se rencontrent à leur entrée dans le tronc. Parfois on en trouve de rudimentaires à l'embouchure de la veine cave supérieure ; de plus il y a les valvules de Thebesius et d'Eustachi. La fermeture des orifices des veines caves et de la veine cardiaque est assurée au moment de la présystole, nous l'avons démontré, par des sphincters que l'on aperçoit en triple étage sur la face postérieure de l'oreillette droite quand on a retranché la face antérieure constituée en partie par l'auricule. La valvule d'Eustachi n'est qu'un des bords du sphincter médian qui ferme la veine cave inférieure et le trou de Botal. Les valvules qui ferment l'entrée de la veine sous-clavière sont insuffisamment décrites. Placées immédiatement en dehors de la jugulaire interne elles opposent au reflux du sang dans le bras un obstacle absolu. Jointes aux valvules de la jugulaire interne elles déterminent le golfe de la jugulaire qui mériterait mieux le nom de golfe sus-claviculaire, puisqu'il est formé autant par les valvules de la sous-clavière que par celles de la jugulaire. Les premières valvules que nous rencontrons en bas sont les valvules crurales, le pendant des valvules sous-clavières ; on en trouve deux au niveau de l'arcade crurale, à l'endroit même où nous entendons le claquement présystolique ; ce siège précis n'a pas été indiqué.

Comment reconnaître la coïncidence de ces claquements avec les mouvements du cœur ? Au cou nous reconnaîtrons le claquement présystolique à ce qu'il précédera le battement de la carotide. Pour la crurale nous nous guidons sur le pouls de la crurale opposée.

On distingue le pouls veineux vrai et le pouls veineux faux. Le pouls veineux vrai paraît être rattaché à l'insuffisance de la tricuspide et des valvules de la jugulaire interne. On confond le pouls veineux faux et le pouls veineux présystolique qui peut être normal ou pathologique. Nous nous expliquons. Lorsque l'oreillette et les sphincters des veines caves se contractent, il doit y avoir un recul de la colonne sanguine et pouls veineux présystolique normal, qui sera plus accentué et pathologique si le sphincter est forcé et si le recul est produit par la contraction de l'oreillette elle-même non atténuée par l'intervention du sphincter. Dans le cas où le sphincter serait intact, on observerait seulement un léger mouvement présystolique; le mouvement et le claquement seraient d'autant plus forts que le sphincter étant forcé, l'oreillette serait plus hypertrophiée. Le maximum de mouvement et de claquement présystoliques se développerait dans le cas de rétrécissement de la tricuspide. Nous devrons rechercher l'insuffisance de la tricuspide démontrée par le souffle en bas du sternum avec pouls veineux systolique et claquement systolique des valvules des veines. Si les valvules des veines sont insuffisantes, on n'entendra plus de claquement, et le sang refluera au-dessus d'elles. Enfin les claquements présystoliques des veines indiqueront que les sphincters sont forcés et que l'oreillette est hypertrophiée.

L'observation suivante publiée en 1873 dans notre réponse à Traube au sujet du double claquement crural, est intéressante comme étude du claquement crural présystolique.

Martin Laurent, 18 ans, 7 février 1873. Teint pâle, yeux bouffis. Pas d'albumine. Jambes non œdématiées. Les jugulaires sont grosses et battent. Le cœur mesure 13 centimètres en hauteur et 17 en largeur (10 à gauche de la ligne médiane et 7 à droite). Le foie dépasse de 2 à 3 travers de doigt le rebord des fausses côtes ; on y sent des battements. On ne voit qu'un battement à la pointe. Au cou, double claquement très net sans compression. Pouls radial simple, régulier. A l'aine droite je sens un double battement dont le second coïncide avec le pouls radial. Ni double souffle en avant, ni double souffle aller et retour. A l'aine gauche double battement ; parfois j'entends le premier claquement seul ; le second manque ; il y a des variétés de rhythme.

9 février. Le doigt sent et l'oreille entend des claquements cruraux très nets, aigus, fins, nullement vibrants ; tantôt le claquement est simple, tantôt il est double. La respiration agit sur le nombre des bruits. Quand il y a deux claquements, ils sont plus rapprochés que les deux claquements cardiaques ; ils appartiennent au premier

temps ; par leur acuité ils diffèrent de ceux du cœur ; ils ont un foyer de production particulier ; ils se forment sur place ; on ne trouve nullement dans les claquements du cœur l'irrégularité que nous observons ici ; au niveau de la crurale, c'est par moments un cliquetis pressé et irrégulier ; il ne s'agit pas de vibrations, ce sont les claquements les plus purs que l'on puisse entendre ; l'endroit le plus favorable est immédiatement au-dessous de l'arcade crurale. En comprimant j'entends un seul souffle au premier temps ; j'ai beaucoup de peine à en produire un au deuxième temps.

8 mars. Le double claquement sans compression a disparu à la crurale, mais persiste au cou. Pas de double souffle crural. Au cœur, triple frottement à temps égaux. P. 80 régulier. Le malade est bouffi, pâle ; la sueur couvre le front ; les mains ne sont pas œdématiées ; les membres inférieurs le sont ainsi que les paupières. Le cou bat, le cœur bat ; les jugulaires battent en même temps que la pointe, le foie bat.

12 mars. Un seul claquement crural.

14 mars. Voussure sternale considérable. Cavités droites très développées ; choc à droite du sternum, ne ressemblant pas à celui de la pointe. A la crurale, un claquement, puis deux claquements après les intermittences, pour les pulsations fortes.

A l'autopsie, dilatation considérable de l'oreillette droite avec hypertrophie de la paroi. Ventricule droit dilaté. Tricuspide insuffisante, un peu épaissie ; orifice non rétréci. Oreillette gauche dilatée. Mitrale insuffisante ; orifice très rétréci. Ventricule gauche un peu dilaté, paroi un peu épaissie. Sigmoïdes aortiques légèrement insuffisantes. Aorte étroite. Énorme volume du cœur.

Chez la nommée Curteley, atteinte de rétrécissement mitral, on note au niveau du creux sus-claviculaire gauche une petite tumeur répondant au golfe sus-claviculaire, toujours en mouvement. Le mouvement principal curieux par sa force et sa soudaineté précède immédiatement le pouls carotidien ; parfois il n'a lieu que toutes les trois pulsations ; il est alors isochrone avec le souffle râpeux de la pointe qui précède le pouls carotidien. Le doigt est subitement repoussé et reçoit un choc. L'oreille appliquée sur le stéthoscope sent tantôt un seul battement, tantôt deux battements et entend un double claquement qui n'est pas lié au double claquement cardiaque.

Chapelle, 29 ans, garçon de restaurant, 26 novembre 1878. A 8 ou 9 ans, il a une fluxion de poitrine. A 15 ans, un médecin constate l'hypertrophie du cœur. L'étouffement est modéré ; le malade se couche la tête basse. La pointe bat dans le sixième espace sur la ligne du mamelon. P. 108, régulier, développé. Pouls brachial simple. Double battement de la pointe pour le doigt et pour le stéthoscope dont l'extrémité est agitée deux fois. Mouvement continu de la pointe. Double battement du golfe veineux sus-claviculaire pendant l'inspiration. La carotide donne un battement simple. Les valvules des jugulaires ne sont pas forcées. Sans compression double claquement à la crurale, variant avec la respiration. Le deuxième claquement est synchrone avec le battement de la radiale : le premier est moins fort que le deuxième. Au cœur pas de claquement. Pas de souffle en jet de vapeur à la pointe. Bruits un peu roulants, difficiles à placer. Double craquement en bas du sternum. Nous n'entendons pas aujourd'hui le souffle aortique du deuxième temps que nous avons entendu les jours précédents. Pas de roulement au deuxième temps. Le malade est pâle, rosé, non cyanosé. Les ongles sont mauves. Le foie n'est pas gros. Pas d'œdème.

2 décembre. Pâle. P. 108, régulier, développé, vibrant. Double claquement crural sans compression, tandis qu'à la brachiale on n'entend qu'un claquement. Battements veineux du cou très accentués, d'un rhythme différent de ceux de la carotide. Au cou on entend un double claquement qui n'est pas le double claquement cardiaque. A la crurale le claquement fort qui est le second est synchrone avec le pouls radial ; il suit le claquement présystolique et ne le précède pas, le rhythme est très facile à suivre. Les valvules du cou ne sont pas forcées ; il n'y a pas de reflux au-dessus d'elles. Il n'y a pas d'œdème. En bas du sternum, frottement crépitant à deux temps, peu de souffles. Peu de claquements. Bruits sourds indéterminés. On sent bien la pointe. On la voit peu. On aperçoit un tremblottement sur une large surface, sans mouvement détaché ; le mamelon est toujours en mouvement.

11 décembre Pâle. Un peu d'œdème aux pieds pour la première fois. Le cœur est très gros. Mouvement diffus. Pas de retrait à la vue pour la systole. Pas d'impulsion détachée de la pointe. Le premier mouvement est double ; on a un mouvement à trois temps, le rhythme du bruit de galop. P. 114, vibrant, régulier. Au cœur, pas

de claquements. A la crurale choc énergique au premier temps avec claquement ; le deuxième claquement se place plus difficilement que ces jours derniers avant ou après le claquement qui répond à la systole ventriculaire.

Conclusions. — Le claquement présystolique entendu au niveau de l'arcade crurale et du golfe sus-claviculaire est dû aux valvules des veines gonflées par la chasse-présystolique du sang. Le claquement présystolique indique l'hypertrophie de l'oreillette droite et l'insuffisance des sphincters qui, à l'état normal, empêchent le retour du sang de l'oreillette dans les veines caves. Friedreich a signalé avant nous les bruits des veines crurales ; notre travail était prêt depuis longtemps quand le sien a paru.

§ IX. — Des claquements de l'oreillette.

Les oreillettes claquent, nous en avons pour garants les claquements irréguliers qu'on entend souvent le long du sternum, et qu'on ne peut rapporter qu'à des mouvements auriculaires. Comment se produit le bruit, pourquoi ne se produit-il pas comme les autres claquements dans tous les cas ? Ce sont des bruits de tension systolique ou diastolique que peuvent se partager les oreillettes et les ventricules quand l'énergie des mouvements est accrue.

Quant à l'avancement de la présystole, l'oreillette bat parfois quand il lui plaît, et devient ataxique, frappant la terre d'un pied plus ou moins léger. De la part de l'oreillette, il faut s'attendre à tout et ne s'étonner de rien.

§ X. — De l'auscultation de l'aine.

L'examen des vaisseaux de l'aine est de date récente ; nous avons contribué à appeler sur eux l'attention par notre double souffle intermittent crural.

Le diagnostic des maladies du cœur peut se dénouer à l'aine ; parfois il s'agit de rompre la confusion entre les maladies organiques du cœur réelles et celles qui n'en ont que les appparences. On ne peut pas dire que la fin n'excuse pas tant de peines.

De tout temps on a interrogé la radiale ; on trouve des renseignements plus précis à la brachiale, à l'aine et au cou. L'examen par l'œil, l'oreille et le doigt a, sur le sphygmographe, l'avantage de se faire facilement sur toutes les artères, tandis que l'instrument ne s'applique que sur la radiale, et avec quelles variations et quelle dépense de temps ! On découvre dans un vaisseau ce qu'on n'a pas trouvé dans un autre ; plus on écoute de vaisseaux, plus on a de chances d'arriver à un diagnostic passable. L'examen d'un seul vaisseau ne suffit pas ; on n'en est pas assez convaincu.

On a mis en doute et nié l'utilité de l'auscultation de la crurale, parce qu'il faut employer la compression. Nous sommes étonné.

L'aine présente des conditions favorables à l'auscultation ; artère et veine volumineuses, plan osseux sur lequel on peut les comprimer facilement, valvules veineuses. On y entend des claquements, des souffles et des bruits musicaux à rhythme varié.

Les claquements peuvent appartenir à l'artère et à la veine.

Le claquement présystolique ne peut être que veineux et indique une oreillette droite dilatée et hypertrophiée, le sphincter de la veine cave inférieure forcé, des valvules veineuses fermant encore bien. Jamais à l'état normal on n'entend un claquement crural présystolique, qui ne ferait pas défaut s'il existait un reflux, comme on l'admet, dans la veine cave inférieure ; le reflux est pathologique de même que le claquement présystolique.

Le claquement systolique peut appartenir à l'artère et à la veine. Le claquement artériel sans compression s'entend dans l'insuffisance aortique constamment, dans le goître exophthalmique et dans la chlorose ; et dépend de la force d'impulsion du sang. Le claquement veineux systolique indique l'insuffisance de la tricuspide.

Peut-on entendre un claquement au 2e temps ? La présystole ne précède pas toujours immédiatement la systole ; elle paraît alors être au 2e temps et le claquement qui lui appartient paraît diastolique. Il n'est pas rare dans le bruit de galop d'entendre trois claquements à intervalles égaux, la présystole étant à égale distance de la diastole et de la systole.

Enfin un claquement paraît être au 2e temps, parce que le ventricule gauche se contracte à vide et que le ventricule droit seul envoie du sang ; la pulsation radiale manque ; on se croit au 2e temps ; l'insuffisance de la tricuspide est nécessaire.

Un claquement peut-il être produit par la systole artérielle au 2e temps ? Nous le pensons.

Enfin parfois on entend un véritable cliquetis dû à des contractions multiples de l'oreillette droite ; ce sont les valvules des veines qui claquent ; on le sent à la ténuté du bruit.

L'étude des souffles cruraux n'est pas moins difficile que celle des claquements.

A l'état normal, si on comprime la crurale, on produit un souffle ; il existe chez tous les individus ; il n'y a pas à en tenir compte.

Dans l'insuffisance aortique, par la compression, on obtient un ou deux souffles au 1er temps et un souffle au 2e temps. Beaucoup d'auteurs confondent le double souffle du 1er temps avec notre double souffle intermittent qui appartient au 1er et au 2e temps. Pour être mieux compris nous eussions dû dire, souffle au 2e temps par compression, dans l'insuffisance aortique. Comme nous sommes obligé de comprimer l'artère pour produire le souffle du 2e temps, la compression produit en même temps le souffle du 1er temps, et nous entendons un double souffle; le souffle du 1er temps n'a pas de valeur.

Puis vient chez les Allemands la confusion des claquements et des souffles sous le nom commun de *sons*; nous ne savons jamais si on parle de claquements ou de souffles. Nous avions cru que Traube parlait d'un double claquement; nous voyons qu'il s'agit d'un double souffle, probablement celui que nous avons signalé. Les Allemands ne connaissent pas le mot, souffle, en médecine. Quand ils parlent de notre mémoire, ils traduisent double souffle par *doppeltone*. Ils n'emploient pas un terme correspondant à claquement.

Friedreich est venu ajouter un élément nouveau de confusion. Il ne parle que de sons et dit que le souffle artériel crural est très rare. Pour lui le souffle du 2e temps est produit par la systole des artères périphériques (comme nous le soutenons) ; mais celui du 1er temps appartient à la veine crurale.

Nous ne pouvons accepter cette opinion. En comprimant l'aine on agit à la fois sur l'artère et sur la veine ; à coup sûr on produit un souffle dans l'artère ; pour en produire un dans la veine, il faut admettre l'insuffisance de la tricuspide qui n'existe pas nécessairement dans l'insuffisance aortique ; nous préférons attribuer le souffle du 1er temps par compression à l'artère où il existe toujours. Nous ne comprenons pas l'idée de Friedreich. S'il nous disait que le souffle du 2e temps est veineux, le sang remontant dans les veines au moment de la dilatation du cœur, au 2e temps ; s'il nous disait qu'on entend un souffle, au 2e temps, veineux à l'aine, comme au cou dans la chlorose, nous l'accepterions parce que c'est notre avis dans un certain nombre de cas en dehors de l'insuffisance aortique ; mais Friedreich n'admet pas le souffle veineux du 2e temps ; quand il parle d'un double souffle veineux, il entend un souffle présystolique et un souffle systolique qu'il rattache à l'insuffisance de la tricuspide ; il ne s'agit pas de souffle au 2e temps. Il n'attaque donc pas notre double souffle crural puisqu'il accepte le souffle du 2e temps, artériel, le seul qui nous importe ; nous n'avons que faire du souffle du 1er temps.

Enfin on peut entendre au niveau de l'aine un bruit musical continu qui augmente à chaque inspiration ; celui-ci a lieu dans la veine. On peut presque juger de l'intégrité des poumons ou du moins de la puissance de la respiration par l'intensité du bruit continu que l'on entend à l'aine.

C'est ainsi qu'au niveau du cou dans la chloro-anémie on croit entendre le souffle inspiratoire ; c'est le souffle sanguin du 2e temps qui, prenant plus de force au moment de l'inspiration, simule le bruit de la respiration. Ce n'est pas une des moindres difficultés de l'auscultation des jugulaires dans la chloro-anémie. On ne croit pas à l'utilité de l'auscultation des veines pour établir la chloro-anémie ; on a tort ; nous restons de l'avis de Bouillaud.

§ XI. — Du souffle veineux crural dans l'insuffisance tricuspide.

Friedreich expose dans son mémoire (*Deutscher Archiv. für klinische Medicin* 1878) les résultats stéthoscopiques de la pression des veines crurales dans l'insuffisance de la tricuspide. La pression graduelle augmente les deux bruits (présystolique et systolique). La pause étant successivement plus courte et jusqu'au point de disparaître, les deux bruits n'en forment plus qu'un seul aigu qui est séparé du bruit suivant par un court intervalle. Sous une pression plus grande, le bruit cesse entièrement ; mais si la pression continue, il s'en manifeste un autre isochrone au pouls crural, qui diffère du bruit antérieur par son acuité plus grande ; une pression encore plus forte substitue à ce bruit un autre son (ton de pression de l'artère crurale).

Friedreich remarque encore que les inspirations rendent plus intenses les bruits veineux, tandis que les expirations affaiblissent ces mêmes bruits.

Nous observons un malade atteint entr'autres lésions d'insuffisance de la tricuspide. Si nous appliquons le stéthoscope au niveau de l'aine sans aucune compression, nous entendons un souffle systolique qui devient plus aigu et plus fort par une compression légère. Si nous comprimons davantage, tout bruit cesse. Si nous comprimons fortement avec la résolution de trouver un autre souffle, nous le trouvons enfin, mais tout différent du premier, il appartient à l'artère. Dans le cas actuel on entend un souffle intense en bas du sternum. Au cou toutes les veines grandes et petites battent au 1er temps et on entend un double souffle, présystolique et systolique, puis un souffle au 2e temps, de plus des claquements. On sent le pouls hépatique systolique.

§ XII. — Du double mouvement de la pointe.

Au mouvement systolique il peut s'ajouter un second mouvement présystolique, diastolique et peut-être systolique.

Debord dans sa thèse, 1878, insiste sur le mouvement présystolique de la pointe dans l'insuffisance aortique, mouvement qui, d'après lui, se ferait sentir jusque dans les artères. Il est vrai que dans l'insuffisance aortique le ventricule est en communication constante avec l'aorte, et qu'à la rigueur tout mouvement de l'oreillette peut se propager au loin. Nous n'avons jamais perçu dans les artères un mouvement présystolique perçu à la pointe. Toujours le pouls artériel est synchrone avec le plus fort battement, avec le battement systolique.

Le battement diastolique dû à la rentrée du sang, dans l'insuffisance aortique, est rare. On perçoit un mouvement d'ondulation, un frémissement qui n'a rien de l'instantanéité du battement et qui ne peut pas être confondu avec le battement systolique, ainsi que Fr. Franck l'a reproché à Raymond Tripier. Celui-ci a donné comme signe de l'insuffisance aortique le retard du pouls carotidien sur la systole cardiaque. Fr. Franck a montré que dans l'insuffisance aortique pure le pouls est moins en retard que dans l'état normal ; si R. Tripier a trouvé un retard plus accentué, c'est qu'il a pris la diastole pour la systole, le battement diastolique pour le mouvement systolique. Nous ne croyons pas à cette méprise.

Quant à un double battement systolique, les tracés du battement ventriculaire autorisent à l'accepter. Le ventricule anévrysmal de l'insuffisance aortique peut bien ne pas se contracter en une fois. On est frappé de la similitude d'impression du double battement de la pointe et du dicrotisme des artères. A l'état normal le ventricule est obligé de faire un premier effort pour ouvrir la porte artérielle, puis dans un second effort le sang passe ; dans l'insuffisance aortique la porte est ouverte, le premier effort se fait sentir dans les artères, puis le second ; de là le dicrotisme.

Quoique nous acceptions le battement présystolique de la pointe, nous ne pouvons pas nous empêcher d'admettre un double battement systolique.

Dans le rétrécissement mitral nous trouvons aussi un battement présystolique.

Chez un palefrenier de 38 ans atteint de paralysie générale alcoolique nous trouvons : double pulsation en avant à la pointe seule ; les deux bruits présystolique et systolique sont limités à la pointe, le bruit systolique beaucoup plus fort. Pouls simple et régulier. On ne sent qu'un battement dans les artères ; le premier battement ne se transmet pas. Tridon relève avec le cardiographe le battement de la pointe et note une saillie considérable au moment de la présystole.

Chez une femme de 31 ans, atteinte de rétrécissement mitral, nous notons à l'aide du polygraphe une forte saillie présystolique non transmise par les artères.

Dans un cas de néphrite interstitielle avec bruit de galop, chez un homme de 50 ans, nous notons à l'aide du cardiographe à la pointe trois soulèvements, un pour l'oreillette, deux pour le ventricule.

Chez un homme de 27 ans, atteint d'insuffisance aortique, nous notons : double battement présystolique et systolique à la pointe, double battement systolique radial, mais non crural. Pas de battement au 2e temps. De temps en temps à la pointe, petit choc au 2e temps, comme un claquement liquide, sans souffle présystolique, on sent bien la systole. A la pointe on sent le battement systolique en avant, suivi d'une rentrée avec claquement mou ; il semble que la pointe claque au 2e temps ; on ne peut pas se tromper sur le moment de la systole. Un seul battement fort au 1er temps à la pointe ; pas de battement diastolique. La base du cœur bat en même temps que la pointe.

Chez un jeune homme de 17 ans, avec insuffisance aortique, on sent très bien les battements du cœur, une poussée au 2e temps, poussée longue qui n'a pas la rapidité de la systole ventriculaire.

§ XIII. — Du sang.

L'état du sang est une partie importante de l'examen du cœur. On peut constater cet état directement ou indirectement, c'est-à-dire par la coloration de la peau et par les bruits qu'il produit en circulant.

L'examen du sang peut être fait à la suite d'une saignée ou d'une application de ventouses scarifiées, ou d'une simple piqûre d'épingle. Malassez, Hayem et Potain nous ont montré quel parti on peut tirer de la numération des globules et de la teinte du sang.

La couleur de la peau donne des renseignements précieux sur certains états du sang.

La spectroscopie indiquera la présence de certains minéraux dans le sang comme elle le fait dans les analyses chimiques ordinaires :

La couleur de la peau et du sang n'est pas la même dans le saturnisme que dans le cancer ou la fièvre intermittente. Chaque maladie a sa couleur et nous oserions dire que chaque lésion du sang a ses bruits. Les bruits des différentes chloro-anémies varient. Les bruits anémiques du choléra diffèrent des bruits de la chlorose.

Toutes les cyanoses ne sont pas identiques. La cyanose congénitale a une couleur différente de la cyanose asystolique. La maladie bleue et l'asystolie sont deux états différents. Chouppe dit que la cyanose est produite par la stase d'une grande quantité de sang veineux dans les capillaires cutanés en dilatation permanente. La non oxygénation du sang doit jouer un rôle important dans la maladie bleue. Le mélange des deux sangs ne peut produire cette teinte particulière ; il est facile de faire ce mélange et on ne constate pas de couleur bleue.

Nous avons constaté la coloration du sérum du sang due à la fonte des globules ; c'est un point sur lequel on n'a pas assez insisté. Dans l'ictère ce ne sont pas les globules qui sont jaunes, c'est le sérum. De même dans la maladie bleue le sérum est teinté. Dans le rhumatisme articulaire aigu on trouve au sérum du sang recueilli par la saignée ou les ventouses une teinte grise spéciale. Pour la fièvre typhoïde le sérum est teinté par la matière colorante des globules qui se désagrègent. Dans l'hémaphéisme de même. Si les saturnins ont une teinte spéciale, si les paludéens sont reconnaissables à la seule couleur, ainsi les cancéreux, ils le doivent à la teinte du sérum autant qu'à celle des globules.

Dans le cœur il se forme des caillots ou bien des caillots y arrivent de veines plus ou moins éloignées. Ces caillots sont récents ou anciens, avec des formes diverses, globuleux, rubannés, ramifiés, libres ou adhérents, stratifiés comme dans un anévrysme. Les thromboses et les embolies ne sont pas toujours faciles à diagnostiquer. La soudaineté des accidents graves, mortels, fait penser aux embolies qui viennent des veines dans les cavités droites. Les embolies qui partent des cavités gauches déterminent les paralysies, les aphasies et les douleurs subites qu'on observe dans les différents organes.

Polaillon (*Union médic.* 1879) a rencontré un cas d'embolie s'arrêtant dans le ventricule droit, à propos duquel il écrit : « Trousseau le premier a émis l'opinion que la mort se produit dans ce cas non par asphyxie comme dans l'embolie pulmonaire, mais par syncope. Tillaux en a donné une démonstration péremptoire dans sa communication à la Société de chirurgie 1875. Le fait de Terrillon et le mien confirment cette opinion. Les malades, qui survivent quelques instants à l'embolie cardiaque, n'accusent pas cette dyspnée intense qui est caractéristique de l'oblitération pulmonaire. Ils ne font pas d'efforts pour respirer. La respiration reste relativement facile ; mais un affaiblissement rapide survient, la face pâlit, la vue se trouble, l'angoisse du mal de cœur, quelquefois avec envie de vomir, étreint le malade qui perd connaissance. Il y a syncope par anémie cérébrale, parce que le cœur cesse de battre ; puis mort par syncope. »

Les caillots peuvent s'intriquer à travers les cordages des valvules et en empêcher le fonctionnement. Peut être même, outre des insuffisances, ils peuvent produire des rétrécissements.

§ XIV. — De l'examen du cœur dans les autopsies.

Sous le rapport du volume le cœur du cadavre diffère du cœur vivant ; le sang a disparu ou du moins n'est plus dans les mêmes conditions ; certaines cavités se sont concentrées, d'autres se sont dilatées. Chercher à reproduire le volume des cavités ne nous paraît pas possible. Les poumons se sont rétractés et n'occupent plus la même position que pendant la vie. C'est à nous à distinguer ce qui n'a pu être modifié par la mort.

Il faut étudier d'abord le cœur en place. On ouvre une fenêtre au niveau de l'auricule droite pour bien voir la disposition des sphincters des veines caves. On détache ensuite le cœur dont on mesure les dimensions. On l'ouvre de la manière suivante. On incise les veines caves le long du bord externe; on réunit les ouvertures des veines pulmonaires ; on ouvre les ventricules vers la pointe ; on introduit les doigts dans les ouvertures faites à la pointe et on déchire les ventricules ; la déchirure se fait sous cet effort le long de la cloison sans toucher aux piliers.

Le cœur ainsi préparé est mis dans un seau d'eau ; on l'élève et on l'abaisse dans l'eau ; on voit fonctionner les valvules auriculo-ventriculaires ; c'est un spectacle curieux qui donne l'idée du fonctionnement pendant la vie ; on regarde du côté des oreillettes, du côté des ventricules. On voit fonctionner les sigmoïdes aortiques et pulmonaires ; s'il y a insuffisance, l'eau reflue et fait jet d'eau. On verse de l'eau dans les artères ; on regarde si l'eau tient. Il reste à étudier les artères grandes et petites ; enfin l'état du muscle et des nerfs. Pour les orifices on introduit les doigts ; l'orifice laisse passer ou non, le petit doigt, un doigt ou le pouce, ou plusieurs doigts ; on coupe ensuite les orifices pour mieux apprécier l'état des valvules.

Peacock insiste sur l'utilité de mesurer les orifices à l'aide d'un jeu de billes, avant de les sectionner, la section ayant l'inconvénient de permettre aux orifices de se rétracter et de modifier les mesures.

Quoique nous aimions peu à juger de la vie par le cadavre, nous engageons à examiner le jeu des valvules sous l'eau ; le fonctionnement des valvules auriculo-ventriculaires ne diffère en rien de celui des sigmoïdes ; les valves de la mitrale viennent s'adosser identiquement comme le font les sigmoïdes sous la pression de l'eau et au moindre mouvement d'abaissement.

CHAPITRE II

§ I. — De la chloro-anémie.

Il est impossible de parler des maladies du cœur sans traiter de la chloro-anémie et des bruits inorganiques du cœur dont le diagnostic est souvent difficile et pourtant grave. Tous les cardiopathes se sont agités autour de ce problème. Pour les cas douteux, on a rejeté les lésions d'orifice absolues ; on a admis les bruits extra-cardiaques, les insuffisances relatives. Si le sang peut souffler, vibrer et chanter dans les jugulaires, pourquoi ne le ferait-il pas au cœur dans la période diastolique comme pendant la systolique ? C. Paul a contribué à rendre à l'anémie sa part dans les bruits anormaux du cœur ; il a été obligé de s'avancer jusqu'à la pointe, nous regrettons qu'il applique à une des localisations du souffle anémique la désignation mitrale, puisqu'il n'admet aucun rapport du souffle avec la mitrale ; dans le rhumatisme articulaire aigu il conclut à l'absence de l'endocardite, lorsque le bruit de la pointe disparaît promptement ; pourquoi l'endocardite ne serait-elle pas transitoire comme toute arthrite ? Nous l'avons démontré pour l'insuffisance aortique. Nous arrivons à un diagnostic probable, par les antécédents et par les signes perçus. Il n'est pas indifférent qu'un malade ait eu un ou plusieurs rhumatismes articulaires, bien qu'on puisse avoir un rhumatisme articulaire sans lésion du cœur, et une lésion du cœur sans rhumatisme articulaire.

Avant d'examiner le cœur nous inspectons les jugulaires ; on assiste à la danse chloro-anémique, à un gonflement présystolique, suivi d'un affaissement systolique. Ces mouvements ne se voient pas dans l'état normal ; ils ne sont pas physiologiques ; ils ne se voient que dans les états chloro-anémiques. Le pouls veineux chloro-anémique est présystolique et non systolique. Un souffle se forme pendant la systole ventriculaire au moment où la veine s'affaisse ; un second souffle pendant la diastole ventriculaire. Les bruits chlorotiques du cou sont variés de forme, d'intensité et de tonalité : on les entend tantôt à gauche, tantôt à droite, tantôt des deux côtés. Il faut les chercher, le malade étendu ou debout, l'oreille nue ou armée du stéthoscope, sans pression ou avec pression. En comprimant au delà du stéthoscope on les arrête.

Ils sont plus ou moins continus avec des renforcements auxquels peut contribuer l'artère.

Ils prennent des timbres singuliers et font entendre de véritables chants. Toutes les comparaisons sont possibles et vraies. En comprimant la veine, on produit des modulations, on joue d'un instrument. Parfois c'est un timbre bizarre ; on entend des crépitations fines comme dans la péricardite, le bruit est absolument péricardique. On a dit que les bruits chlorotiques sont sans valeur quand ils ne sont pas intenses. Or les bruits chlorotiques légers, mais nets ne se rencontrent pas chez les individus bien portants ; ils nous indiquent l'altération du sang. Nous leur attribuons une grande valeur, et nous engageons les médecins à les rechercher avec soin.

Au niveau de l'aine on trouve surtout le bruit continu qui s'exagère au moment de l'inspiration. La palpation constate les frémissements. L'examen des veines du cou et des artères non comprimées nous met en garde pour les souffles que nous allons entendre au cœur.

Le cœur doit être examiné au point de vue du développement, des claquements et des souffles.

Nous constatons le degré de développement du cœur par l'inspection, la palpation et la percussion. Parfois la pointe semble battre plus bas et plus loin qu'à l'état normal, et cependant, si, au lieu d'employer un seul doigt à cet examen, on applique la paume de la main, la pointe est sentie en dedans du premier point, à sa place normale. Si on percute on ne trouve qu'une matité restreinte, plutôt moindre que la normale. Le cœur conservant le même volume se déforme et s'effile du côté de la pointe ; ou bien la pointe propage son mouvement plus bas qu'elle, par ondulation ; mais certainement la percussion ne donne pas un cœur aussi grand que celui fourni par la palpation d'un doigt ; il y a là une cause d'erreur, intéressante et qui peut avoir des conséquences graves, si, comme Friedreich, on admet que tout cœur plus gros que le normal est malade.

Les limites du cœur étant tracées, nous étudions les claquements. Si nous entendons le 1er claquement net et délicat dans l'aisselle gauche, nous sommes avertis que la mitrale n'est pas altérée.

S'il y a un bruit anormal, sa forme a une importance grande. Pour certains auteurs le souffle de la pointe n'est jamais chlorotique ; souffle à la pointe, insuffisance mitrale ; il ne reste plus qu'à créer l'insuffisance à l'aide de la paralysie des muscles papillaires. Le type du souffle d'insuffisance soit mitrale, soit tricuspide, est le souffle en jet de vapeur, bref, instantané, rapide, superficiel, parfois piaulant, se détachant des autres bruits du cœur, comme le souffle de la locomotive se détache du bruit des roues. Comme rhythme il diffère complètement du bruit chlorotique qui est traînant, prolongé. Le souffle d'insuffisance mitrale n'est pas fermé par le 2e claquement, ils ne sont pas au même orifice ; le souffle chlorotique au contraire qui se forme aux orifices artériels dure jusqu'au 2e claquement, il est fermé par le 2e claquement, il s'appuie sur lui. Le souffle chlorotique donne l'idée d'une marche lente et assurée ; le souffle de l'insuffisance mitrale donne l'idée du faux pas, de la marche dans le vide.

Comment distinguer le bruit chlorotique du bruit organique de l'orifice aortique ? Tous deux se forment au même endroit. Le timbre ne peut pas les différencier. Le bruit chlorotique, plus souvent doux, peut aussi prendre le timbre âpre et rude. Le rhythme est le même dans les deux cas. S'il y a lésion des sigmoïdes, il est probable qu'il y aura insuffisance aortique et bruit anormal au 2e temps. S'il y a lésion de l'aorte à son origine sans lésion de l'orifice, le second claquement sera parcheminé, éclatant, sonore dans le cas d'athéromes. L'âge nous guidera en même temps que l'augmentation de volume du cœur, les antécédents, le rhumatisme aigu ou chronique, l'alcoolisme, la goutte, etc.

Dans l'ictère simple on a attribué le souffle à la mitrale ou à la tricuspide ; nous n'acceptons pas cette interprétation, parce qu'on entend le 1er claquement net à gauche et à droite, en même temps qu'on trouve toujours des bruits anémiques dans les jugulaires ; c'est un souffle chloro-anémique.

Dans le goître exophthalmique, d'après Charcot, l'autopsie a montré un cœur volumineux, des cavités ventriculaires distendues quelquefois à un haut degré, des valvules saines, le tissu musculaire flasque et ramolli.

Friedreich explique les battements cardiaques par la paralysie des nerfs cardiaques vaso moteurs originaires du sympathique cervical, par conséquent, par la dilatation des artères coronaires ; d'où résulte la fluxion artérielle du tissu musculaire du cœur. Nous pouvons assimiler l'état du cœur à celui du corps thyroïde. On trouve des souffles dans les artères coronaires comme on le fait dans les thyroïdiennes, et les souffles sont entendus sur toute la surface du cœur. Chez une femme de 30 ans nous notons le goître, l'exophthalmie, les palpitations et une toux opiniâtre avec hémoptysies abondantes. Les jugulaires sont grosses, battent et frémissent. Le cœur mesure 11 centimètres en hauteur sur 16 ou 17 en largeur. La pointe bat énergiquement en dehors du mamelon, dans le 5e espace. On ne sent pas de frémissement. Le pouls, assez souvent inégal, irrégulier, bat entre 80 et 100. On entend les claquements en avant, en arrière, le second parfois dédoublé à la pointe. Sur une large surface, à la pointe, à la base, on entend au 1er temps un souffle considérable qui ne se propage pas en arrière et se retrouve dans la carotide ; ce souffle est constant. On ne note aucun œdème. La respiration est normale. La toux est incessante sans amener aucun crachat. Notons que le souffle n'a pas la forme du souffle en jet de vapeur et qu'il n'est pas entendu en arrière ; nous ne pouvons pas admettre l'insuffisance mitrale.

Le souffle peut se former aux orifices aortique et pulmonaire, mais ne peut-il pas se former dans les artères coronaires, du moins pour une partie ?

Le souffle placentaire se rapproche de celui que nous notons plus haut, comme l'état de l'utérus se rapproche de celui du corps thyroïde et du cœur des exophthalmiques.

Jusqu'à présent nous n'avons parlé que de souffle au

1er temps dans la chloro-anémie ; il peut en exister au 2e temps. Nos auteurs ont réservé le deuxième temps aux lésions organiques, aux lésions des valvules. Pourquoi le sang, qui produit des souffles au 2e temps au niveau du cou dans les jugulaires, n'en produirait-il pas également au 2e temps au niveau du cœur ? On a imaginé les bruits extra-cardiaques pour échapper à une théorie vasculaire et intra-cardiaque de souffles et de bruits du 2e temps évidemment non valvulaires. Nous ne pouvons plus dire bruit du 2e temps, lésion d'orifice, la chlorose réclame heureusement sa place. Le diagnostic du rétrécissement mitral et de l'insuffisance aortique en souffrira ; nous serons tenu à plus de sévérité dans l'appréciation des signes qui auront besoin de plus de constance et d'éclat pour représenter une lésion définitive. Friedreich cite un cas de souffle inorganique du cœur au 2e temps.

Nous renvoyons à notre article intitulé : Diagnostic des bruits organiques et inorganiques du cœur (*Bull. de la soc. de Méd. de Paris*, 1883) pour deux observations où nous avons constaté la succession de bruits du 2e temps simulant l'insuffisance aortique et le rétrécissement mitral, et de bruits normaux.

N'est-ce pas encore un exemple de souffle chlorotique au 2e temps, et non un bruit extra-cardiaque pulmonaire, que nous trouvons dans le cas suivant ?

Zœpfel, 22 ans, entre pour une fièvre typhoïde le 24 septembre 1875. Le 6 novembre, il est convalescent. P. radial, dicrote, développé. P. crural faible, simple, avec souffle éclatant facile à produire. P. carotidien impulsif, dicrote. On voit l'utilité d'examiner toutes les artères dont le pouls n'est pas le même. Pour la jugulaire gauche souffle au 2e temps. Le cœur est refoulé en haut. Souffle au 2e temps, considérable à la fin de l'expiration et au commencement de l'inspiration (moment où le sang veineux afflue vers le cœur), entendu tout le long du 3e espace gauche, dans le deuxième et dans le premier en se rapprochant de l'épaule gauche, ayant son maximum dans ces points, net tout le long du sternum. Il disparaît quand on fait asseoir le malade.

8 novembre. P. radial, dicrote. Souffle crural sans impulsion de l'artère. Pas d'impulsion de la carotide. Rien de notable au-dessus des clavicules. Pas d'impulsion cardiaque. Sur toute la surface antérieure du poumon gauche, souffle au 2e temps, surtout à la fin de l'expiration et au commencement de l'inspiration. Dans le creux sous-claviculaire gauche, contre l'épaule, on entend un double souffle constant, peu influencé par les temps de la respiration ; le deuxième souffle est plus fort que le premier. En arrière on n'entend aucun bruit.

11 novembre. Souffle du 2e temps avec maximum le long du 2e espace intercostal gauche en avant, pour tous les battements du cœur ; au niveau du 3e espace le souffle est plutôt à la fin de l'expiration. Dans la position assise, le souffle diminue ; on l'entend au niveau de la partie découverte du cœur, mais moindre ; nul au niveau du poumon droit.

16 novembre. Malade debout. Le souffle est intense au niveau de la partie du cœur non couverte par le poumon, il n'existe pas au niveau du poumon droit. L'inspiration prend toujours la forme saccadée à droite comme à gauche.

19 novembre. Le pouls radial est fréquent, développé, vibrant, dicrote ; deux pulsations se pressent au 1er temps. Respiration saccadée des deux côtés en avant. A droite les claquements sont éclatants. A gauche on entend un double souffle très fort, ayant son maximum au niveau des 2e et 3e espaces gauches, mais existant au niveau de la partie du cœur qui est à découvert. On ne l'entend pas au-dessus des clavicules et il diminue au-dessus de l'artère pulmonaire.

Parfois dans la cirrhose nous trouvons au niveau des cavités droites un bruit musical continu.

Nous avons observé le fait suivant avec Landouzy.

Morlet, 40 ans, couturière, entre le 6 mars 1873. 21 avril. A 16 ans, elle a un ictère qui dure une quinzaine de jours. Réglée à 16 ans, en général bien. Quelques indigestions et quelques syncopes. Jamais elle n'a pu digérer ni la graisse ni les farineux. Le ventre a commencé à grossir vers le mois de décembre. Elle ne pouvait plus marcher, tellement il était gros, quand elle s'est décidée à entrer. Aujourd'hui elle est couchée, étendue ; elle préfère avoir la tête un peu haute et reposer sur le côté droit. Elle est pâle ; les mains sont décolorées. Battements des jugulaires coïncidant avec le pouls radial. Pas de battement précordial. P. radial, 100, régulier, un peu vibrant, peu développé, non redoublé. P. brachial non redoublé. P. crural non redoublé, vibrant.

Au cœur, peu d'impulsion ; on ne sent un battement que dans le 3e espace. Le cœur est refoulé par l'ascite. Pas de frémissement. Très peu de matité. Résonnance normale soit à droite, soit à gauche du sternum. Le cœur est petit. Pas de claquement crural.

Au niveau du sternum et un peu à droite vers le 3e espace, bruit continu sibilant remarquable s'étendant tout le long du sternum. En bas du sternum souffle au 1er temps considérable ; souffle au 2e temps beaucoup moins fort, accompagnant un 2e claquement parcheminé. Le souffle du 1er temps s'étend à gauche où il a un maximum détaché ; le souffle monte vers la clavicule gauche au-dessus de laquelle on ne l'entend plus. Rien de notable pour la respiration. = 3 mai. L'ascite a diminué. Le cœur n'est pas gros. Souffle au 2e temps considérable au niveau du cou. Bruit musical veineux vers la partie supérieure du cœur. Pas de souffle aortique au 2e temps. Deuxième claquement un peu rude et parcheminé. Souffle au 1er temps non en jet de vapeur. = 14 mai. Pouls veineux. Bruit continu le long du sternum. Souffle au 1er temps en bas du sternum et le long de la ligne inférieure du cœur. Souffle au 2e temps, orifice aortique. = Rate grosse. Foie normal comme volume. Ascite. Pâleur.

Nous observons le second cas avec le professeur Potain.

Menu, 43 ans, maçon, entre le 6 septembre et meurt le 7 octobre. Depuis trois mois son ventre augmente. Nous trouvons de l'ascite, de l'œdème des jambes. Le ventre mesure 102 centimètres à l'ombilic ; les veines sous-cutanées abdominales sont développées ; la rate est grosse, le foie refoulé. Le cœur a son volume normal ; les claquements sont nets ; le pouls à 72 est régulier. On entend, depuis le 3e espace gauche contre le sternum jusque dans le creux épigastrique, un bruit continu avec double renforcement, tantôt aigu, tantôt soufflant avec frémissement très fin. La double sibilance existe après chaque expiration ou pendant l'inspiration. On la retrouve dans les vaisseaux du cou et à l'aine.

En arrière on ne perçoit rien. L'autopsie est faite par M. Potain qui ne trouve aucune communication entre la veine porte et la veine cave. Ascite abondante avec adhérences péritonéales disséminées.

Rate adhérente de toutes parts. Foie petit, globuleux, profondément caché sous le diaphragme, cirrhosé, ne se laissant pas pénétrer par le doigt, granuleux, fibreux. La veine cave inférieure est dilatée, la veine porte aussi.

En arrière du foie quelques ganglions pouvaient rétrécir le calibre de la veine cave. Les poumons ne sont pas congestionnés.

Le cœur n'est pas hypertrophié. La tricuspide est un peu épaissie, granulée.

Il y a des états intermédiaires entre l'état physiologique et l'état pathologique, l'état sénile par exemple, où la chloro-anémie peut se manifester par des bruits d'une forme et d'une intensité différentes de celles qu'on rencontre dans l'âge adulte. Ne peut-il pas se faire que le cœur plus gros et les artères plus dilatées donnent naissance à des souffles qui prendront facilement l'intensité des souffles organiques ? De plus le souffle ne peut-il pas prendre un rhythme particulier, le dédoublement, tout en gardant cette particularité chloro-anémique d'être exactement fermé par le 2e claquement ?

Nous représentons ce souffle par *ppaffoutt*, c'est-à-dire qu'on entend le premier claquement, un souffle segmenté et enfin le 2e claquement. Le souffle est devenu tremblant, sénile. Nous l'avons rencontré chez des gens ayant dépassé 50 ans, chloro-anémiques et plus ou moins athéromateux. Ce souffle s'entend sur toute la surface du cœur avec des maxima qui varient, à la pointe, à la base, à l'épigastre, vers l'artère pulmonaire. Il est difficile de lui assigner un siège qui soit toujours le même. Nous n'en faisons pas un souffle mitral parce qu'il n'a pas le rhythme du souffle en jet de vapeur. Il faut se méfier de la chloro-anémie des vieillards tout autant que de celle des jeunes, dans le diagnostic des maladies du cœur.

Tous ces bruits naissent dans les vaisseaux et non dans le péricarde ou dans les poumons ; ils sont liés à certains moments de la respiration où le mouvement est plus rapide. Quel que soit l'état du sang ou de la circulation qu'ils représentent, ils peuvent simuler des lésions organiques, et sous ce rapport ils doivent être étudiés avec une attention minutieuse.

§ II. — Cœur et Hystérie.

Les lésions nerveuses, parmi lesquelles sont la chlorose et l'hystérie, tiennent une telle place dans l'étude des maladies du cœur que nous devons insister par un article à part. Nous ne pouvons indiquer toutes les fraudes ; mais que le médecin se défende et n'accepte une lésion organique qu'avec désespoir, qu'il plaide la cause du bruit chlorotique toujours, pourtout, qu'il y mette de la passion et un peu de mauvaise foi. Plus d'un client l'en remerciera.

Jusqu'où l'hystérie, la chlorose comprise, peut-elle pousser la simulation des lésions cardiaques ? C'est pour moi une persécution ; l'idée d'être trompé par l'hystérie me suit partout.

Jusqu'où peut aller dans l'hystérie la simulation des bruits organiques ? Nous n'osons pas le dire dans la peur d'aller trop loin. Sont-ce de simples spasmes qui simulent un rétrécissement mitral? Y a-t-il une lésion de nutrition véritable, une lésion organique? On prétend aujourd'hui que l'hystérie produit des atrophies des tendons et des os; le cœur serait vite atteint. Que la lésion organique soit produite par l'hystérie ou le rhumatisme, il s'agit de savoir si les bruits de rétrécissement mitral que l'on entend, plus ou moins au complet, il est vrai, sont dus à une lésion organique fixe, inamovible ou à un spasme? Les autopsies sont rares dans ces conditions; les malades n'ont pas l'habitude de mourir et de faire faire leur autopsie pour éclaircir nos doutes. On se disputera encore longtemps sur le chef de la chlorose mitrale.

Augustin Fabre, le professeur de Marseille qui a fait un bon livre intitulé : *Relations pathogéniques des troubles nerveux*, 1880, étudie les rapports de l'hystérie et de la folie avec les affections cardiaques; il connaît bien les feintes de l'hystérie et de la chlorose; il ne les connaît pas assez. D'après lui les seuls bruits systoliques peuvent en imposer; il n'y a pas à se méfier des bruits diastoliques qui tous se rapportent à des lésions organiques. C'est une erreur. Non, tous les bruits diastoliques ne sont pas organiques, ne représentent pas un état organique dont il y ait à tenir compte.

Son élève, d'Astros, a écrit dans sa thèse (*Étude sur l'état mental et les troubles psychiques des cardiaques*, 1881), un chapitre, Hystéricisme et hystérie cardiaque. Pour lui dans tous les cas c'est l'orifice aortique qui est atteint, surtout insuffisant. La mitrale est réservée à la folie. La lésion aortique produit l'anémie qui engendre les phénomènes hystériques chez des individus prédisposés; ces phénomènes disparaissent par un traitement dirigé contre les troubles cardiaques. Ces insuffisances aortiques si aisément modifiables ne me paraissent pas bien solides. Il y en a dans le nombre qui pourraient bien être de fantaisie chlorotique et veineuse. On ne devrait jamais oublier les souffles du 2e temps du cou.

Leclerc a décrit l'angine de poitrine hystérique, G. Sée la chlorose mitrale. Chacun est préoccupé de ce grave et difficile problème ; avons-nous affaire à une fausse lésion du cœur ou à une lésion vraie ? Ne nous laissons pas tromper.

Nous acceptons la difficulté de ce diagnostic, elle est grande, et, quand nous hésitons, nous penchons vers la chlorose ; nous ne voulons pas diagnostiquer ferme un rétrécissement mitral, si par hasard il peut être faux, si je ne suis pas certain qu'il est vrai.

On recule épouvanté devant le nombre croissant des rétrécissements mitraux purs. Il ne peut pas y en avoir autant qu'on en admet. Les autopsies de rétrécissement mitral pur sont rares, peut-être parce que le rétrécissement mitral pur vrai est rare.

C'est une grosse question que nous soulevons ici ; elle dépasse nos forces, et exige la collaboration de beaucoup de chercheurs. Ce n'est pas seulement le rétrécissement mitral que nous mettons à l'index, en quarantaine, c'est l'insuffisance mitrale, c'est l'insuffisance aortique, le rétrécissement aortique, la péricardite.

Les médecins ne sont pas émus par l'intensité des bruits qu'ils devraient toujours chercher au niveau du cou dans la chlorose ; ils savent qu'ils dépendent de l'état du sang, que les parois ne sont pas altérées ; ils ne se donnent même pas la peine de les chercher ; on leur dit, à tort, qu'on les trouve partout, qu'ils n'ont pas de valeur. Erreur ! Et puis les veines et les artères au cou sont sous notre doigt.

Au niveau de la poitrine, tout est caché, le mystère commence ; on peut nier, on peut ergoter, on peut faire du caprice et de l'imagination. Le démenti brutal ne nous menace pas tous les jours. Le malade ne meurt pas ou l'autopsie n'est pas possible. Les bruits que l'on entend au niveau du cœur ou à côté peuvent-ils se former sans modification de texture des parois et surtout des valvules ? Assurément, mais dans quelle mesure et comment ? Là est la difficulté.

Jusqu'à quel point l'hystérie, la chlorose peuvent-elles simuler des insuffisances et des rétrécissements aortiques, mitraux, tricuspidiens, pulmonaires, la péricardite ?

Pour l'insuffisance mitrale, les auteurs ont accepté que tout souffle de la pointe au 1er temps n'est pas le signe d'une insuffisance absolue avec altération de la valvule ; mais, posant en principe que la chlorose ne peut pas produire le souffle de la pointe, ils ont imaginé les uns l'insuffisance fonctionnelle, les autres les bruits extra-cardiaques. Pour nous le souffle de la pointe peut dépendre de tous les orifices et de la chlorose.

Le point vif est le pouvoir accordé à la chlorose et à l'hystérie de faire des souffles au 2e temps. Ce pouvoir existe pour les veines au cou. Il existe au cœur.

Une femme de 23 ans, hystérique, rit, pleure sans motif. Elle n'a jamais gardé le lit. Le cœur est petit. Les claquements sont purs à droite et à gauche. Souffle en jet de vapeur à la pointe. Au cou bruit de diable. A la crurale souffle sans compression.

Dans le service on admet une insuffisance fonctionnelle.

Chez une femme anémiée de 37 ans on constate du souffle, sur une grande surface, un souffle à double courant au cou, un souffle crural au premier temps sans compression ; on diagnostique une insuffisance mitrale. A l'autopsie les valvules sont intactes.

Chez un jeune homme de 23 ans, garçon limonadier soi-disant, parfumé, une chaîne au cou, une bague au doigt, qui a des pertes de connaissance, nous trouvons, outre le souffle de la pointe, un double souffle au-dessus et au-dessous de la clavicule gauche, dans les deux premiers espaces.

Chez une femme de 19 ans, mariée depuis 8 mois, très nerveuse, ayant eu des syncopes, sentant moins à droite qu'à gauche, n'ayant jamais été malade, j'entends un double souffle frottant semblable à celui que je trouve au cou. Le cœur a la grosseur normale. On pouvait croire à des bruits péricardiques ; le péricarde n'y était pour rien.

En tête d'une observation, je trouve chlorose et rétrécissement mitral. On note toutes sortes de symptômes chlorotiques et un souffle périsystolique, à maximum variant d'un jour à l'autre, mais semblant se fixer entre la base et la pointe, un peu au-dessus du mamelon. Après traitement le souffle périsystolique disparaît. Je n'indique pas le service où l'observation est prise ; mais on voit avec quelle facilité on fait un rétrécissement mitral.

Du même service vient l'observation suivante.

Rétrécissement mitral pur. Hémoptysies initiales à 15 ans. Troubles nerveux divers jusqu'à 23 ans. Dyspnée, palpitations et nouvelles hémoptysies à 30 ans. Quelques névralgies, pas d'autre symtôme fonctionnel. Femme de 30 ans, pleurant et riant sans motif, non réglée à 24 ans. Elle entre dans un premier service où on ne se préoccupe pas de son cœur. Elle a la boule hystérique. Rien aux poumons. La palpation précordiale accuse du frémissement. Aucune hypertrophie. A la pointe roulement présystolique et empiétant sur le claquement net mais un peu sourd. Elle sort au bout de 15 jo complètement rassurée et satisfaite.

Voilà avec quoi on fait un rétrécissement mitral pu C'est un rétrécissement hystérique. Nous avons rais d'insister.

Dans le cas suivant le chef d'un autre service admet i rétrécissement mitral et une insuffisance aortique ; pre que tous une insuffisance mitrale. Nous n'acceptons q des bruits chlorotiques. Le différend mérite d'être tranch

Schield, 16 ans, a toutes les apparences d'un masturbateur, et ne le nie pas. Au cou mouvements veineux et bruits chlorotique pouls jugulaire présystolique. La pointe bat dans le 4e espace, av force. Souffle intense sur toute la surface du cœur et au cou, : passant pas en arrière, à rhythme chlorotique. On entend le 1er cl quement à gauche. Pouls vibrant, développé, régulier.

Il faut qu'à un certain moment on ait entendu des sou fles au 2e temps, pour qu'on ait admis un rétrécisseme mitral et une insuffisance aortique.

Chez une chlorotique, j'entends le dédoublement d 2e claquement, un peu du rhythme du rétrécissement m tral, sans éclat du 1er claquement. Mouvements veineu Souffle au 2e temps dans la jugulaire. Admettrais-je u rétrécissement mitral ? Nullement.

Vuillerme, 19 ans, domestique f. a une chlorose type et en mêr temps quelques-uns des signes du rétrécissement mitral, dédoubl ment du 2e claquement, roulement au 2e temps. Nous trouvons c plus du souffle au 2e temps, comme s'il y avait une insuffisance ao tique qui n'existe pas. Ces bruits sont analogues à ceux qu'on pe çoit au niveau du cou. A l'aine, pour la moindre compression, c entend un bruit continu. Le cœur est petit, mesure 8 centimètr sur 12. Le souffle est énorme. Le 1er claquement n'est pas écl tant.

Nous ne pouvons pas admettre un rétrécissement mitral, non plus que dans le cas suivant.

Lefebvre, 20 ans. Hystérie et chorée. Dédoublement du 2e claquement ; un peu de roulement diastolique Puis tout disparaît. Puis souffle au 1er temps et dédoublement du 2e claquement. Puis bruits chlorotiques et rhythme du rétrécissement mitral.

Il y a trop de variations pour que nous admettions le rétrécissement mitral.

Lechanteur, 20 ans. Épileptique. Rhythme du rétrécissement mitral pur à la pointe. 1er claquement un peu fort. Dédoublement du 2e claquement à la pointe, non au niveau du sternum. Un peu de roulement diastolique. Quelques jours plus tard, à peine du dédoublement à la pointe. Puis, dédoublement en un point limité. Puis pas de signes de rétrécissement mitral. Aujourd'hui souffle énorme au 1er temps ne passant pas en arrière.

Bien qu'à un moment nous ayons entendu les signes du rétrécissement mitral, nous le refusons.

Bastien, 49 ans. Métrorrhagie. Pâleur. Bruits chlorotiques. Dédoublement constant du 2e claquement.

Lacombe, 37 ans, grande et pâle, n'a jamais pu courir, n'a jamais gardé le lit. Réglée à 18 ans. Pas d'épistaxis. Pas d'hémoptysie. Cœur petit. Rien à la poitrine. Bruits veineux, forts. A l'aine bruit continu. Souffle ronflant à la pointe. Claquements nets. Dédoublement du 2e claquement.

Laloux, 26 ans, a eu jeune des épistaxis abondantes. Attaques d'hystérie. Ni palpitations, ni hémoptysie. Souffle rude et fort à la pointe au 1er temps. P. 76 un peu irrégulier.

Bion, 25 ans. On admet une insuffisance mitrale. C'est une chlorose. Souffle à la pointe et en haut du cœur, ne passant pas en arrière. Affaissement systolique des jugulaires. Bruits chlorotiques considérables.

Lavare, 25 ans, pâle, un peu jaune, chlorotique. Bruits chlorotiques forts à droite et à gauche. Dédoublement du 2e claqueme: 2e claquement éclatant.

Rolland, 22 ans, a en notre présence des attaques d'hystérie. No constatons des irrégularités, des palpitations, des bruits anormaux 2e temps qu'on pourrait attribuer à une lésion du cœur s'ils étaie moins variables. Cette femme a été réglée à 11 ans, bien. Étant enfa elle courait facilement. Jamais elle n'a gardé le lit. Une grossesse no male. Cou un peu gros. Voix enrouée. Hémoptysies. R. 52. Battemen et submatité au niveau du 2e espace gauche. Pupille droite plus dilat que la gauche. Les poumons sont refoulés. Bruit rude, râpeux, sy tolique et diastolique, 2e espace gauche. Il semble que des ganglio: compriment l'artère pulmonaire. Respiration saccadée sur toute surface de la poitrine en avant et en arrière, sans râles.

Bruit rude, ronflant, fort, 1er espace gauche, un peu en dehor se propageant le long du bord gauche du cœur. *Au 2e temps* à ga che bruit ronflant, à droite le long du sternum souffle. Bruits chl rotiques.

Au-dessous de la clavicule gauche, le rhythme des souffles est con pliqué, artério-pulmonaire.

R. 36. P. à 60 peu vibrant. Impulsion assez forte à gauche en d hors, 2e et 3e espaces. Les bruits anormaux du 2e *temps* sont moin nets. Bruit rude au 1er temps, intense, 1er espace gauche près du ste num, 2e et 3e espaces vers la gauche, plus fort vers la clavicule qu la pointe ou dans l'aisselle.

Au 2e *temps* un peu de souffle en haut, moins que la veille. Re piration saccadée.

Bruits chlorotiques musicaux forts au cou à gauche.

La pointe bat dans le 4e espace à sa place, le cœur mesure 9 su 13 (mesure normale). Elle ne sent plus battre son cœur. Appéti Pas d'étouffement. Elle se lève. Coloration bonne. Lésions valvu laires douteuses.

P. 72 un peu irrégulier. Resp. 40. Pas d'étouffement. Un pe d'hémoptysie. Poumon droit toujours refoulé à droite, poumon gau che refoulé en haut. Au 1er temps bruit rude, prolongé, sur tout la surface du cœur, prenant la forme râpeuse du bruit présystolique fort au niveau du 2e et du 1er espaces gauches. Au 2e *temps* un pe le bruit anormal à gauche. Bruits musicaux à gauche et à droite au ou. Inspiration saccadée pas pour tous les mouvements.

Amygdalite gauche. P. 84 vibrant. R. 32. Le souffle du 2e *temps* sternal a reparu. Le roulement du 2e *temps* a reparu.

On entend mal le 1er claquement dans l'aisselle gauche. Au niveau du 3e espace gauche en dehors, où on placerait l'oreillette gauche, on sent l'impulsion plus forte que jamais. La pointe bat peu. Au-lessous de la clavicule gauche le souffle est fort, plus soufflant vers e 3e espace gauche, plus râpeux en dehors, plus roulant, plus à orme présystolique. Inspiration saccadée.

P. 72. R. 36. Région précordiale douloureuse à la pression, surout en haut. Quelques irrégularités. Impulsion à gauche avec bruit ude à forme présystolique, suivi d'un bruit sourd. En haut, souffle u 1er temps contre le sternum et souffle doux au 2e *temps* dimiuant plus bas. Souffle toujours limité au 1er espace gauche, un eu en dehors du sternum, suivi d'un 2e claquement éclatant. Au ou, souffle à double courant, surtout à droite.

P. 100, régulier. R. 36. Maximum du bruit toujours dans le 1er esace gauche près du sternum, immédiatement au-dessous du point ù on entend le plus fortement les bruits chlorotiques. A ce niveau, espiration saccadée, accentuée, mêlant ses bruits aux bruits circuatoires, souffle rude au 1er temps et bruit un peu rude non soufflant u 2e temps. Au cou le bruit est musical continu avec renforcements eu marqués. Au niveau du 1er espace le rhythme change ; souffle ude au 1er temps ; 2e claquement net, pas de souffle au 2e temps. gauche souffle léger au 1er temps, en même temps que le claquenent est net dans l'aisselle gauche. Le 2e claquement est fort, parheminé. Le cœur ne s'avance pas à gauche. Les poumons résonnent lans leur étendue normale, peut-être un peu faiblement sur les ords. Battement au niveau du 3e espace gauche, un peu en dehors. a malade couchée sur le côté droit, on entend dans l'aisselle le er claquement net malgré le souffle un peu ronflant qui s'y mêle. n arrière la respiration est pure.

L'hystérie est manifeste, l'état chlorotique aussi. Les émoptysies sont abondantes et répétées ; il n'y a pas lieu l'admettre la tuberculisation malgré la respiration saccadée. Nous avons été frappé de ces bruits du 2e temps apparaissant et disparaissant. Nous rejetons l'insuffisance aortique et le rétrécissement mitral. Y a-t-il à invoquer une cause de compression quelconque, ganglionnaire. L'anévrysme ne peut pas être mis en question. L'autopsie aurait peut-être soulevé le voile ; cette femme n'était pas proche de la mort.

On ne peut pas admettre un rétrécissement pulmonaire.

Il est singulier que dans ce cas difficile l'hystérie soit présente.

Comme diagnostic de rétrécissement mitral le fait suivant est assez curieux.

On donne comme sujet de concours au bureau central un mécanicien de 27 ans qui a eu trois rhumatismes. Un des juges admet une insuffisance mitrale, un autre un rétrécissement mitral. Nous voyons le malade le lendemain. Cœur un peu gros. Claquements à peu près purs à droite et à gauche sans souffle. Pas de double souffle crural, pas de claquement crural. J'entends à droite du sternum un souffle musical, le malade debout, qui disparaît couché. J'entends de plus des bruits musicaux irréguliers semblables à des bruits bronchiques. Le lendemain, le malade couché, je ne trouve pas davantage le bruit musical.

Qui se trompe ? On fait trop vite un rétrécissement mitral.

Nous pouvons nous raidir contre le rétrécissement mitral quand tous les signes ne sont pas au complet ; nous devons être impitoyables et ne nous rendre que quand nous avons toutes les chances contre nous. Même avec cette sévérité, sommes-nous sûrs de ne pas nous tromper ?

Quand l'hystérie s'en mêle, nous tremblons encore. L'hystérie serait-elle capable de produire un rétrécissement mitral pur, en entonnoir ?

On nous dit aujourd'hui que l'hystérie peut produire des atrophies des tendons, des os. Ce n'est plus de l'hystérie.

Nous sommes appelés auprès d'une femme de 28 ans, en pleine attaque d'hystérie durant depuis 3 ou 4 heures. Elle a été réglée à 11 ans, elle a un enfant de 7 ans et a fait une fausse couche à 23 ans. Elle est gênée pour monter depuis cette époque. Elle courait bien étant enfant. Épistaxis sans hémoptysie. Elle ne se doute pas qu'elle ait une lésion du cœur. Je l'ausculte par habitude et suis surpris d'entendre le rhythme complet du rétrécissement mitral. Le lendemain je trouve le même rhythme. Je n'ai plus l'occasion de voir cette femme.

Malgré notre désir d'exclure le rétrécissement mitral, nous sommes obligé de l'admettre ici. Je n'aurais pas été fâché de revoir un peu plus tard cette hystérique.

Chez une fondeuse en caractères de 27 ans, qui jouait comme les autres enfants, mal réglée depuis l'âge de 12 ans, qui a eu 2 fausses couches de 4 mois et de 6 semaines il y a 2 ans et 1 an, qui n'a jamais fait d'autre maladie que des coliques de plomb il y a 3 ans, 2 ans et un an. Hémoptysie il y a 3 ans. Jamais d'épistaxis. Depuis un an elle ne peut pas monter sans avoir des battements de cœur qui aujourd'hui se montrent pendant la marche. Il y a un an elle a eu une chorée droite qui a duré 6 semaines. Il y a 2 mois, à la suite d'une chute dans l'eau, les mêmes accidents ont reparu ; le bras droit est toujours en mouvement, la jambe droite parfois ; douleur du côté droit de la face. P. 72 régulier. Rhythme du rétrécissement mitral.

Dans le service on n'avait même pas pensé à ausculter le cœur.

Un mois plus tard la chorée des membres a disparu. La langue est convulsée ; la malade ne peut pas articuler, mais ne se trompe pas de mot ; on saisit le commencement de chaque phrase.

Dédoublement du 2e claquement ; roulement diastolique. Pas de souffle.

Ici encore le rétrécissement mitral est lié à des phénomènes nerveux graves. Le plomb y est-il pour quelque chose ?

Enfin nous citons un cas de rétrécissement mitral modifié par un goître exophthalmique.

Coiffier, 27 ans, s'essoufflait vite étant enfant. A 6 ans première attaque de chorée. Elle est réglée à 19 ans. Elle n'a jamais eu de rhumatisme articulaire aigu. Les premiers accidents cardiaques datent de 9 mois. Goître exophthalmique. Le cœur mesure 12 centimètres en hauteur au lieu de 9. On entend à gauche le rhythme du rétrécissement mitral, râpement présystolique, 1er claquement éclatant (pas de dédoublement du 2e claquement), roulement diastolique. Au niveau du sternum double souffle, le 1er crépitant ; mais *pas de double souffle crural*. Battements veineux. Bruit de diable thyroïdien.

Le pouls est régulier, fréquent, vibrant. Les bruits sont considérables. Le 1er claquement s'entend à distance de la poitrine, pur, éclatant. Au cou, double souffle et bruit de mouche très fort. Au cœur roulement au 2e temps qu'il remplit, sans râpement présystolique ; le 2e claquement n'est pas dédoublé. Pas de frémissement au 2e temps. Sous le sternum double souffle court dont la 2e partie n'a pas la forme de l'insuffisance aortique. Claquement de la crurale sans compression. *Pas de double souffle crural.* Le cœur est augmenté de volume, mais modérément à gauche. Pouls veineux. Le poumon est refoulé à droite, on ne le trouve pas sous le sternum et même un peu à droite. Palpitations fortes.

Nous la retrouvons 4 ans plus tard. Elle a du nystagmus. Elle est enceinte de 8 mois. P. régulier, développé. Danse jugulaire chlorotique. Bruits anémiques. Dédoublement du 2e claquement. Un peu de roulement diastolique.

Elle accouche à terme. Elle s'est portée mieux que jamais pendant sa grossesse. Elle supporte les douches froides, elle les réclame. Rhythme complet du rétrécissement mitral.

§ III. — Pouls veineux présystolique dans la chloro-anémie. Danse chloro-anémique des jugulaires.

Il est si important de ne pas diagnostiquer des lésions du cœur chez des individus simplement chloro-anémiques, faute souvent commise, que tout signe qui aide au diagnostic de la chloro-anémie est bienvenu. Ce signe est fourni par l'inspection des jugulaires. On assiste à une danse spéciale des jugulaires : à la danse chloro-anémique des jugulaires. On a dit que ces mouvements sont physiologiques. Ils ne se voient pas dans l'état normal ; ils ne se voient que dans la chloro-anémie, d'autant plus forts que celle-ci est plus grave. L'auscultation n'est pas nécessaire ; où on voit des mouvements, on entend des souffles.

L'examen des veines du cou, qui doit toujours précéder celui du cœur, n'est pas assez pratiqué. On croit trop que les instruments sont nécessaires ; on ne les a pas toujours à sa disposition et ils sont inférieurs à nos sens. Que de temps pris par l'examen d'une seule artère ! Le diagnostic ne se fait pas par l'examen d'une radiale. J'ai eu le temps d'étudier toutes les artères, toutes les veines, le cœur ; vous n'avez pas encore enregistré, plus ou moins sûrement, un pouls radial. La clinique se fait avec les doigts, les yeux, les oreilles et le cerveau.

Dans la chloro-anémie, l'affaissement de la jugulaire a lieu pendant la systole et non pendant la présystole ; le pouls veineux est présystolique. Parrot ne pouvait pas attribuer le battement de la jugulaire dans la chloro-anémie à l'insuffisance de la tricuspide parce que le battement n'est pas systolique. Il suffit de tenir la carotide et de regarder le pouls veineux ; on voit le pouls jugulaire précéder le pouls carotidien et la veine s'affaisser en même temps que la carotide bat. Nous n'avons pas besoin d'instrument pour le constater. Les cas ne manquent pas.

Les souffles sont d'autant plus intenses que les mouvements sont mieux dessinés.

Il est facile d'expliquer la succession des souffles au 1er et au 2e temps. Après la présystole le sang descend dans l'oreillette, un souffle se forme au 1er temps ; puis le ventricule se dilate, un second souffle apparaît.

Pour les mouvements, la présystole rejette le sang en arrière, ou du moins l'arrête et produit le pouls veineux, puis la veine s'affaisse quand l'oreillette se dilate.

Les souffles du 1er et du 2e temps peuvent s'entendre aussi bien au-dessous qu'au-dessus de la clavicule. On a l'explication d'un certain nombre de ces souffles extra-cardiaques qui ne sont que des souffles anémiques. Pourquoi ne pas faire des souffles veineux du cou des souffles extra-cardiaques ?

Les bruits chloro-anémiques du cœur, nous ne cesserons de le répéter, sont mal connus et trop souvent pris pour des bruits organiques valvulaires ou péricardiques. C'est là qu'est tout l'intérêt de l'étude des maladies du cœur. La thérapeutique n'est pas la même dans les deux formes ; cependant s'il y a doute on est entraîné à s'occuper plus de l'état chlorotique qui est certain que d'une lésion douteuse. Quant aux intra-cardiaques et aux extra-cardiaques, ils arrivent à la même thérapeutique.

§ IV. — Du souffle de la pointe dans l'ictère.

Ce souffle n'est pas dû à l'insuffisance mitrale. Les auteurs qui ont imaginé la paralysie des muscles papillaires ont fait de la théorie, mais n'ont rien prouvé.

M. le professeur Fabre, de Marseille, de regrettable mémoire et M. Garcin, son chef de clinique, ont publié, dans les *Archives générales de Médecine, 1877*, un article sur les insuffisances fonctionnelles attaquable sur beaucoup de points. Nous nous bornons à l'ictère.

Parmi les signes donnés par Augustin Fabre, pourquoi n'est-il pas question des bruits sanguins qu'on a pu trouver à la base du cœur ou au cou ? Ce renseignement aurait une grande valeur dans notre détermination. Si nous trouvons au cou le même souffle qu'à la pointe, n'avons-nous pas le droit de dire qu'ils proviennent d'une même source qui n'est pas l'insuffisance mitrale ?

Nous relevons ce passage : « Au n° 26 de la salle Aillaud, nous avons pu percevoir le bruit anormal, et, quelques centimètres plus loin, le bruit normal conservé. »

Il en est toujours ainsi ; nous nous appuyons sur ce fait et sur l'existence du souffle au cou, pour dire que le souffle ne dépend pas de l'insuffisance mitrale ou du moins n'en dépend pas évidemment.

Ce claquement de la mitrale doit gêner beaucoup A. Fabre dans la théorie qu'il soutient à la suite de Gangolphe, puisqu'il compare la lésion cardiaque de l'ictère à la myocardite typhoïde. A. Fabre ne nous dit pas comment il comprend l'occlusion de la mitrale ; mais s'il admet, ce qui n'est pas notre avis, que la valvule est tirée en bas par les piliers, il ne peut plus la faire claquer quand ils sont paralysés, et il a observé le dédoublement du 1er claquement.

Nous faisons rentrer le souffle de l'ictère dans la catégorie des souffles sanguins.

Qu'on recherche le 1er claquement dans l'aisselle gauche et on l'y trouvera, indiquant le jeu normal de la mitrale. Qu'on recherche les bruits sanguins au niveau du cou, et on les trouvera indiquant l'altération du sang.

Debove nous montre dans le service du professeur G. Sée, qu'il supplée, une femme ictérique. On entend à gauche, dans l'aisselle, le 1er claquement, et à la pointe un souffle au 1er temps, non en jet de vapeur, prolongé, doux, se continuant le long du sternum jusque dans les vaisseaux du cou.

Dans le même service est une autre femme ictérique. Le cœur est petit. On entend le 1er claquement dans l'aisselle gauche et à droite. Souffle à la pointe au 1er temps, se prolongeant dans les vaisseaux du cou où on trouve un souffle au 2e temps.

Nous voyons, dans le service de Fauvel, un enfant de 16 ans, atteint d'ictère depuis quelques jours. Le sang vibre avec une grande facilité ; quand on comprime la crurale, on produit un frémissement fort. Le pouls radial bat énergiquement. On entend du souffle au cou, souffle carotidien, et de plus un bruit musical. Le souffle cardiaque s'entend surtout vers le sternum, plutôt qu'à la pointe. On perçoit le 1er claquement à gauche et à droite. M. Pioger, interne du service, prend le tracé. La hauteur de la ligne d'ascension est considérable ; on trouve le crochet de l'insuffisance aortique, un double sommet et le soulèvement du 2e claquement à la ligne de descente. Le pouls est vibrant comme dans l'insuffisance aortique. Le souffle est lié à l'état du sang, dans ce cas, et ne peut être attribué à l'insuffisance ni de la mitrale ni de la tricuspide.

Landouzy nous fait ausculter une femme ictérique chez laquelle nous constatons un 1er claquement dans l'aisselle gauche en même temps qu'un souffle à la pointe et au niveau du cou.

Potain n'explique pas le souffle par l'insuffisance mitrale et pense que, dans les ictères chroniques surtout, ce sont les cavités droites qui sont le siège du bruit anormal, du bruit de galop, réservant les cavités droites aux maladies du foie et les cavités gauches à la néphrite interstitielle. Le souffle de l'ictère ne dépend pas pour Potain d'une insuffisance mitrale.

§ V. — Des lésions du muscle.

Le cœur est un véritable organe ; on a eu le tort de le comparer à une pompe aspirante et foulante, à un muscle ordinaire. Doté d'une vascularisation, d'une innervation exceptionnelles, d'un vaste système lymphatique destiné à le débarrasser rapidement des déchets produits par son travail incessant, il présente toutes les lésions simples ou combinées des tissus musculaire, nerveux, sanguin, cellulaire, lymphatique. Il est bien le représentant de la vie ; plus que tout autre organe il prend part à toutes nos émotions, à toutes nos souffrances. On cherche les lésions du muscle, nous serions disposé à les voir partout ; c'est le degré de la lésion qu'il faudrait pouvoir déterminer ; c'est l'état de la fibre qu'il faudrait connaître.

Les lésions sont aiguës ou chroniques.

§ VI. — Myosite aiguë et chronique.

Quelques auteurs cherchent quelle peut être la lésion générale aiguë du cœur et disent le diagnostic à peu près impossible. Pour nous il s'agit de la fièvre dont les effets sont passagers ou permanents. Bouillaud assimile la fièvre et l'angiocardite ; tout état fébrile expose à l'altération générale du cœur et des vaisseaux ; certains points sont plus touchés que d'autres en raison de leur organisation et de la fatigue qui les menace. Vouloir isoler la cardite est une puérilité ; il y a dans la fièvre une lésion du myocarde comme il y a une lésion du sang. Le muscle n'est pas plus soumis à ses membranes d'enveloppe que celles-ci au muscle.

Le cœur a-t-il des causes spéciales de maladie ? La passion, les émotions peuvent-elles laisser en lui des traces durables ? Corvisart sous l'impression de la Terreur n'hésite pas à dire que de toutes les causes capables de produire les maladies organiques en général et spécialement celles du cœur, les plus puissantes sans contredit, sont les affections morales.

Reeder en 1821 intitule un chapitre : Affection rhumatismale du cœur, et montre la relation du rhumatisme articulaire aigu avec les lésions du cœur et la péricardite ; il ne parle pas des valvules.

Toutes les maladies produisent des lésions du cœur. L'étiologie aujourd'hui est bouleversée ; le refroidissement ne compte plus ; nous appartenons aux microbes. Dans l'étiologie de toute maladie, il y a plusieurs facteurs, parmi eux la température. Nous ne pouvons plus nous laisser lier par une étiologie restreinte. Tout concourt à produire la maladie.

La forme aiguë, par sa généralisation même, est transitoire. C'est la forme aiguë généralisée, constatée dans la fièvre typhoïde, dans la variole, le rhumatisme articulaire aigu et dans toutes les fièvres, qui nous intéresse.

Le cœur fébrile est dans un état analogue à celui des autres muscles, dans la fatigue et dans la courbature.

La fatigue musculaire est un phénomène passager, en quelque sorte physiologique, qui tend à se produire après chaque contraction. C'est le début d'un état anormal, dû à l'accumulation, dans le muscle, de produits de sa décomposition, et à l'acidification des fibres musculaires. En même temps que l'acidification il se forme de la coagulation, de la myosine. L'état fébrile donne constamment naissance à la fatigue ; dans les maladies générales, il n'est pas rare de voir la prostration des forces, qu'il y ait trouble de l'innervation ou altération de la nutrition locale (Hayem).

Le cœur n'échappe pas à ces troubles de nutrition ; les fibres se gonflent, deviennent opaques ; les cellules avant de proliférer se tuméfient. L'inflammation peut aller plus ou moins loin dans ses degrés.

Zenker a décrit deux stades de dégénérescence dans la fièvre typhoïde : 1° la dégénérescence granuleuse ; 2° la dégénérescence vitreuse ou cireuse.

La dégénérescence granuleuse ne diffère guère de celle qu'on observe en dehors du typhus. De fines granulations apparaissent dans la substance contractile du faisceau primitif ; la striation est encore nette. Elle s'efface à mesure que le nombre des granulations augmente. La fibre devient opaque, constituée par des granulations protéiques et graisseuses.

Waldeyer a ajouté à la description de Zenker la prolifération du protoplasma qui entoure le noyau de la fibre musculaire ; prolifération qui finit par remplir le sarcolemme d'éléments embryonnaires, aux dépens desquels se forment la plupart des jeunes fibres musculaires de régénération. Un certain nombre d'éléments situés en dehors du sarcolemme subissent une striation manifeste.

Là où Zenker voyait surtout la dégénérescence vitreuse, Waldeyer, O. Weber, Hofmann, Hayem reconnaissent des myosites ; tandis que Bernheim et Erb ne voient dans l'altération vitreuse qu'un simple processus cadavérique.

Dans son travail sur les myosites symptomatiques, Hayem insiste sur les altérations inflammatoires des cellules musculaires et du tissu conjonctif interstitiel. La myosite parenchymateuse et interstitielle commande la transformation vitreuse au lieu d'en être le résultat.

Buhl et Stein attribuent à une véritable myocardite la perte de consistance, la friabilité et la décoloration que présente le cœur dans les fièvres graves.

Bottcher, Friedreich et Zenker n'ont constaté dans le cœur de la fièvre typhoïde que la dégénérescence granuleuse ou granulo-graisseuse, et Zenker n'a rencontré qu'exceptionnellement l'altération cireuse et à un degré peu accusé.

Cette altération du cœur a été au contraire vue assez fréquemment par Hayem, notamment dans plusieurs cas de mort subite dans le cours de la fièvre typhoïde. Le cœur est moins souvent et moins profondément altéré que les membres ; la lésion n'a pas le temps d'arriver à un degré très avancé.

Pour Rindfleisch, la myosite typhique consiste surtout dans l'infiltration du tissu conjonctif interstitiel des muscles par des éléments embryonnaires particuliers analogues aux globules blancs, mais plus gros, plus riches en protoplasma.

Dans un cas de mort subite dans la fièvre typhoïde, Landouzy et Siredey ont constaté pour le cœur les faits suivants. La sclérose est à son maximum sur les piliers. Sur la paroi ventriculaire, l'envahissement du tissu fibreux est peu accusé ; l'élément musculaire occupe la plus grande partie de la préparation. Les artères relativement volumineuses que l'on rencontre dans les parois ventriculaires ne présentent que peu de modifications, leurs tuniques sont épaissies, la tunique moyenne est remplie de cellules embryonnaires, et la tunique interne déformée, irrégulière, envoie quelques bourgeonnements dans l'intérieur du vaisseau dont la lumière reste perméable. Sur les artérioles qui sont au milieu des faisceaux de fibres cardiaques, sur les artérioles plus petites qui se distribuent aux piliers du cœur gauche, la lésion est beaucoup plus accusée; toutes les tuniques sont remplies d'éléments embryonnaires, et le bourgeonnement de la tunique interne rétrécit ou oblitère même la lumière des vaisseaux. — La fibre musculaire du cœur est notablement modifiée ; ses altérations ne sont pas aussi profondes qu'on pouvait le supposer, d'après l'apparence macroscopique. Les cellules sont moins intimement unies qu'à l'état normal ; elles se séparent facilement, la striation est moins accentuée. A côté des cellules musculaires ayant l'apparence granuleuse, on rencontre des cellules franchement colorées et avec une striation nette.

Il ressort de cette exposition que la lésion n'est ni générale, ni profonde, excepté pour les piliers.

Dans la séance de l'Académie de médecine du 24 juin 1890, Cornil rend compte d'un mémoire de MM. Babès et Marinesco. Ces auteurs ont établi qu'il existe une grande analogie, au point de vue des altérations histologiques des faisceaux musculaires, entre les lésions causées par les microbes et celles qui résultent de toute autre cause (myopathie primitive d'origine médullaire ou nerveuse).

Dans les myopathies primitives, les faisceaux des muscles sont souvent altérés dès le début, leur paroi est en prolifération, ils sont entourés d'une couche de cellules embryonnaires. Les lésions les plus avancées aboutissent à la destruction totale des fibres musculaires qui se fragmentent, deviennent vacuolaires ou graisseuses, en même temps qu'elles sont entourées d'un tissu embryonnaire ou cellulo-adipeux.

Les lésions vacuolaires peuvent être déterminées dans le muscle par des anomalies de l'innervation, telles que les lésions des cornes antérieures de la moelle, etc.

En même temps que les troubles pathologiques des faisceaux musculaires, on constate des modifications dans les nerfs moteurs et dans leurs plaques terminales pour les muscles malades. Les plaques motrices de l'homme présentent une série de lésions, l'atrophie, l'hypertrophie, la fragmentation, l'état embryonnaire ou même la disparition totale de la fibre nerveuse terminale.

Le cœur n'échappe pas à ces lésions dont l'importance est démontrée par la clinique. Quand le muscle et les nerfs vont bien, il n'y a pas lieu de s'arrêter à quelques obstacles, à moins qu'il y ait quelque microbe infectieux ou quelque embolie sous roche.

Quelle distinction absolue établir entre la myocardite chronique et les hypertrophies, les dilatations, etc. qui dans beaucoup de cas ne sont que des résultats de l'altération du muscle et ne sont pas des lésions primitives ?

§ VII. — Hypertrophie.

Dans l'hypertrophie il faut distinguer l'hypertrophie vraie et la pseudo-hypertrophie composée d'éléments non musculaires. Dans l'hypertrophie qui accompagne la néphrite interstitielle, quelle est la part de la sclérose? Pour quelle part chacun des tissus entre-t-il dans l'épaississement de la paroi? Par quel procédé les fibres musculaires, dans l'hypertrophie vraie, doublent-elles la paroi du cœur? Augmentent-elles de volume ou se multiplient-elles? Rindfleisch a recherché vainement une différence de diamètre entre les fibres normales et les fibres du cœur hypertrophié et a admis la division partielle des fibres. Le procédé de l'hypertrophie n'est pas encore résolu.

L'examen microscopique d'un cœur est long et difficile, peut-être impossible. Y a-t-il des cœurs où l'hypertrophie soit pure et généralisée, où une seule coupe représente exactement le cœur entier? L'hypertrophie vient vite à la dégénérescence; il y a des portions dégénérées et d'autres hypertrophiées. Quelle est la somme des unes et des autres? On mesure l'épaisseur des parois; a-t-on recueilli un renseignement exact?

L'hypertrophie conduisant rapidement à la dégénérescence se complique souvent de dilatation, mais l'autopsie juge mal, parce que le cœur revient sur lui-même; on ne sait jamais les modifications de la dernière heure; les dilatations ont pu être accrues ou diminuées.

§ VIII. — Atrophie.

On peut par la percussion reconnaître que le cœur est petit. Est-il amaigri ou dégénéré? Dans la convalescence de la fièvre typhoïde le cœur maigrit comme les autres muscles. Dans toute anémie le cœur est petit : nous n'avons pas eu pourtant la chance de rencontrer les dimensions microscopiques indiquées par quelques auteurs. Un côté du cœur peut être atrophié et l'autre hypertrophié.

Bouillaud cite comme atteints d'atrophie du cœur les individus chez lesquels une entérite typhoïde n'a entraîné la mort qu'au bout de 2 ou 3 mois. Il signale comme causes de l'atrophie accidentelle du cœur les diverses conditions hygiéniques et les diverses maladies dont l'effet est de jeter la constitution générale, l'organisme tout entier dans un état de marasme et de consomption (tubercules, cancers), ou bien encore les maladies inflammatoires, d'abord aigües, qui ont perdu peu à peu de leur acuité et n'ont entraîné la mort que vers le 2e ou 3e mois. Dans aucun des cas de guérison, il n'est question des dimensions du cœur pendant la convalescence.

Louis étudie avec quelque soin l'état du cœur dans la fièvre typhoïde; il considère la petitesse du cœur comme une disposition naturelle, parce qu'il la rencontre dans des cœurs sains aussi bien que dans des cœurs ramollis. Louis n'a pas établi le rapport entre la petitesse du cœur et la période de la maladie, et surtout il ne cherche le volume du cœur que sur le cadavre.

Zenker a étudié dans la fièvre typhoïde l'atrophie simple non dégénérative des fibres musculaires (collapsus musculaire) qui se produit toujours dans les dernières phases de la maladie. C'est pendant la 3e et la 4e semaines que s'opère le mouvement régressif, la résorption des détritus de la substance contractile, et c'est vers la fin de la 5e semaine que survient le collapsus musculaire.

§ IX. — Atrophie du cœur dans la convalescence de la fièvre typhoïde.

Nous avons mesuré par la percussion sinon le degré d'atrophie, du moins la diminution de volume du cœur. Nous comprenons dans notre délimitation du cœur le sac péricardique, c'est-à-dire que notre ligne de circonvallation enserre les ventricules, les oreillettes, les terminaisons des veines caves, les origines des grosses artères. Nous obtenons ainsi à l'état normal chez l'homme 10 centimètres de hauteur sur 15 de largeur ; chez la femme 9 sur 12. — Chez 13 convalescents de fièvre typhoïde, nous trouvons la hauteur du cœur variant entre 7 et 8 centimètres, tandis que, chez 10 autres malades observés pendant le premier et le second septénaires, cette hauteur oscille entre 9 et 13 et dépasse le chiffre 10 dans la moitié des cas. — Lorsque la fièvre typhoïde a été légère et que nous n'avons pas observé d'amaigrissement à l'époque de la convalescence, le cœur ne présente pas de diminution dans son volume.

Pour la largeur de la matité cardiaque pendant la convalescence, nous trouvons la même diminution que pour la hauteur ; c'est-à-dire qu'au lieu d'être de 15 centimètres environ, elle n'est plus que de 9 à 13 centimètres. — Pendant les deux premiers septénaires cette largeur se maintient à 15 ou tend à dépasser ce chiffre et arrive à 16 et 17 centimètres. Enfin dans les cas légers la largeur reste normale.

Nous croyons donc avoir démontré l'augmentation de volume du cœur modérée pendant la période d'état de la fièvre typhoïde, pendant les deux premiers septénaires, et la diminution notable de ce volume pendant la convalescence, lorsqu'il y a amaigrissement général du corps, c'est-à-dire lorsque la maladie a été grave.

§ X. — Dégénérescence graisseuse et électrisation du cœur (1).

Saint-Pierre, âgée de 27 ans, entre le 24 décembre 1857 et sort le 1er février 1858. Dans sa jeunesse elle courait, elle dansait comme toutes ses compagnes sans avoir jamais de palpitations. Elle a eu 4 enfants ; à la suite de son dernier accouchement, c'est-à-dire 4 ans avant que nous la voyions, elle est prise d'étourdissements, de syncopes pour la première fois ; ces accidents se renouvellent tous les jours ; elle ne perd pas connaissance, mais elle est obligée de s'asseoir et a des nausées. Enfin un matin le 10 juin 1855, trois heures après s'être levée, elle perd connaissance, tombe et ne revient à elle que 5 ou 6 heures plus tard : elle ne peut remuer ni le bras ni la jambe gauches, elle ne peut parler, sachant bien toutefois ce qu'elle veut dire ; elle ne peut écrire de la main droite à cause de la faiblesse qui existe aussi pour la jambe droite. La parole est recouvrée 6 semaines ou 2 mois après ; la force reparaît dans la main droite à peu près à la même époque ; la malade peut se lever un mois après son accident. Les règles ne reparaissent que 2 ou 3 fois, la dernière en février 1856.

A cette époque nouvelle attaque, sans étourdissement préalable, chute, perte de connaissance, perte de la parole, paralysie complète du bras et de la jambe gauches ; elle pourrait écrire de la main droite, mais l'intelligence est obtuse ; au bout d'un mois elle recouvre la parole ; le bras droit et la jambe droite ne sont pas frappés comme la première fois, il y a seulement un peu de faiblesse. Au

(1) Voir *Bulletin de la Société de Médecine de Paris*, 1868 et 1878.

mois de mars elle perd la raison, on la met dans une maison de santé pendant un mois. Elle est blanche et grasse. Le pouls est à 72, la chaleur prise dans l'aisselle gauche est de 36° 7. Le côté droit de la face est paralysé ainsi que les membres gauches. — 4 janvier 1858. Sous le sternum le 1er claquement ne s'entend pas ; la compression de la crurale ne produit pas de souffle. Faradisation de la région précordiale en plaçant une des éponges à la pointe et l'autre à la base du cœur, au niveau du 3e espace gauche contre le sternum, à l'endroit où les poumons se séparent pour laisser affleurer le ventricule.

5. Le claquement du 1er temps n'existe pas ; la compression ne produit pas de souffle dans la crurale. Faradisation du cœur. On entend un soufle au 1er temps au niveau du cœur. — Soir. Le souffle cardiaque persiste.

6. Faradisation. Pour la première fois je produis un peu de souffle dans la crurale.

7. Pas d'électrisation.

8. Claquements assez nets à gauche, le premier un peu faible. A droite le second claquement est éclatant ; le premier est étouffé, un peu râpeux. Électrisation. Les intermittences éloignées, fortes ne produisent pas un grand effet. L'électrisation à intermittences rapprochées rend les claquements plus nets ; il se mêle du souffle et du bruit rotatoire. Le pouls radial est mou à 60. On entend assez facilement un souffle par la compression de la crurale, ce qu'on ne faisait pas au début de l'expérience.

11. Premier claquement presqu'éteint à droite, assez net à gauche. Souffle doux au niveau de l'aorte. Pas de souffle crural par compression.

24. Sous l'influence d'une électrisation assez prolongée et forte, le souffle des crurales devient piaulant, il y a presque du claquement à droite. La malade marche mieux. Le claquement et le souffle nuls avant la faradisation, apparaissent sous son influence et persistent d'autant plus longtemps que l'électrisation a été plus prolongée et que l'on avance dans le nombre des opérations.

Il ne faudrait pas employer la faradisation dans tous les cas de maladie du cœur.

Avec Bonnefin qui nous avait aidé déjà dans l'expérience précédente et Potain, alors chef de clinique de Bouillaud, nous faradisons le cœur d'un jeune homme chez qui le 1er claquement a disparu, le pouls est filiforme. L'électrisation rend le pouls encore plus filiforme, le cœur est tétanisé ; on doit interromprè l'expérience. Chez notre premier malade au contraire le cœur n'est sensible qu'à une très forte stimulation.

Chez un troisième malade nous trouvons à l'autopsie le cœur moyennement hypertrophié, la veine cave supérieure peu développée, l'oreillette et le ventricule droits très larges et gorgés d'un sang noir coagulé ; la tricuspide, l'artère pulmonaire intactes, l'oreillette gauche large, distendue par des caillots noirs, le ventricule gauche dilaté, à parois un peu épaissies, mais altérées et devant se contracter incomplètement ; la bicuspide inégale, jaune, épaissie, revenue sur elle-même, insuffisante, à orifice nullement rétréci, élargi au contraire ; l'aorte presque rétrécie, souple ; les sigmoïdes épaissies, souples, garnies de quelques végétations fines sur leur bord libre et sur la face par laquelle elles se touchent de manière à laisser entr'elles une petite lumière.

A cet état du cœur correspondent un étouffement considérable, des irrégularités nombreuses, la faiblesse des battements du cœur, l'absence des claquements. Le cœur diminue de volume sous l'influence de 10, puis 15 milligrammes de sulfate de strychnine, mais les étouffements ne diminuent ni de fréquence, ni d'intensité. Le pouls est presque régulier, peu fréquent, assez plein, mais mou. Les battements du cœur restent peu énergiques ; les claquements ne reparaissent pas ; on produit difficilement du souffle dans la crurale gauche et nullement dans la crurale droite ; le cœur est toujours très gros ; 15 en hauteur sur 18 en largeur. Avec Bonnefin nous faradisons la région précordiale. Rien de remarquable ne se passe d'abord ; le souffle n'apparaît pas dans la crurale, le pouls reste régulier. Le malade ne se plaint pas. Peut-être la matité précordiale fût-elle un peu diminuée. Quelques jours plus tard, nous notons : la faradisation diminue le volume du cœur ; la forme est toujours arrondie, globuleuse ; la compression produit un souffle dans la crurale droite et, de plus, nous percevons un double souffle intermittent dans la crurale gauche. Seize jours plus tard le malade meurt subitement ou du moins sans agonie.

Pouvons-nous admettre que l'électricité s'adresse directement au muscle du cœur comme elle le fait pour les autres muscles ? Nous le croyons. Le cœur est enveloppé par le péricarde ; les autres muscles ne sont-ils pas protégés par d'épaisses aponévroses ?

Humboldt met un cœur entre deux morceaux de substance musculaire et arme ceux-ci ; le mouvement éteint se ranime ou celui qui persistait s'accélère. Si le cœur est déjà assez affaibli pour ne plus battre que 15 fois par minute, le nombre de ses pulsations s'élève à 35, et quand, au bout de 5 minutes, les battements se trouvent redescendus à 3, une nouvelle application du galvanisme les fait remonter à 25.

On trouve peu de chose dans les auteurs sur la galvanisation du cœur lui-même et en particulier sur la galvanisation à travers la paroi intercostale ; or là est le point litigieux, car tout est cause de réveil pour le cœur.

L'électrisation du cœur, ainsi que nous l'avons pratiquée, ne présente aucun danger ; elle ne peut pas tuer ainsi que pourrait le faire l'électrisation du pneumo-gastrique pratiquée dans le pharynx ; elle peut troubler le cœur mais le pouls nous fait immédiatement toucher du doigt le danger auquel nous exposons le malade, et nous arrête. L'électrisation du cœur peut être utile dans la syncope, dans la congestion des cavités cardiaques, dans l'asystolie, enfin dans la dégénérescence graisseuse du cœur dont nous croyons avoir fourni un exemple. Elle rendrait pour le cœur le même service que pour les muscles de la vie de relation.

La dégénérescence graisseuse du cœur peut exister à tous les degrés et compliquer toutes les autres lésions du cœur ; elle peut aussi exister seule et alors la maladie prend son plus grand développement et revêt sa forme la plus pure. Elle se mêle à tous les états organiques ; elle se trouve partout ; il faut toujours en tenir compte dans le diagnostic, dans le pronostic et dans le traitement.

Pour Stokes l'angine de poitrine se rattache à la dégénérescence graisseuse du cœur que complique si souvent l'obstruction des artères coronaires. La fièvre typhoïde est peut-être une des causes les plus fréquentes de la dégénérescence graisseuse.

Les cas les plus graves appartiennent à des gens très âgés et alités depuis longtemps ; les muscles volontaires sont atteints ; les os sont atrophiés, fragiles ; une matière huileuse a envahi les cavités du tissu osseux.

La dégénérescence graisseuse est caractérisée par les symptômes que l'on observe du côté du système nerveux, de la respiration et de la circulation.

On note soit de véritables attaques d'apoplexie, soit de la pseudo-apoplexie caractérisée par la répétition des attaques, la rareté de la paralysie consécutive et le succès des stimulants.

Au début de la maladie, c'est plus de la syncope, à la fin c'est plus de l'apoplexie. L'attaque peut avoir lieu sans prodrome et la mort peut être subite, mais c'est rare. Dans beaucoup de cas il y a de nombreuses attaques à intervalles irréguliers. Dans quelques-uns une sorte d'aura épileptique partant soit de la tête, soit de l'épigastre, avertit le malade. Tantôt il y a un vertige momentané, tantôt une demi-défaillance ; dans les cas plus accusés le malade tombe subitement dans le coma qui peut être précédé de perte de la mémoire et d'état léthargique. La durée de l'attaque est généralement courte ; la paralysie est rare, et, lorsqu'elle se rencontre, paraît dépendre non d'une lésion anatomique du cerveau, mais d'une syncope. La dégénérescence graisseuse du cœur est souvent compliquée d'une maladie du poumon. — Un symptôme qui ne se rencontre jamais que dans l'affaiblissement du cœur consiste dans des séries d'inspirations qui se précipitent jusqu'à un maximum pour diminuer ensuite de force et de longueur jusqu'à l'apnée. La mort semble réelle, mais une inspiration faible, suivie d'une autre plus forte, marque le commencement d'une nouvelle période d'inspirations croissantes et décroissantes ; ce symptôme ne se montre que dans les dernières semaines. Ou bien le malade fait, à intervalles irréguliers, un profond soupir. — Le pouls dans les cas graves et purs varie entre 30 et 50 et même moins. Les claquements disparaissent.

On a donné, comme signes de la dégénérescence graisseuse du cœur, le pouls lent, les attaques pseudo-apoplectiques, et le phénomène de Cheyne et Stokes. Dans l'observation suivante de rétrécissement aortique la lenteur du pouls a été très remarquable et nous avons noté des attaques épileptiformes comme celles indiquées par Stokes.

Collin, 57 ans. Carrier. 1865. Il a fait de la misère. Le 16 décembre 1864 il est pris subitement d'une forte palpitation et perd connaissance pendant une minute. Il reste à Necker 3 mois dans le service de Lasègue qui constate la lenteur du pouls. Pendant 6 semaines il a des palpitations, des étourdissements, de fréquentes pertes de connaissance rapides comme l'éclair, sans convulsions. Il ne peut s'exposer à la fatigue. Les jambes ne sont plus enflées depuis 2 mois. Il est mieux étendu qu'assis.

Il est de grande stature et coloré. Il respire tranquillement 18 fois par minute. Le cœur est gros, la région précordiale saillante. Le cœur ne bat que 16 fois. Le pouls est régulier, développé, vibrant. Souffle intense au 1er temps sur toute la surface du cœur avec frémissement, sans claquements, s'engageant dans l'aorte et les carotides. On sent à la pointe deux battements qui se succèdent rapidement avec la même forme. Plus tard nous notons une voussure considérable au niveau des cartilages costaux gauches ; le 2e cartilage forme tumeur. Pas de cyanose. Pas de dilatation des veines. Il ne se passe pas un jour qu'il n'ait des convulsions d'une seconde dont il ne s'aperçoit pas. Le pouls a varié de 16 à 32.

Ici c'est une forme épileptique qui peut bien partir du bulbe.

Dans l'observation du nommé Gros, nous trouvons comme début un coup sur la tête, puis le pouls à 30, des vertiges et des demi-syncopes ; à l'autopsie, une dégénérescence graisseuse considérable du cœur. Est-ce un pouls bulbaire ? Il semble, à en juger par la cause qu'indique le malade ; il y a des vertiges sans attaque franchement épileptique. La lésion du bulbe a produit la dégénérescence graisseuse qui retentit à son tour sur le bulbe. Les cas ne sont pas toujours aussi simples que nous le souhaiterions.

Nous ne trouvons pas plus de pulsations au cœur qu'à la radiale. Le cœur n'est pas gros. Les claquements sont durs sans souffle ; le 2e claquement est dédoublé sans que nous ayons à penser au rétrécissement mitral.

Une femme a le pouls à 30 et a eu deux hémiplégies passagères.

On admet une lésion de la mitrale et des embolies. Nous ne trouvons rien à la mitrale, nous admettons la dégénérescence graisseuse du cœur. Les battements du cœur sont en même nombre que ceux de la radiale. Pas de pouls veineux. Pouls régulier. Cette femme a fait jusqu'à ces derniers jours son métier de domestique. A l'âge de 9 ans elle a eu la scarlatine. Réglée à 13 ans toujours bien. La lenteur du pouls existait à la première attaque. Elle n'a pas d'oppression. Elle a deux hernies qui la gênent pour monter ; mais le cœur a probablement sa part.

§ XI. — Anévrysmes et dégénérescence fibreuse du cœur. Myocardite (1).

On a restreint beaucoup le territoire de l'anévrysme du côté du cœur comme du côté des artères ; on lui a enlevé les simples dilatations ; la séparation nous paraît plutôt faite pour la commodité des auteurs que créée par la nature elle-même ; c'est une division artificielle. Chacun a son anévrysme, chacun a sa définition. Nous serions disposé à donner le nom d'anévrysme à toute dilatation du cœur générale ou partielle, ainsi que le fait Corvisart. Si nous ne pouvons voir un anévrysme même actif dans l'hypertrophie concentrique du ventricule gauche qui accompagne le rétrécissement mitral, nous ne pouvons nous empêcher de dire que le ventricule gauche dans l'insuffisance aortique présente un type d'anévrysme vrai. La pointe a disparu et la paroi externe s'est dilatée en forme de sac ; l'endocarde a pris une teinte blanchâtre, le muscle est devenu comme fibreux, le ventricule est une véritable aorte. Dans notre mémoire sur *l'insuffisance aortique*, voici ce que nous trouvons au point de vue qui nous occupe, en dehors de l'insuffisance.

(1) *Bulletin de la Société de Médecine de Paris*, 1872.

1° R. Péricarde adhérent de toutes parts. Ventricule gauche énorme et contenant des traînées de fibrine organisées et adhérentes.

2° R. Cœur gros, dodu, ferme; adhérence générale du péricarde.

3° L. Cœur très gros, à parois très fermes; péricarde presque partout adhérent.

4° G. Dilatation en masse du cœur, peu d'hypertrophie, tissu dense, carnifié, ventricule gauche blanc à l'intérieur; colonnes charnues blanches.

5° A. Cœur dodu, en besace, à parois fermes, résistantes. Larges plaques péricardiques à teinte grisâtre, disséminées en avant, en arrière, avec des adhérences çà et là.

6° D. Cœur gros, en besace, mou, jaune, sans apparence musculeuse.

7° R. Disparition presque complète des fibres musculaires du ventricule droit; muscles tenseurs de la bicuspide à sommet fibreux.

Si nous analysons les signes de l'insuffisance aortique, nous trouvons bien quelques raisons de penser à un anévrysme vrai du ventricule gauche. Le cœur se contracte mal ou au moins est immobile pour la main qui le cherche et l'explore. Le ventricule gauche se laisse dilater et bat à la présystole et à la diastole comme une poche anévrysmale; il ne peut plus se vider. Souvent le péricarde adhère. La mort est subite, non pas qu'on ne puisse vivre longtemps avec une insuffisance aortique, et qu'on soit plus menacé par cette lésion que par toute autre, mais on est moins averti du terme.

I. — *Transformation fibreuse de la pointe du cœur.* — *Caillots adhérents.* — *Asystolie.* — *Pertes de connaissance.* — *Cyanose.* — H. 40 ans, a la fièvre typhoïde à 24 ans. A 32, elle a une bronchite grave avec faiblesse grande, pertes de connaissance continuelles aussitôt qu'elle monte, palpitations. Hémoptysie l'an dernier. La gêne de la respiration qui remonte à 5 mois est plus grande depuis un mois. L'œdème des jambes d'abord peu prononcé augmente : on note de la cyanose. Le pouls est petit, faible, régulier. A peine entend-on de droite et de gauche un souffle faible. L'anémie est considérable. Les syncopes sont continuelles. La malade s'éteint sans accidents cérébraux.

Autopsie. — Péricarde sain. Cœur gros, gonflé par les caillots qui remplissent les cavités, mais surtout les oreillettes. La pointe a disparu. L'oreillette droite ne présente qu'un peu de dilatation. La tricuspide est un peu épaissie à son bord, non dentelée ; les divisions des tendons ont disparu ; la valvule marche mal ; elle pouvait être insuffisante. Le ventricule droit est un peu dilaté. L'artère pulmonaire et les sigmoides sont saines.

L'oreillette gauche est distendue et un peu blanche à l'intérieur. La bicuspide légèrement altérée, épaissie et rouge sur son bord est plus suffisante que la tricuspide. Le ventricule gauche un peu dilaté a des parois amincies et contient surtout vers la pointe des caillots mous, sanieux, purulents, friables comme du tissu splénique, recouvrant des caillots de plus en plus organisés et adhérant à la masse musculaire dont il est difficile de les détacher. La paroi du ventricule gauche est blanchâtre, fibreuse à la coupe, celle du ventricule droit est beaucoup moins altérée. Rien de notable pour l'aorte et les sigmoïdes. Au sommet d'un des poumons on trouve des cicatrices et quelques points ramollis, très petits du reste. Un des lobes inférieurs est splénisé et rempli de noyaux apoplectiques, dur. Le foie est gros, jaune, noix muscade. Les reins sont un peu gras.

II. — *Dégénérescence fibro-graisseuse du cœur, en particulier de la pointe. — Sclérose du cœur et du foie. — Asystolie.* — P. 65 ans, tailleur d'habits, entre à la Charité le 15 février 1858 et meurt le 21. Cet homme n'a jamais ni douleurs dans les jointures, ni fluxion de poitrine, ni fièvre typhoïde, ni chancre, ni blennorrhagie et cependant il a de tout temps des palpitations et la respiration courte. L'oppression a augmenté depuis 6 à 7 mois, l'œdème des jambes date de cette époque. Il y a 4 ou 5 mois il a dans la même soirée trois syncopes non suivies de paralysie. La pâleur est extrême, les lèvres sont cyanosées ; l'œdème est général, on note de l'ascite Les jugulaires sont développées. Le cœur est gros ; on en sent ma les battements. Au niveau du sternum on perçoit des frottements ; à gauche on note de la dureté des claquements. Souffle aigu dans la crurale, simple, difficile à produire, bien que l'artère se meuve avec force. Râles sous-crépitants et ronflants. — 18. Claquements assez nets ; pouls irrégulier. Matité en arrière à droite ; râles ronflants et sibilants. L'urine contient peu d'albumine, malgré l'application de deux vésicatoires. Les accidents augmentent, l'intelligence reste intacte.

Autopsie. — Blancheur presque générale des séreuses, avec des plaques plus opaques. Le cœur est très gros. Taches laiteuses sur le péricarde. Une couche épaisse de graisse couvre le cœur. Au niveau du ventricule droit le tissu musculaire disparaît par places. Les cavités droites sont distendues par de gros caillots noirs. La tricuspide est épaisse, blanche et graisseuse. L'oreillette gauche est blanche et opaque à l'intérieur. La bicuspide est peu altérée, un peu épaissie, mamelonnée, graisseuse avec des plaques sur la grande lame. La paroi du ventricule gauche est épaisse, jaune, verdâtre. La pointe présente la dégénérescence fibreuse ; l'altération est analogue à celle du foie ; les colonnes charnues sont dégénérées ; une des sigmoïdes aortiques tend à la rétraction. L'aorte présente des plaques athéromateuses ; le sinus aortique est dilaté. Les plèvres contiennent un peu de liquide citrin et sont semées de plaques blanches. Les poumons de couleur livide offrent les lésions de la broncho-pneumonie. Dans la paroi abdominale on trouve des diffusions sanguines. Le foie est petit, un peu granulé, d'apparence fibreuse, sclérosé. La rate est atrophiée, ridée, blanche, friable. Les reins de grosseur normale sont congestionnés et ont l'apparence d'un galet.

En résumé dégénérescence fibreuse générale. Comme dans le cas précédent, nous notons des syncopes. Le cœur et le foie sont tous deux sclérosés. La petitesse et l'irrégularité du pouls dépendent de la dégénérescence du muscle. Dans ce cas, nous n'avons pas trouvé de souffle.

III. — *Anévrysme de la pointe avec caillots organisés. — Endocardite chronique, péricardite, myocardite. — Épaississement des valvules, dilatation du cœur et des orifices. — Sclérose. — Asysto-*

lie. — X. âgée de 50 ans, Hôtel-Dieu, entre en juin 1870. Je vois la malade le 2 août. Le maximum des bruits anormaux existe le long du sternum et à droite beaucoup plus qu'à gauche. On note de la matité à droite et quelques battements. On entend un double bruit rude. Les veines jugulaires sont développées et battent. L'œdème augmente tous les jours. A la fin le bras gauche se couvre d'ecchymoses; de l'ictère se manifeste. Le pouls est toujours petit et inégal. Le souffle prend dans les derniers temps une grande intensité le long du bord inférieur du cœur. A l'autopsie nous trouvons comme lésion prédominante la *dilatation en poche de la pointe* ; le muscle disparaît, l'endocarde épaissi est accollé au péricarde épaissi ; une couche de caillots anciens comble la poche anévrysmale. L'aorte est intacte. La péricardite se montre sous la forme de nombreuses plaques laiteuses et d'adhérences au niveau des artères aorte et pulmonaire.

Pelvet conteste l'existence de la myocardite-parenchymateuse, représentée par la dégénérescence graisseuse de la fibre musculaire. La transformation fibreuse est une véritable cirrhose du cœur.

Sous l'influence de l'irritation progressive ou d'une autre cause dont la conséquence est d'affaiblir l'activité fonctionnelle du muscle, la trame celluleuse du cœur augmente peu à peu, envahit l'élément musculaire, l'étouffe et le fait disparaître en partie.

Il y a simple hyperplasie d'abord ; ce ne sont plus des cellules étoilées ; elles ont une forme toute spéciale qui résulte, selon Ranvier, de la pression et du tiraillement, et produisent par leur réunion un tissu serré, compact, ayant tout l'aspect extérieur du tissu fibreux. C'est la première période de la transformation fibreuse. Plus tard, lorsque l'anévrysme tend à la guérison, le tissu conjonctif diminue, remplacé par du tissu élastique, qui disposé en mailles lâches dans les couches moyennes se resserre à la surface interne en lames où le tissu conjonctif disparaît tandis que dans les couches moyennes les deux tissus sont mélangés en proportion égale. Il est probable que c'est aux dépens du tissu conjonctif que se développe le tissu élastique. Puis s'ajoutent des dépôts calcaires. En même temps les faisceaux musculaires disparaissent ou diminuent à mesure qu'on va vers le fond de la poche.

Le premier effet de l'irritation sur la fibre musculaire est la multiplication des noyaux du sarcolemme ; la fibre primitive est atteinte à son tour, diminue de largeur, se réduit et s'étire comme un tube de verre sous l'action du chalumeau. Dans les trois cas que Pelvet voit, les fibres musculaires conservent leur structure intacte.

La fibre musculaire concourt-elle à la formation du tissu fibreux ? Il a semblé à Pelvet que, en plusieurs points, les cellules embryonnaires étaient le résultat de la prolifération des noyaux de sarcolemme, et plusieurs des cellules allongées lui ont paru aussi provenir du sarcolemme qui se serait vidé et aurait gardé seulement ses noyaux.

Le plus souvent les trois tuniques du cœur sont confondues en une membrane dure, blanchâtre. L'endocarde toutefois a perdu son épithélium ; les fibres et son tissu conjonctif se sont confondus avec la trame fibreuse du cœur. Le ventricule gauche est le siège à peu près exclusif de la transformation fibreuse, il y en a trois exemples seulement pour le ventricule droit. Pour Pelvet, la transformation fibreuse n'est pas le résultat d'une rupture ni d'une cause mécanique quelconque, mais la suite d'une inflammation chronique de la membrane interne du cœur qui s'est étendue au muscle sousjacent. Pelvet ne connaît que 4 cas d'anévrysme par dégénérescence graisseuse du cœur.

CHAPITRE III

DES TROUBLES DU SYSTÈME NERVEUX DU CŒUR

§ I. — Angine de poitrine et sténose.

Ces troubles peuvent être produits par des modifications de toutes les parties du système nerveux. Presque tous les auteurs finissent par rechercher si une lésion organique du cœur complique les accidents nerveux. Pour le cœur on ne peut évidemment pas mettre de côté l'élément nerveux, mais, quand on veut être clair et indiscuté, l'embarras commence. La grande névrose du cœur est l'angine de poitrine. Or que de difficultés pour une maladie étudiée par tout le monde, qui échappe à toutes nos réglementations. Placer uniquement la maladie dans les artères coronaires est impossible ; l'attribuer à une lésion du plexus cardiaque, toujours, est aussi difficile ; en même temps que le plexus cardiaque quelqu'autre point du système nerveux est atteint. Pour expliquer la mort si rapide, à peu près subite, il faut arriver au centre, au bulbe. L'angine de poitrine n'est pas une maladie localisée, mais un symptôme à origines variées. Quelqu'un oserait-il intituler la maladie, névrite ou névralgie du plexus cardiaque ou rétrécissement des artères coronaires ? La largeur donnée en général au titre indique que personne ne se sent la force de localiser la maladie dans un coin trop restreint.

Parrot dit que le point de départ n'est pas toujours dans

le plexus cardiaque ; quelquefois il faut le chercher dans un organe nerveux plus ou moins éloigné ; tantôt ce sera un des nerfs périphériques, siège des irradiations les plus fréquentes, tantôt les centres eux-mêmes. Pour Romberg, la source de la sternalgie peut être dans une affection primitive de la moelle. On a divisé les angines de poitrine en celles dont on meurt, et celles dont on ne meurt pas. Nous ne pouvons pas nous y opposer.

De l'angine de poitrine par sténose des artères coronaires en 1821.

La théorie de la production de l'angine de poitrine par la sténose des artères coronaires a été nettement formulée pour la première fois par H. Reeder dans son *Traité pratique des maladies inflammatoires organiques et lymphatiques du cœur*, 1821, que personne ne cite. Avant lui la sténose est citée, mais non imposée à l'angine de poitrine. Reeder dit que les cas les plus graves d'angine de poitrine sont dus à la sténose des artères coronaires à leur origine ou sur leur parcours ; les auteurs qui soutiennent cette théorie doivent lui en faire les honneurs.

L'angine de poitrine est de création anglaise.

Sénac (1777) et Morgagni (1779) dans leurs éditions postérieures à 1768 ne parlent pas de l'angine de poitrine ; ils nous donnent des renseignements intéressants sur l'état de la science au sujet des artères coronaires avant l'époque anglaise et ne signalent que des palpitations.

En 1767 Fothergill publie deux cas. Dans l'un le malade, après avoir présenté tous les symptômes caractéristiques, meurt subitement ; à l'autopsie on trouve de l'hydrothorax ; il n'est pas question des coronaires. Dans le second cas le malade succombe après une attaque provoquée par un transport de colère. L'autopsie est faite par John Hunter. Les artères coronaires sont complètement ossifiées, la mitrale et l'aorte légèrement, le cœur pâle et le thorax plein de sérum sanglant.

Le 20 juillet 1768, dans une séance du collège des médecins de Londres, Heberden propose le nom d'*angina pectoris* en raison du siège de la maladie et de la sensation d'étranglement et d'angoisse. En 1772 il observe un cas dont l'autopsie est faite par John Hunter qui meurt de cette maladie ; on ne trouve aucune lésion, si ce n'est quelques taches sur l'aorte et des adhérences pleurales à gauche ; les artères coronaires ne sont pas examinées. Heberden ne cherchait donc pas un rapport entre les lésions des coronaires et son angine de poitrine. Il ne peut être considéré comme l'inventeur de la théorie de la sténose.

Jenner le premier dit que l'ossification ou la mauvaise organisation des artères coronaires est une cause d'angine de poitrine ; et la découverte est due à un accident ; en faisant une section transversale du cœur, assez près de la base, chez une personne morte subitement de cette affection, le couteau est arrêté, les coronaires sont ossifiées. Jenner rattache la maladie et la mort subite à cet état des artères. Puis connaissant les accidents éprouvés par John Hunter il prédit qu'on trouvera les coronaires ossifiées ; elles le sont.

Samuel Black de Newry, en 1795, rapporte 4 cas.

I. — Le premier est celui d'un homme de 50 à 60 ans qui se plaint d'angoisse et de douleur précordiale, s'étendant aux omoplates et en bas du bras gauche lorsqu'il marche, surtout sur un terrain en pente ou d'un pas plus vite que l'ordinaire, symptômes disparaissant dès qu'il s'arrête. Les paroxysmes ont lieu pendant le sommeil. Puis vient de l'hydrothorax et le malade meurt soudainement après avoir souffert pendant 5 ans. A l'autopsie, les coronaires sont ossifiées sur tout le parcours. On trouve des athéromes de l'aorte. Les valvules sont saines. Le cœur est chargé de graisse, un peu large et mou. Une quantité de sérum remplit la cavité de la poitrine. Les cartilages costaux sont ossifiés.

II. — Le second cas est celui d'un gentleman de 50 à 60 ans qui se plaint au moindre exercice, marcher sur un terrain incliné, monter des étages ou même s'habiller et se déshabiller, d'une angoisse intolérable, d'une sensation pénible dans la poitrine s'étendant jusqu'aux omoplates et en bas du bras gauche, angoisse qui disparaît dès qu'il s'arrête pour reparaître au moindre exercice. Il a des syncopes pendant quelques années surtout après dîner. Son pouls varie de 50 à 56 faible. Plus tard il a des paroxysmes pendant la nuit, il croit toucher à sa fin. Il peut faire une grande inspiration et trouve quelque soulagement à retenir sa respiration et maintenir la poitrine dans une expansion modérée. L'hydrothorax apparaît et le malade meurt après de grandes souffrances.

A l'autopsie les coronaires sont ossifiées, le calibre de l'une est très diminué et l'autre oblitéré. Des lamelles osseuses existent à la surface de l'aorte surtout autour de l'origine des coronaires. Les cavités pleurales contiennent une grande quantité de sérum ; le péricarde n'en contient pas. Toutes les valvules sont saines. Les cartilages des côtes sont ossifiés. Le cœur est chargé de graisse, large, mou, pâle.

III. — Le 3e cas est celui d'un homme de 55 ans, robuste, de vie modérée, n'ayant jamais été affecté de goutte. Il est tout à coup saisi, tandis qu'il monte une pente, d'une douleur au-dessous du mamelon gauche s'étendant jusqu'à l'épaule et au bas du bras gauche, avec angoisse et oppression, il s'arrête et tout disparaît. Plus tard ces symptômes sont invariablement produits en gravissant une pente, en courant quelques instants, ou même en marchant sur un terrain uni si le pas n'est pas très lent; ils deviennent beaucoup plus sévères et se montrent beaucoup plus facilement quand il marche après dîner ou dans la soirée que pendant tout autre moment. Le malade se plaint quand il respire, la gorge est comme dénudée, de la vapeur froide la traverse. Au bout de cinq mois il a des paroxysmes pendant la nuit, la douleur et l'angoisse apparaissent vers deux heures du matin et toujours pendant le sommeil. Il ne peut pas se coucher sur le côté gauche sans un grand malaise dans la poitrine et s'il se tourne sur ce côté pendant le sommeil il est vite éveillé par l'oppression et l'anxiété. Les excrétions sont normales et régulières, l'estomac fonctionne bien sans flatulence. Enfin, pendant la nuit, un paroxysme se montre plus sévère que d'habitude ; la douleur se jette sur les omoplates et provoque des convulsions générales. Une toux violente sans expectoration survient. Après une durée de douze heures tout disparaît soudain, des vomissements éclatent. Le malade est torturé sans relâche. Après soixante heures de douleurs depuis le début il expire.

A l'autopsie les coronaires sur une longueur de deux pouces sont osseuses mais perméables. Toutes les valvules sont saines. L'aorte ascendante est dilatée. Le cœur n'est pas chargé de graisse. Les poumons sont sains. Il n'y a de sérum dans aucune cavité. Les viscères de l'abdomen sont intacts.

IV. — Le 4e cas est celui d'un gentleman de 62 ans à habitudes modérées, n'ayant jamais eu la goutte, qui est atteint pour la première fois à l'âge de 30 ans, montant à cheval, d'une douleur intense dans la région du cœur, douleur qui dure une minute. Une année après, tandis qu'il gravit rapidement une colline, nouvelle douleur intense de la poitrine, il est obligé de s'arrêter. Pendant quelques années les paroxysmes reviennent fréquemment. A la longue ils sont plus sévères, plus fréquents et s'accompagnent de sensations le long des bras comme si un liquide chaud y coulait. On établit deux cautères, il en éprouve du bien; on les retire au bout de quatre ou cinq ans; attaque plus violente; on rétablit les cautères sans avantage; il a des paroxysmes pendant la nuit et prend de grandes quantités de laudanum. Les attaques sont de plus en plus violentes pendant les dernières douze années, et un soir, étant assis et prenant du chocolat, il tombe tout à coup de sa chaise et expire.

A l'autopsie les coronaires sont ossifiées sur toute leur longueur, une de leurs branches est oblitérée, les autres sont très diminuées de calibre. Les valvules sont saines. Liquide dans le péricarde mais non dans les plèvres. Viscères de l'abdomen sains. Médiastin couvert d'une couche épaisse de graisse. Aorte un peu dilatée.

Ce cas est remarquable par la longue durée de la maladie.

Nous insistons sur ces observations de Black de Newry parce qu'elles sont antérieures à celles de Parry (1799) et moins connues. Il insiste sur l'ossification et note la sténose sans attacher à cette dernière de l'importance.

Parry ne fait pas davantage; il donne à la maladie le nom de syncope angineuse. Il rapporte 3 cas dont 2 lui appartiennent et un à un de ses amis.

I. — Chez un homme de 60 ans, Parry trouve à l'autopsie les deux coronaires ossifiées par intervalles sur une étendue de 4 pouces ; le diamètre est diminué au point qu'un très petit chalumeau ne peut passer. Le cœur est chargé de graisse ; les cavités sont pleines de sang fluide. Les accidents graves ne durent que 3 jours.

II. — Chez un homme de 66 ans, les coronaires présentent une ossification tubulaire ; le calibre est tellement diminué que le plus petit stylet ne peut passer.

III. — Chez un homme de 50 à 60 ans, les coronaires sont épaissies et cartilagineuses ; à la surface interne est une matière analogue à celle du croup qui diminue beaucoup la cavité de ces vaisseaux.

Parry indique la sténose dans ces trois observations sans en établir la théorie.

Burns en 1809, qui accorde au travail de Parry une grande importance, n'insiste pas davantage. Pour lui c'est Parry qui démontre sans controverse que cette affection fatale dépend de quelque lésion organique des vaisseaux nourriciers du cœur. Chez tous les malades morts de syncope angineuse où le corps a été examiné avec soin, les artères coronaires ont été trouvées ossifiées ou cartilagineuses. Burns n'est pas juste pour les prédécesseurs.

Enfin Reeder en 1821 met en tête des causes de l'angine de poitrine l'ossification ou toute autre lésion des artères coronaires diminuant beaucoup leur calibre, ou l'ossification de la portion de l'aorte où naissent ces vaisseaux de manière à diminuer le diamètre de leurs origines.

Il entend par angine de poitrine une maladie dans laquelle il y a douleur ou angoisse plus ou moins sévère dans la région du cœur, s'étendant fréquemment le long de la poitrine jusqu'à l'épaule et en bas du bras gauche, faisant invasion par paroxysmes séparés par des intervalles de bien-être parfait.

L'état morbide des coronaires consiste le plus souvent en l'ossification qui diminue leur capacité et qui s'étend quelquefois sur une longueur de plusieurs pouces. Elles ressemblent parfois au cartilage et leur surface interne est couverte d'une exsudation lymphatique tenace qui diminue beaucoup leur calibre; le résultat est le même que s'il y a un dépôt de matière osseuse. Si l'aorte est ossifiée dans la partie d'où naissent les artères de manière à diminuer le diamètre de leurs orifices aortiques, les mêmes effets sont produits que si les artères sont malades elles-mêmes, parce que la substance du cœur ne reçoit pas sa quantité accoutumée de sang.

On a dit que l'ossification des coronaires existe sans angine de poitrine. Les cas dans lesquels aucun symptôme n'a été noté avec des vaisseaux si altérés sont excessivement rares. Si le calibre des coronaires n'est pas diminué par l'ossification partielle ou complète, le cœur reçoit la quantité nécessaire de sang et il n'y a aucune raison de maladie; ou, si une des coronaires seule est malade, l'autre, saine, fournit une quantité suffisante de sang, surtout si le calibre en est augmenté.

L'angine de poitrine se rencontre avec l'ossification des valvules, le rétrécissement des orifices, avec l'anévrysme et l'ossification de l'aorte thoracique, avec la lésion des organes chylo-poiétiques, surtout de l'estomac; mais dans ces états elle n'est pas franche, on ne constate pas la douleur ou l'angoisse précordiale caractéristiques.

Le spasme à lui seul peut produire l'angine, mais rarement.

On admet comme autres causes, l'hydrothorax, la grande quantité de graisse enveloppant le cœur. Quand cet organe est chargé de graisse et en même temps excité à une augmentation d'effort, l'anxiété et quelquefois la syncope en résultent ; mais quand il y a douleur aiguë dans la poitrine, s'étendant jusqu'au bras, l'obésité n'est pas la seule cause.

Reeder n'admet comme angine de poitrine grave que celle qui est liée à la sténose des artères coronaires. D'autres auteurs avant lui ont insisté sur l'insuffisance de l'afflux du sang dans les coronaires ; ainsi Burns compare le cœur atteint d'ossification des coronaires à une jambe autour de laquelle on applique un lien ; si le lien est trop serré, la jambe ne reçoit plus suffisamment de sang et s'arrête. On sent bien la sténose, mais elle n'est pas exprimée nettement comme dans l'ouvrage de Reeder.

L'ischémie peut être produite par des causes variées.

Nous avons été frappé par la mort de Maurice Raynaud succombant subitement à une attaque d'angine de poitrine. Dans un rapport pour 1874 sur le travail de M. Charpentier, médecin de la Salpétrière, intitulé : *Sur une forme particulière d'asphyxie locale*, nous disions : L'angine de poitrine ne touche-t-elle pas souvent de près à l'asphyxie locale et n'est-elle pas due aussi fréquemment à une névrose des nerfs périphériques qu'à une lésion du cœur ? Or une sœur de Maurice Raynaud avait été le sujet et l'occasion de son mémoire sur la gangrène asphyxique des extrémités, et Maurice Raynaud mourait en 1882 d'une attaque d'angine de poitrine. N'y a-t-il pas là une singulière coïncidence ? L'angine de poitrine est parfois une variante du doigt mort, de l'asphyxie locale des extrémités ; de même que chez le malade de M. Charpentier la névralgie stomacale alterne avec l'asphyxie locale des extrémités ; de même que Maurice Raynaud constate le développement alternatif d'asphyxie locale des extrémités et de troubles de la vue ; les troubles du fond de l'œil consistant en un rétrécissement de l'artère centrale de la rétine avec battements de la veine centrale. La cause serait l'exagération du pouvoir excito-moteur des parties grises de la moelle qui tiennent sous leur dépendance l'innervation vaso-motrice ; on pourrait appliquer à l'angine de poitrine le traitement appliqué par Raynaud, les courants continus descendants sur la colonne vertébrale. Charpentier a réussi dans l'asphyxie locale avec le sulfate de quinine ; y aurait-il lieu d'appliquer le même remède à l'angine de poitrine, dynamique, nerveuse ? Malheureusement ce qui est dynamique aujourd'hui est organique demain, et nous trouvons ici la même difficulté que pour toutes les autres maladies, la séparation des états inorganiques et des états organiques, et pour les états organiques la séparation de ceux compatibles avec la vie et de ceux qui entraînent la mort.

Dans la séance de la *Société médicale des hôpitaux* du 27 juin 1890, Chantemesse présente un malade atteint d'accès de déambulation automatique, épileptique, venu à l'hôpital pour des accès d'angine de poitrine coïncidant avec de l'asphyxie locale des extrémités, présentant quelques signes d'hystérie. Les accès d'angine de poitrine seraient d'origine hystérique. Nous insistons sur cette relation de l'angine de poitrine avec l'asphyxie locale ; si le cœur subit l'état du doigt mort, on saisit vite qu'il ne le subira pas longtemps, et cependant il n'y a pas encore de lésion organique profonde. La syncope peut durer et tuer, comme si elle était causée par un cœur gras ou par une sténose des artères coronaires.

Il est remarquable que l'angine de poitrine existe surtout chez l'homme, dans la proportion de 98 pour 100 d'après Lussana, et ne se montre qu'après 40 ans et surtout après 50.

Nous devons être réservés dans le diagnostic et le pronostic de l'angine de poitrine et ne prononcer ce mot qu'avec crainte. A qui fera-t-on croire que l'angine de poitrine n'est pas une maladie grave?

Quant à savoir si la maladie est une névralgie, une névrite ou une lésion de l'aorte et des coronaires, chaque théorie trouve des cas en sa faveur.

Nous citons deux cas d'angine de poitrine avec lésion des coronaires que nous avons observés.

I. — B. 46 ans, porteur aux halles, entre à la Charité le 20 juin 1887 et meurt le 21 septembre.

L'angine de poitrine date de 2 ou 3 ans. Il a eu 3 rhumatismes articulaires aigus. On a tout usé comme médicaments, trinitrine 20 gouttes, nitrite d'amyle, antipyrine en injections. C'est encore le chlorhydrate de morphine qui le soulage le mieux, mais pas longtemps; on fait des injections de 2 centigrammes matin et soir, il dit que ce n'est pas assez fort. Les pointes de feu n'agissent pas, non plus l'iodure de sodium.

Il est pâle, maigre, grand. J'assiste à un de ses plus forts accès le 11 juillet. Il est debout, le bras gauche appuyé sur la planchette de son lit. Il a un poids de 20 kilos sur le cœur, il est déchiré. C'est une plainte continuelle, sans exacerbation. Il est étranglé. Il n'est jamais sur le point de passer. Les accès durent 2 heures et reviennent tous les jours plusieurs fois. Jamais de syncope.

Le pouls est régulier, développé, vibrant, non cinglant. Insuffisance aortique. Double souffle sternal et crural énorme. A gauche le 2e souffle prend la forme roulante ; il est impossible d'admettre un rétrécissement mitral.

Il meurt en se tournant dans son lit pour prendre un lavement.

Depuis 8 ou 10 jours, il crachait du pus, avait des vomiques. On croyait à une médiastinite suppurée.

Autopsie. — Le cœur est énorme, distendu par des caillots noirs. Il mesure 20 centimètres en hauteur sur 25 en largeur. Le ventricule gauche occupe une grande surface ; le cœur est comme bilobé. Pas d'adhérence du péricarde. Quelques plaques laiteuses. Les oreillettes ne sont pas très développées. La mitrale, la tricuspide et les sigmoïdes pulmonaires sont à peu près saines. Les sigmoïdes aortiques sont épaissies et largement insuffisantes. L'aorte ascendante est désorganisée, athéromateuse, crétacée sur toute sa surface. Une des coronaires ne laisse pas passer une tête d'épingle, l'autre est libre. Les artères sont souples. Un peu de sérum dans la plèvre gauche. Poumons engoués. Les autres organes ne présentent rien de particulier. Œdème des jambes. Les cartilages des côtes ne sont pas ossifiés.

Remarques. — Il y a de quoi contenter tout le monde. On croit à une médiastinite et on trouve une coronaire presque oblitérée, mais non les deux. L'aortite est accentuée.

II. — Lasserre, 32 ans, meurt le 25 juillet 1885. Nous le voyons à partir du 1er juillet, toujours dans la même position, la tête élevée, appuyé sur le côté droit, humant l'air comme quelqu'un qui meurt d'hémorrhagie, sans angoisse, faisant semblant de dormir pour qu'on ne l'examine pas, sans œdème, d'une pâleur verdâtre.

Le pouls était développé, régulier. Pas de double souffle crural. Un peu de souffle au 1er temps, à la pointe et au niveau du sternum. Les claquements veineux, jugulaires et cruraux, présystoliques et systoliques ont été remarquables.

Autopsie. — Le cœur est assez gros, non hypertrophié. Pas d'adhérence du péricarde ; une plaque en avant. Le muscle est mou.

Les artères coronaires n'ont pour les deux qu'une embouchure dans laquelle un stylet entre difficilement. Elles ne sont pas ossifiées sur leur parcours. Les sigmoïdes aortiques sont normales. L'aortite est considérable, crétacée.

La mitrale et la tricuspide ne sont pas altérées. Les oreillettes sont dilatées en proportion de la dilatation générale, sans hypertrophie. Le ventricule droit et l'artère pulmonaire sont dilatés. Les poumons sont congestionnés. Le sang est sirupeux et noir sans caillots.

Remarques. — Ici nous trouvons la sténose sans forme angoissante. Le malade ne quittait pas son lit. L'aortite est considérable. On n'a jamais eu l'idée d'une angine de poitrine. Que de variétés!

§ II. — Goître exophthalmique.

Charcot dès 1856 admet comme cause des accidents la paralysie du grand sympathique. Beni-Barde a eu l'occasion de voir un grand nombre de cas et a conclu dans le même sens. « La maladie de Graves, dit-il, est une névrose du nerf ganglionnaire produite par une altération de nutrition et quelquefois par une lésion organique de la portion du système cérébro-spinal où le grand sympathique prend son origine ; l'altération ou la lésion peut-être limitée aux ganglions et aux cordons nerveux ». Pour le cœur on a trouvé surtout de la dilatation sans lésion des valvules ; on admet la *dilatation des artères coronaires*, d'où résulte la fluxion artérielle du tissu musculaire du cœur. Le corps thyroïde finit par devenir kystique, et ses artères peuvent former un anévrysme cirsoïde. On a trouvé l'artère ophthalmique dilatée, les veines de la région orbitaire congestionnées et le tissu adipeux de l'orbite très développé.

Les battements du cœur sont d'une extrême violence, le cœur est augmenté de volume, les veines du cou battent comme des artères ; les artères carotides, thyroïdiennes, probablement coronaires, battent ; les radiales ne font pas toujours exception. Le souffle s'entend sur toute la surface du cœur ; à la pointe comme à la base. Il n'est pas impossible que les artères coronaires soient le siège d'une partie du souffle ; ces artères enserrant le cœur dans ses deux diamètres, le souffle s'entendrait sur toute la surface du cœur et simulerait les souffles d'orifice, les souffles intérieurs. On est tenté d'assimiler le cœur et le corps thyroïde dans la maladie de Basedow, tant les phénomènes se ressemblent pour les deux organes. Quand on ausculte le corps thyroïde on croit avoir le cœur sous l'oreille et réciproquement. Les artères et les veines du cœur doivent battre comme les artères et les veines thyroïdiennes et produire les mêmes bruits.

Les accidents sont de toutes sortes, troubles de la menstruation avec diminution ou suppression des règles, hémoptysies, épistaxis, diarrhée, vomissements, sueurs abondantes, sensation de chaleur intolérable, accès de fièvre intermittents, céphalées, gêne de la respiration, suffocation, insomnie, manie, etc.

Les palpitations précèdent souvent, mais non toujours le goître qui précède l'exophthalmie et n'est jamais énorme ; il peut exister à droite seulement. Le pouls est fréquent et peut aller à 170.

Le traitement, d'après Beni-Barde, appartient exclusivement à l'hydrothérapie et varie entre 4 et 8 mois.

Madame B. est atteinte au plus haut degré de la cachexie exophthalmique. A 10 ou 12 ans une fluxion de poitrine l'alite 1 ou 2 mois. Vers 12 ou 13 ans elle a pendant 6 mois des fièvres intermittentes rebelles au quinquina, rares dans son pays. Un peu plus tard paraissent les pâles couleurs et les palpitations. Elle se marie jeune et a 5 enfants. En 1863, âgée de 32 ans, elle perd un enfant de 9 ans ; les règles disparaissent pendant 3 mois ; elle est prise de palpitations, de vomissements et d'une grande faiblesse. Le goître ne se montre que 3 mois après et varie beaucoup. C'est au mois de mars que chaque année reviennent et les vomissements et le goître. Les cheveux blanchissent en quelques jours. Nous la voyons en 1869. Les yeux sortent des orbites ; les battements sont énormes, le goître est considérable. Des spasmes continuels empêchent la malade de sortir ; elle est faible sur les jambes et ne peut gravir une marche. Elle dort très mal. L'œdème finit par occuper les jambes, les cuisses et la partie inférieure du tronc. Elle fait de l'hydrothérapie ; c'est la seule médication qui la soulage.

En 1871, elle va aux Eaux-Bonnes ; elle est dans un état satisfaisant.

En janvier 1873, elle est prise de bronchite ; on la trouve morte dans son lit ; on croyait qu'elle dormait. Elle avait 42 ans.

Il y a eu au début de la chlorose, puis de l'hystérie ; la parésie a été marquée ; la canitie a été frappante par sa rapidité. Nous insistons sur les rémissions et les intermissions presque régulières. L'œdème des jambes et des cuisses s'est montré un moment. Deux sœurs de la malade sont mortes de la poitrine à 13 et à 15 ans ; le père est mort paralytique à 52 ans.

Chez une nommée Caillard, qui vient d'avoir une fièvre typhoïde, nous trouvons les yeux modérément saillants, mais le goître évident. Nous sommes au début. Le cœur est augmenté de volume. Le pouls radial est à 144 au moins, régulier, non vibrant, souffle au 1er temps avec maximum à la base, s'entendant aussi à la pointe. Claquements purs. Au cou, souffle au premier temps, et bruit de diable. État nerveux prononcé. Contractions fibrillaires de la face, continues.

Nous la revoyons en 1867 ; elle est âgée de 58 ans. Le cœur mesure 11 ou 12 centimètres en hauteur sur 16 en largeur ; il bat fortement. Pas de souffle net. Battements des carotides ; pouls veineux. P. radial à 156, régulier, petit. Souffle simple à la crurale. Gangrènes partielles des extrémités.

On admet comme formes frustes celles où un des éléments de la triade manque. Y a-t-il des formes plus frustes encore ? C'est probable ; nous voyons des variétés infinies dans l'aspect de la maladie ; chaque malade a un signe par lequel il se distingue des autres.

Chez une femme, nous trouvons le pouls radial vibrant, développé ; à la crurale on entend un claquement. Au niveau de l'artère pulmonaire le souffle devient craquant comme le serait un bruit péricardique ; nous avons noté ce fait dans un autre cas. La température varie entre 37° et 39°.

Chez une femme de 30 ans, la toux est incessante ; le pouls qui bat entre 80 et 100 est assez souvent inégal et irrégulier.

Chez une femme nous constatons les débuts de la triade à la suite de la scarlatine ; le pouls est à 100.

Plusieurs fois nous avons noté la fièvre typhoïde.

Une femme de 36 ans voit son cou grossir lentement ; elle va à la consultation de St-Antoine et est tellement émue qu'elle fait partir de cette visite sinon l'apparition du moins l'aggravation réelle de l'exophthalmie et des palpitations.

Une femme de 36 ans, Ruffier, qui n'a eu ni douleurs dans les jointures, ni fluxion de poitrine, ni variole, ni rougeole, ni scarlatine, qui a toujours été bien portante étant jeune, a la fièvre typhoïde à 26 ans, et les yeux saillants depuis ce moment. Elle a toujours eu le cou gros. Les palpitations datent de 2 ou 3 ans ; les œdèmes sont récents. Les signes du côté des veines sont prépondérants sans que la lésion de la tricuspide soit notable ; on note des palpitations veineuses aussi intenses que les palpitations artérielles ; ce n'est pas de l'asystolie simple ; il y a un élément de plus que dans l'insuffisance de la tricuspide simple. C'est une forme particulière du goître exophthalmique.

A l'autopsie nous notons : épanchement considérable de sérum dans la cavité droite avec fausses membranes et rétraction du poumon. Cœur très gros ; la dilatation et l'hypertrophie sont plus grandes à droite qu'à gauche. L'oreillette droite est peu développée, la tricuspide peu altérée, le ventricule droit large, à paroi épaissie ; la mitrale un peu épaisse ; le ventricule gauche large, à paroi non hypertrophiée en proportion de la dilatation ; les sigmoïdes aortiques sont saines ; l'orifice est intact ; l'aorte est dilatée au niveau de son sinus.

Les battements des artères et des veines du cou sont tels que nous ne pouvons nous défendre du diagnostic :

goître exophthalmique, malgré l'apparence cardiaque de la malade.

Beni-Barde a observé deux cas où le cœur n'était pas atteint. Le premier est celui d'une jeune fille chlorotique très nerveuse qui, après avoir eu des accès de fièvre intermittente et des crises de névralgie a été atteinte presqu'en même temps d'une double exophthalmie et d'un goître plus développé à droite qu'à gauche; le cœur ne présentait aucun trouble; il n'y avait jamais eu de palpitations; après une cure hydrothérapique de 3 mois, la malade a recouvré une santé complète.

Le second fait concerne une jeune femme névrosique au premier chef. Quelque temps avant l'explosion de la maladie, elle avait éprouvé des désordres nerveux qui avaient fait croire un instant à une ataxie locomotrice. Ces troubles moteurs et sensitifs ont disparu et ont été remplacés par un goître et une double exophthalmie sans aucune trace de palpitations.

Ces troubles, dit Beni-Barde, sont assez fréquents avant l'explosion des symptômes caractéristiques; ils résident dans le système sympathique et sont accompagnés d'un défaut d'équilibre dans les fonctions de calorification, d'assimilation, de sécrétions et dans le jeu des appareils pulmonaire, circulatoire, gastrique et génito-urinaire. Il est sans exemple que les troubles de la calorification et de la plupart des fonctions placées sous la dépendance du grand sympathique aient fait défaut.

Le goître exophthalmique confine à la chlorose et à l'hystérie.

CHAPITRE IV

LÉSIONS DES MEMBRANES.

§ I. — Péricardite.

La péricardite a été rattachée au rhumatisme articulaire aigu bien avant que Bouillaud montrât l'influence de celui-ci sur l'endocardite et sur les lésions d'orifice.

Que de fois dans sa forme la plus grave elle a passé inaperçue! Que de fois aussi on l'a inventée! On l'a substituée à toutes les lésions d'orifice. On a attribué tous les bruits aux plaques laiteuses qu'on a toujours trouvées dans les autopsies pour justifier des diagnostics faux.

Nous avons vu attribuer au péricarde le souffle de la pointe et celui de l'insuffisance aortique. Toutes les fois qu'on ne trouvait pas les signes généraux d'une maladie du cœur concordant avec des bruits anormaux très nets, on invoquait le péricarde. C'est pour résister à cette tendance que nous avons trouvé le double souffle crural; il n'y avait pas moyen de rapporter au péricarde le double souffle que nous trouvions au niveau de l'aine. Aujourd'hui, par réaction contre les bruits valvulaires on revient à ces errements; nous voyons déclarer péricardiques des bruits que nous rapportons à l'insuffisance aortique et à la chloro-anémie. Les bruits péricardiques varient dans leur timbre comme dans leur rhythme; nous ne contestons pas qu'ils puissent prendre le timbre soufflant. Tous les bruits crépitants entendus à l'origine des artères doivent-ils être attribués au péricarde quand on les entend au cou ? Le rhythme varie avec celui des mouvements des différentes parties du cœur ; il n'est pas le même au niveau des oreillettes et des ventricules ; le rhythme des ventricules n'est pas toujours le même ; on observe souvent le dicrotisme au 1er temps. Le rhythme est à 3 temps plus ou moins espacés, que ce soit le ventricule qui se contracte deux fois, ou que l'oreillette intervienne.

Nous avouons n'avoir jamais su reconnaître l'épanchement d'un liquide dans le péricarde, malgré tous les signes qui nous ont été fournis, forme, matité complète, battement de la pointe au-dessus de la limite de la matité. Nous avons vu commettre tant d'erreurs que nous doutons des signes ; et ces erreurs étaient commises par ceux mêmes qui avaient fourni des signes de toute espèce. Gubler a indiqué le battement de la pointe au-dessus de la limite de la matité ; nous ne pouvons nous inscrire contre ce signe rationnel. Les grands épanchements ne sont pas fréquents ; nous avons vu commettre une erreur assez singulière : diagnostiquer un grand épanchement quand il y avait une insuffisance aortique ; le vaste cœur de l'insuffisance aortique ne communique pas d'impulsion et fait croire à un hydropéricarde.

Gendrin avait reconnu l'importance de la pression dans le creux épigastrique en un point déterminé, mais il ne savait pas que c'était le nerf phrénique qu'il comprimait. Noël Guéneau de Mussy a montré que la pression tout le long du nerf phrénique était douloureuse et que c'était un signe de la péricardite.

Nous acceptons aussi l'importance donnée à la position du malade penchée en avant, position que nous avons constatée dans toutes les péricardites graves.

Le *diagnostic* de la péricardite est tantôt très facile, tantôt impossible avec les moyens dont nous disposons, à moins que la pression du phrénique gauche suffise à la tâche, ce que nous ne pourrions pas affirmer. Beaucoup des signes donnés indiquent autant la cardite, l'endocardite et l'aortite que la péricardite. L'inspection, la palpation, la percussion ne nous donnent pas des signes positifs, l'auscultation seule nous fournit, et non toujours, des bruits indiscutables ; nous avons vu l'auscultation commettre à plaisir bien des erreurs. Comment admettre que des plaques laiteuses polies, comme elles le sont toujours, produisent des duretés et des souffles ? Puis dans les bruits extra-cardiaques on a réuni les bruits venant soi-disant des poumons et des bruits péricardiques qui n'existent pas. Le cœur est devenu indéchiffrable ; on a cru qu'il suffisait d'affirmer pour être suivi ; on déroute les esprits découragés.

La péricardite est plus ou moins générale et aiguë, mais de plus elle est plus ou moins compliquée, tantôt d'endocardite, tantôt de myocardite. Peut-elle exister sans réaction sur le myocarde ? Paralyse-t-elle nécessairement le cœur ? Il est évident qu'elle ne le paralyse pas toujours, puisque nous voyons des adhérences générales permettre une vie relativement longue. Toute l'histoire de la péricardite est dans la myocardite ; c'est celle-ci qu'il faut suivre à l'aide du 1er claquement et du pouls. L'endocardite qui accompagne si souvent la péricardite dans le rhumatisme est souvent confondue avec elle au début et ne se démasque que plus tard.

Les formes anatomiques de la péricardite sont infinies, séreuses, fibrineuses, caséeuses, purulentes, hémorrhagiques.

Le *pronostic* est d'autant moins grave que la péricardite est plus facilement diagnostiquée et par conséquent plus énergiquement traitée. Ce sont surtout des péricardites non reconnues que nous trouvons, stupéfaits, à l'autopsie. On a peu d'occasions de voir sur la table d'amphithéâtre des péricardites rhumatismales.

Quand les douleurs thoraciques du début de la péricardite, dit Gendrin, ont une grande intensité, et surtout dans les cas où elles prennent la forme de vives douleurs, comme térébrantes, qui traversent la poitrine d'avant en arrière et qui vont jusqu'à déterminer des défaillances et une extrême dyspnée, les forces du malade s'épuisent vite et la mort est prochaine ; nous avons observé cette forme dans les péricardites compliquées de pleurésie et de pneumonie.

Bouillaud a bien montré que la péricardite seule est indolore. — La rapidité dans la formation de l'épanchement est funeste.

L'œdème du cou et du bras gauche est toujours suivi de mort.

L'anxiété dyspnéique avec impossibilité de garder la position horizontale et insomnie ne dure pas plus de 3 ou 4 jours.

Le désaccord entre la force apparente des battements du cœur et la force et l'étendue des diastoles artérielles, la stase du sang dans les veines et les capillaires indiquent la mort.

Les mouvements spasmodiques des membres joints à des névralgies des gros cordons nerveux amènent la mort en 5 ou 6 jours. Si la fièvre est très vive, il y a danger.

Nous nous rappelons un cas où Trousseau diagnostiquant une insuffisance aortique chez une femme, nous avons admis une péricardite. La fièvre était forte. La malade est morte en 3 ou 4 jours. La péricardite était typique; l'insuffisance aortique nulle. Trousseau nous demanda comment nous avions pu nier aussi fort l'insuffisance aortique. Il n'y avait pas trace de double souffle crural.

§ II. — De la péricardo-pleurite dans le rhumatisme articulaire aigu.

Nous ne nous occupons ici que de la péricardo-pleurite qui se rencontre à travers une attaque de rhumatisme articulaire aigu, et nous mettons avec intention le péricarde avant la plèvre, ayant remarqué, contrairement à ce que dit Gendrin, que la péricardite apparaît plusieurs jours avant la pleurésie. Nous devons craindre quand nous constatons une péricardite intense, reconnaissable à son double ou triple frottement à timbre caractéristique, qu'il survienne tôt ou tard une pleurésie d'abord gauche, puis droite, qui habituellement guérit dans un temps parfois assez court, d'autres fois très long, mais peut tuer quand elle prend la forme diaphragmatique, ou laisser des adhérences qui ne sont jamais favorables. Les accidents péricardiques et pleuraux peuvent être simultanés; la pleurésie peut précéder la péricardite et le rhumatisme articulaire aigu, se développer enfin en dehors des autres facteurs du rhumatisme.

Il y a un rapport plus immédiat entre les lésions des deux séreuses péricardique et pleurale qu'entre celles de l'endocarde et de la plèvre.

Parmi les nombreuses observations de rhumatisme rapportées par H. Roger (*Arch. gén. de méd.* 1866, 67, 68), où l'endocardite seule est notée, nous ne voyons pas la pleurésie signalée. Nous ne trouvons la pleurésie que lorsqu'il y a soit péricardite, soit endo-péricardite.

C'est entre 10 et 25 ans que l'observation fournit le plus de cas de péricardo-pleurite rhumatismale. La péricardite est commune dans la seconde enfance à partir de 7 ans. Pour Rilliet et Barthez les cas les plus nombreux étaient chez des enfants de 11 à 15 ans.

Les hommes sont beaucoup plus souvent atteints que les femmes ; sur 13 cas nous notons 11 hommes et 2 femmes. Rilliet et Barthez, parmi les 24 malades atteints de péricardite, comptent 21 garçons et 3 filles. Les cas de péricardo-pleurite rhumatismale ne sont pas rares, puisque nous avons pu recueillir 13 observations. Dans le *Traité des maladies du cœur* de Bouillaud, l'article Péricardite nous en fournirait facilement une dizaine de cas. Sur 7 observations de complications du rhumatisme articulaire aigu, Bernard cite 5 cas de péricardo-pleurite. Sur 21 cas de péricardite rhumatismale Leudet a trouvé la pleurésie 6 fois. H. Roger nous fournit 9 cas de péricardo-pleurite rhumatismale.

Tous les médecins savent par expérience que, assez souvent, la péricardite passe inaperçue. Le seul signe pathognomonique est le double ou triple bruit de frottement à timbre caractéristique accepté par tous les médecins. Les signes de l'épanchement sont plus contestés. Beaucoup de médecins nient que la percussion du cœur donne des résultats ; les autres basent le diagnostic de l'épanchement sur l'augmentation de la surface de matité. La matité dans le 2e espace gauche et dans le 5e serait produite par le liquide. La matité au-dessous et en dehors de la pointe dépendrait du liquide. Les uns insistent sur la douleur, les autres sur l'absence de la douleur : personne ne disant que la péricardite est toujours douloureuse, personne qu'elle est toujours indolore. La douleur dépend, dit Bouillaud, du retentissement sur le nerf phrénique et sur les nerfs intercostaux. Douleur spontanée, douleur à la pression, nous devons la rechercher avec soin, de même que la première oppression.

Bouillaud dit que parfois la péricardite naît avec le rhumatisme articulaire aigu et ne se trahit par des signes évidents que plus tard ; il y a des cas où la péricardite précède les lésions des jointures, et d'autres où elle ne se fait sentir que plusieurs semaines après celles-ci. Un délai de 3 jours entre les premiers symptômes et les premiers signes physiques de la péricardite est très acceptable. Friedreich admet que la péricardite peut survenir à toutes les périodes du rhumatisme articulaire aigu, mais le plus fréquemment dans la 2e semaine et à l'apogée de celui-ci. Dans nos observations la péricardite apparaît assez souvent le 6e jour ; les dates varient de 3 jours à 2 mois ; s'il nous fallait fixer une date, nous dirions la fin du premier septénaire.

Quant à la pleurésie, Ernest Besnier fixe au 2e septénaire le maximum des localisations pleurales ; ce chiffre est très aventuré ; la pleurésie apparaît à des époques variées par rapport à la péricardite ; le plus souvent elle vient après celle-ci et commence par le côté gauche.

La durée de la péricardo-pleurite est à peu près celle de la péricardite dont on entend les bruits avant et longtemps après ceux de la pleurésie. Mais peut-on dire que la maladie existe encore parce qu'on entend quelques froissements ? La température, le pouls, l'état général nous guideront mieux à moins que les signes physiques soient très accusés. Le séjour du malade à l'hôpital peut fournir une donnée approchant de la vérité. Ce séjour est en général long,

50, 60 et 100 jours; nous ne parlons que de nos observations où un traitement énergique a été employé. La question des rechutes est délicate. On abrège la durée de la maladie en admettant comme convalescence une simple rémission. Nous englobons dans une même attaque toutes les rechutes non séparées par un nombre suffisant de jours et de semaines. Il y a sans doute des imprudences commises, mais, si le malade retombe, n'est-ce pas parce que la maladie n'était pas complètement éteinte et cherchait la moindre excitation pour se raviver? On n'employait pas encore le salicylate de soude qui, malheureusement, n'a d'action que sur la douleur des jointures.

§ III. — Adhérence du péricarde.

Dans l'examen du cœur, l'inspection de la région précordiale doit précéder la palpation. Les mêmes termes ne doivent pas servir à ces deux modes d'observation; aussi le mot choc est impropre à qualifier le mouvement que nous voyons à la pointe; pour le médecin qui regarde, il n'y a pas de choc, il n'y a qu'un mouvement en avant, en arrière, etc. Autre chose est de voir un mouvement ou d'en subir l'effet; un choc est sensible à la main et non à l'œil. Il résulte de la confusion dans les termes un grande confusion dans les descriptions.

Nous pouvons au même endroit percevoir par l'œil un retrait, et par la main une impulsion. Le choc peut être très violent, et être très peu visible. En mécanique on ne confond pas la force et la vitesse.

Lorsque nous arrivons aux signes de l'adhérence du péricarde, nous comprenons la nécessité de séparer les sensations du toucher et de la vue. Au niveau de la pointe, pendant la systole, on voit dans l'adhérence du péricarde une dépression, et on sent au doigt un battement en avant; pendant la diastole, on voit un mouvement en avant et on ne sent rien au doigt. Il y a désaccord entre les sensations de l'œil et du doigt. Tel est le fait qui permet de diagnostiquer l'adhérence du péricarde.

Ce détail n'a été indiqué avant nous par aucun auteur. Skoda prétend que dans les cas d'adhérence la pointe du cœur ne donne pas un choc systolique, que le choc n'est pas sensible où a lieu pendant la diastole. Si Skoda parle du choc au doigt, il se trompe ; on sent très bien la poussée là où l'œil constate une dépression. Friedreich commet la même erreur. Pour Friedreich, comme pour Skoda, ce ne sont pas des adhérences directes qui tirent en dedans la partie des espaces intercostaux derrière laquelle elles sont situées ; il suffit de quelques adhérences fusiformes entre les feuillets du péricarde, pouvant entraver la locomotion systolique du cœur, à gauche et en bas, pour produire le phénomène d'une réfraction systolique dans la région de la pointe du cœur. En outre Friedreich dit que des rétractions systoliques au siège du choc peuvent survenir dans des cas *rares* sans aucune cause qui fixe le cœur au péricarde.

Bahr a cité un fait observé à la clinique de Traube ; malgré des retraits systoliques à la pointe du cœur, cet organe s'est trouvé exempt de toute adhérence. Dans un cas de sténose considérable de l'orifice aortique avec hypertrophie du ventricule gauche, Friedreich a vu les retraits systoliques les plus nets dans l'espace intercostal correspondant à la pointe du cœur, sans que l'autopsie montrât aucune adhérence du péricarde.

Après avoir vu beaucoup de cas où le signe a été suivi de la vérification par l'autopsie, Friedreich ne devrait pas être découragé par ces deux cas opposants et dire que les retraits systoliques, quand ils se limitent au siège du choc du cœur, n'ont qu'une importance douteuse.

Les observations citées sont assez rares dans lesquelles ce signe ait été relevé ou ait été confirmé par l'autopsie. Skoda donne trois cas, paraissant dire qu'il en a beaucoup d'autres. Dans la thèse du docteur Cazes nous trouvons un cas non suivi d'autopsie, dû à Lereboullet, et une observation de Jaccoud; la dépression épigastrique était des plus marquées, et chacun des chocs du cœur contre la paroi thoracique était accompagné d'une dépression notable immédiatement au-dessous des fausses côtes gauches. Dans la thèse de Loze il n'y a pas d'observation. Vallin indique chez le nommé P., 43 ans, une ondulation très marquée de la région cardiaque, la dépression systolique avec soulèvement diastolique. A l'autopsie, cœur énorme pesant 1150 grammes sans caillots, adhérence générale des deux feuillets du péricarde par des membranes molles, rougeâtres, infiltrées de sérosité; sur quelques points, adhérences plus anciennes, fibreuses; adhérences très étendues du péricarde externe avec les poumons et la paroi sterno-costale.

Hope, qui n'est pas cité parmi les auteurs ayant noté la dépression systolique de la pointe dans l'adhérence du péricarde, est le premier qui l'ait indiquée dans l'observation suivante. Endopéricardite, anévrysme de l'aorte produisant l'aplatissement de deux sigmoïdes aortiques et l'insuffisance de ces valvules; insuffisance mitrale, adhérence du péricarde; hypertrophie avec dilatation. Ch. Williams, 25 ans, boucher, octobre 1834. Proéminence légère de la région précordiale, matité étendue mais ne descendant pas beaucoup. (Le cœur est retenu en haut par l'adhérence du péricarde.) L'impulsion diastolique forte et cahotante domine l'impulsion systolique accompagnée de la rétraction de l'espace intercostal placé au-dessous du mamelon comme si la pointe était attachée en bas par l'adhérence du péricarde et empêchée de battre en dehors. Diagnostic : adhérence du péricarde. La malade meurt 5 ans plus tard. Hope dans les remarques ajoutées à l'observation ne parle plus du mouvement de retrait qu'il a si bien décrit et rattaché à l'adhérence de la pointe ; il rappelle seulement l'impulsion diastolique en forme de cahot, la matité haut placée et la voussure de la région précordiale. Il avait été détourné probablement d'attacher de l'importance à ce mouvement de retrait de l'espace intercostal, parce qu'il avait rejeté le signe indiqué par Sanders, le mouvement de retrait pendant la systole ventriculaire, au niveau de l'épigastre, immédiatement au-dessous des fausses côtes gauches. Il n'avait pu le constater que rarement.

Chez le nommé Mouchet, 23 ans, infirmier, nous constatons les signes d'un rétrécissement avec insuffisance mitrale et d'une insuffisance aortique ; le mamelon est toujours en mouvement, il rentre au 1er temps et sort au 2e ; à la pointe, pour l'œil, mouvement en arrière au 1er temps, mouvement en avant au 2e ; pour le doigt, battement au 1er temps, rien au 2e. Autopsie. Cœur énorme. Adhérence générale du péricarde. Les poumons ne présentent rien d'anormal.

Ce malade présente bien nettement le signe que nous attribuons à l'adhérence du péricarde.

Chez un malade, placé dans le service de Desnos, nous

ıvons noté le signe et à l'autopsie on a trouvé l'adhérence 1884).

Nous avons rencontré, dans le cas d'adhérence, le mouvement d'ondulation continuelle à la surface du cœur.

Le diagnostic de l'adhérence du péricarde n'a pas un inérêt purement scientifique s'il est démontré que par ellenême elle peut déterminer la mort, ou que, s'ajoutant à la ésion des orifices, elle en aggrave le pronostic jusqu'à la nort subite.

Aran, dans sa thèse *Sur les morts subites*, note, pour !5 cas par lésion des valvules aortiques, 9 cas par adhé'ence du péricarde. Les lésions aortiques étant beaucoup ılus fréquentes que l'adhérence du péricarde,celle-ci serait, l'après les chiffres d'Aran, beaucoup plus dangereuse que 'insuffisance aortique. Les deux lésions sont du reste fréquemment réunies ; la part de chacune est difficile à faire.)e plus l'altération du myocarde et des nerfs vient souvent e joindre à l'adhérence du péricarde. Nous sommes étonné u'Aran ne note que 4 cas d'adhérence du péricarde coïnciant avec d'autres altérations pour 9 cas d'adhérence simle.

Mauriac, sur 15 cas de mort subite par insuffisance aorique, ne note qu'un cas d'adhérence du péricarde. C'est rop peu.

Dans notre article de 1880 nous rapportons 7 cas nous ppartenant.

I. — Riché, 29 ans. Rétrécissement et insuffisance mitrale et aorque, adhérence du péricarde ; meurt subitement.

II. — Vanhoofstadt, 46 ans, lésion généralisée. Meurt presque sutement dans une syncope.

III. — Mouchet, 23 ans, lésion généralisée. Nous sommes surpris de le trouver mort le lendemain de notre dernier examen. Nous n pensions pas à un dénouement si subit.

IV. — Creuchet, 34 ans. Lésion généralisée. Il meurt à 8 heure du matin. A 7 h. 1/2 il marchait encore dans la salle. Il a conserv sa présence d'esprit jusqu'au dernier moment.

V. — Lecomte, 39 ans, dilatation de l'aorte, insuffisance aorti que, tricuspide saine. Cœur très gros à parois fermes. Péricard presque partout adhérent. Mort subite.

VI. — Hinnekens, 32 ans. A l'autopsie, adhérence presque géné rale, lâche, avec les végétations, les dents de poisson de la péricar dite aiguë. Cœur hypertrophié. Parois du ventricule gauche trè épaisses, un peu jaunes. Rien aux valvules. Mort très rapide.

VII. — Revinaz, 18 ans. A l'autopsie, cœur gros, tricuspide u peu épaissie ; oreillette gauche très développée ; ventricule gauch large sans hypertrophie ; bicuspide épaisse et bordée de végétation fines, récentes ; orifice insuffisant, modérément rétréci ; sigmoïde aortiques altérées, insuffisantes. Péricarde adhérent dans toute so étendue, adhérences assez molles. Poumons adhérents par places. Adhérences de la pointe au thorax. Mort subite.

Cazes cite deux cas de mort subite, l'un dû à Lereboul let, l'autre à Villemin.

Le diagnostic de l'adhérence du péricarde est important ; elle ajoute beaucoup à la gravité de la maladie. On la rencontre souvent dans les autopsies d'individus morts jeunes. De 15 à 20 ans nous l'avons souvent trouvée. Trè rarement les malades dépassent et même approchent 50 ans.

H. Roger ne cite dans son travail sur la chorée que 6 cas de mort, et dans les 6 cas nous trouvons l'adhérence du péricarde ; il s'agit d'enfants.

R. Blache rapporte un bon nombre de cas d'adhérenc du péricarde avec mort rapide sans lésion des valvules.

Conclusions. — L'inspection de la région précordial est nécessaire au diagnostic de l'adhérence du péricarde, et doit être séparée de la palpation. L'œil et le doigt donnen des appréciations opposées. Le doigt indique une propulsion là où l'œil perçoit un affaissement, un mouvement de retrait.

Le mouvement de retrait de la pointe et de la surface précordiale pendant la systole est un très bon signe, mais non pathognomonique. Dans des cas rares il existe sans adhérence du péricarde.

Hope l'a indiqué le premier, sans y attacher de valeur.

Comme autres signes de l'adhérence nous avons noté : un mouvement continuel de la surface précordiale ; le tremblement de la pointe au 2e temps ; le bruit d'éponge que l'on presse.

La mort subite n'est pas rare.

Très rarement les malades dépassent et même approchent 50 ans.

Notre article inséré dans le *Bulletin de la Société de médecine de Paris* et dans *l'Union médicale* pour 1880 est trop long et détaillé pour que nous puissions le reproduire ici ; il ne devait pas passer inaperçu, si on tient compte surtout du conseil donné par nous de toujours regarder à la pointe, chercher si elle rentre. Cela était courant en 1880. Nous sommes étonné de ne pas nous voir citer en 1886 à côté de Riegel en Allemagne. Nul plus que nous ne s'est attaché avec passion au diagnostic de l'adhérence du péricarde, puisqu'elle fait partie pour nous de la grande maladie du cœur rhumatismale, classique.

Pour nous, à l'heure qu'il est, le retrait de la pointe systolique est encore le signe de l'adhérence du péricarde.

Nous l'avons souvent noté ; mais nous ne tenons compte que des observations avec autopsie.

Fauché, 47 ans, maçon, entre le 21 janvier 1885 et meurt le 13 novembre 1886.

En 1871, à Sidi Bel Abbès, il a eu des fièvres intermittentes tierces puis quartes avec douleur persistante de l'épaule droite. Il a des palpitations depuis cette époque ; il est entré pour un rhumatisme articulaire aigu avec péricardite. Nous ne le voyons qu'au mois de novembre 1885. Nous notons la rentrée systolique de la pointe. Il ne peut rester couché, il étouffe, il est pâle.

A l'autopsie. Adhérence générale du péricarde et des plèvres. Rétrécissement mitral laissant passer un doigt. Insuffisance aortique. Rétraction de l'oreillette gauche.

« Le symptôme qui frappe le plus, dit-on, est l'ondulation précordiale pouvant exister en n'importe quel endroit de la paroi et s'exagérer jusqu'au roulis de Jaccoud ».

Morel Lavallée, dans sa thèse inaugurale : *Contribution à l'étude de la symphyse cardiaque*, 1886, nous apporte un appoint.

Nous n'examinons que les observations avec autopsie, les autres, dans un sujet ligitieux, perdant leur valeur.

I. Pas de symphyse.

II. Symphyse cardiaque totale, fibreuse, résistante. Les signes n'ont pas été recherchés.

III. Symphyse. Ondulation descendante. Pas de retrait de la pointe.

IV. V. VI. VII. XI. Retrait systolique de la pointe.

XV. Pas d'adhérence de la pointe. Pas de retrait de la pointe.

XVI. XVII. Pas d'examen du cœur à ce point de vue.

XIX. Pas de symphyse. Léger retrait systolique de la pointe, lent.

XX. XXI. XXII. XXIII. XXIV. On n'a pas cherché le retrait.

XXV. Retrait systolique.

XXVI. Confus (Obs. Widal).

XXVII. XXVIII. XXIX. Pas d'examen du cœur.

Sur 30 observations, 22 sont avec autopsie. La XIIe est contraire, sept sont favorables au retrait de la pointe. Dans les autres cas on n'a pas cherché le retrait de la pointe.

Morel Lavallée explique l'absence du retrait systolique de la pointe pour la IIIe observation par l'absence d'adhérence de la plèvre. Or dans la VIe il n'y a pas non plus adhérence du poumon ; de même pour la XIe, et cependant il y a retrait.

Dans notre article de 1880, nous notons aussi l'absence d'adhérence de la plèvre et cependant dans le 6e espace, pour l'œil, mouvement en arrière systolique, mouvement en avant diastolique ; pour le doigt, effet contraire, battement, choc systolique, retrait diastolique. Le mamelon présente les mêmes signes.

Il n'y avait pas l'adhérence de la plèvre gauche exigée par Skoda et par M. Raynaud. Nous ne comprenons pas la nécessité de l'adhérence du poumon. Laschka a parlé d'une languette de poumon qui vient recouvrir la pointe ; mais cette languette est variable comme existence et dimension, surtout quand il s'agit d'hypertrophie et de dilatation du cœur avec insuffisance aortique.

Rarement l'adhérence pleurale n'existe pas. Morel Lavallée, quoi qu'il dise, est avec nous, nous l'avons démontré. Le retrait systolique de la pointe reste le bon signe de la symphyse cardiaque et nous engageons les médecins à le rechercher avec soin. Pour l'œil, retrait, pour le doigt, choc.

Dans la *tuberculisation* le cœur est souvent un peu gros et le serait davantage s'il n'était pas réduit par l'anémie ; la péricardite tend à l'adhérence, mais les cas de symphyse sont rares.

Nous avons rencontré l'*ossification du péricarde* chez un

homme de 66 ans. On n'avait entendu que des froissements péricardiques. A l'autopsie l'adhérence du péricarde est totale. On trouve une ossification du péricarde grosse et longue comme le pouce, placée entre le poumon droit et le cœur. Les veines-caves sont profondément cachées sous la tumeur. Nous avons trouvé une caverne à droite, en arrière en haut et des cavernules à gauche en avant, mais sans aucune granulation : le malade est mort d'une pneumonie. Toutes les séreuses étaient atteintes.

Chez un tuberculeux de 34 ans je trouve la symphyse avec fausses membranes épaisses.

Chez un tuberculeux de 20 ans, le cœur est enchâssé dans la masse tuberculeuse. Il faut le sculpter pour le trouver. La base du cœur est perdue dans les ganglions hypertrophiés et dans les cavernes. C'est au-dessous de la séreuse viscérale que siège l'épaisse fausse membrane jaune qui enveloppe complètement le cœur. Le cœur est plus gros qu'à l'état normal. Les cavités sont un peu dilatées. Les valvules sont à peu près intactes, un peu infiltrées, ramollies.

Il avait apparu à la partie inférieure du sternum à gauche une tumeur molle grosse comme une noisette qu'on faisait disparaître par la pression. La respiration ordinaire ne la reproduisait que lentement, la toux la produisait rapidement. L'anhélation, de tout temps considérable, a augmenté dans les derniers temps ; il restait toujours assis dans son lit. Il ne s'est pas éteint comme un phthisique, mais comme un cardiaque. Très pâle, le soir, il m'appelait toujours, disant qu'il étouffait. Je n'ai jamais rien entendu d'anormal au cœur. Les cavernes étaient énormes.

Dans un cas de pneumothorax gauche avec symphyse cardiaque, chez un homme de 19 ans, je ne trouvais pas le cœur dont les claquements retentissaient en arrière.

Lorsqu'au lieu d'une symphyse on trouve un épanchement purulent, le cœur est petit.

Chez une femme de 32 ans, tuberculeuse, qui meurt avec une multitude d'abcès à la suite d'un érysipèle, je trouve du pus dans toutes les séreuses, et une poche tellement vaste que je ne pouvais pas croire que ce fût le péricarde rempli d'un liquide purulent, sanguinolent, caillebotté, fibrineux, ressemblant à des caillots. La surface du cœur était couverte de fromage mou. Le ventricule droit presque sans muscle, le ventricule gauche assez épais, de la couleur du rein. Rien aux valvules. Abcès gros comme un pois, sous-péricardique, s'engageant à travers le muscle. Cœur un peu petit.

Si nous examinons les observations de maladies du cœur chez les individus âgés de moins de 20 ans, nous constatons une mortalité très grande ; les malades meurent vite, les accidents se précipitent et la lésion du cœur reste à l'état aigu, nous ne voyons pas les formes lentes à anasarque que nous constaterons dans l'âge moyen de la vie. Les cavités droites sont atteintes autant que les cavités gauches.

D'après Rilliet et Barthez la plupart des petits malades succombaient plusieurs mois seulement après le début, et en général avant que la lésion fût très avancée. Dans l'enfance la mort subite est beaucoup plus rare que chez l'adulte.

Pour la péricardite ils font une distinction entre les péricardites partielle et générale, la seconde offre beaucoup plus de gravité que la première. Dans les cas rapportés par les auteurs, lorsque la péricardite a été évidemment la cause de la mort, elle était presque toujours très étendue. D'ailleurs les adhérences générales qui peuvent lui succéder, favorisant le développement d'une affection organique du cœur doivent nécessairement aggraver le pronostic, mais pour un temps éloigné. — L'aspect du visage a été loin d'être aussi caractéristique qu'il l'est en général chez l'adulte. Il est souvent impossible de soupçonner les maladies du cœur par la simple inspection de l'aspect extérieur. La coloration de la face était habituellement pâle et cireuse. Les lèvres étaient le plus souvent pâles et rarement violettes. — L'anasarque ou les autres hydropisies sont loin d'être, dans l'enfance, un accompagnement aussi fréquent, aussi hâtif, aussi important des maladies du cœur que dans l'âge adulte. Sur 24 enfants ils n'ont observé l'anasarque que 6 fois. Deux fois seulement elle a été générale. Enfin presque toujours elle a été terminale et s'est développée à une époque où la maladie organique avait acquis un développement notable et compromettait déjà les jours du malade.

Nous ne comprenons pas la distinction entre les péricardites et les maladies du cœur, la péricardite étant une lésion du cœur au premier chef. Les médecins qui ont précédé Laënnec faisaient de la péricardite la principale lésion du cœur et ils n'avaient pas tort. La péricardite entraîne la cardite. Le danger de la péricardite est dans sa généralisation.

H. Roger ne cite dans son travail sur la chorée que 6 cas de mort, et dans les 6 cas nous trouvons l'adhérence du péricarde.

Obs. XIII. — *Rhumatisme poly-articulaire intense avec endo-péricardite et pleurésie gauche ; chorée partielle pendant le cours du rhumatisme.*

Angelica Boudringa, âgée de 12 ans, entre le 7 septembre 1864 dans le service de M. Blache pour un rhumatisme poly-articulaire avec prodromes assez longs qui font penser un moment à la fièvre typhoïde. Dès les premiers jours se développent une endopéricardite, puis une pleurésie et presqu'en même temps on remarque une chorée légère bornée à la face et aux mains. Le 14 décembre la petite malade a repris en apparence la santé la plus parfaite. Bruit de piaulement. Elle rentre en 1865 et succombe aux progrès de l'affection cardiaque, compliquée d'épanchement pleural double, d'ascite et d'œdème pulmonaire. A l'autopsie, congestion des poumons, des reins et du foie. *Adhérences du péricarde au cœur.* Rétrécissement aortique. Rétrécissement et insuffisance mitrale. (Souffle cardiaque aux deux temps et à la pointe.)

Obs. XX. = *Rhumatisme articulaire très léger. Endocardite latente. Péricardite et pleurésie gauche. Chorée partielle. Mort subite.*

Le jeune Les... 9 ans 1/2, entre le 12 mars 1863. Le 31 mars, souffle musical à la pointe du cœur. Le 12 mai, péricardite avec épanchement considérable. Le 13, pleurésie gauche. Vers le milieu de juin, tous les accidents s'étaient amendés graduellement et la guérison pouvait être espérée lorsque soudainement l'enfant fut pris d'étouffement et mourut *en quelques heures. On ne donne pas l'autopsie.*

Obs. XXIII. = *Endocardite d'emblée. Pleurésie double. Rhumatisme des doigts quatre mois après. Mort par la maladie du cœur à marche rapide* (6 *à* 8 *mois*).

Renewey, Marie, 12 ans 1/2, entre le 4 janvier 1865. En avril, palpitations intenses et essoufflement. Elle succombe le 22 novembre. Autopsie. *Adhérences péricardiques.* Hypertrophie du cœur. Endocardite chronique. Congestion de tous les organes et notamment des poumons et du foie.

Obs. XXVIII. = *Rhumatisme poly-articulaire aigu avec endo-péricardite. Congestion pulmonaire. Chorée. Rhumatisme cérébral. Autopsie.*

Marchand Élisa, 12 ans, entre le 18 avril 1865, et meurt le 6 mai. *Péricardite avec fausses membranes épaisses, tomenteuses* et épanchement peu abondant. Endocardite marquée par des exsudats très adhérents aux valvules mitrale et aortique.

Obs. LXXXIII. = *Chorée suivie de douleurs rhumatismales et de péricardite; affection organique du cœur constatée* 17 *mois plus tard; hydropisie; érysipèle gangréneux. Mort.*

Garçon de 11 ans 1/2. *Adhérences générales des deux feuillets du péricarde* qui sont accollés par une trame cellulo-fibreuse. Pas de traces d'endocardite. Cœur très hypertrophié. Dilatation des oreillettes.

Obs. LXXXIV. — *Chorée intense sans rhumatisme articulaire. Endo-péricardite constatée dès l'entrée au 5e jour ; épanchement péricardique. Mort. Autopsie ; lésions viscérales multiples.*

Fille de 7 ans. L'enfant *succombe dans un accès de suffocation. Adhérence du péricarde* dans les deux tiers inférieurs en avant. Endocardite. Cœur très hypertrophié et dilaté dans toutes ses cavités.

D'après Friedreich « le pronostic de l'oblitération du péricarde dépend surtout du muscle ou d'autres complications. L'adhérence du péricarde, quand elle ne s'accompagne d'aucune autre lésion, paraît *le plus souvent n'avoir aucune influence particulière sur l'organisme* ».

Il faut au moins établir des distinctions d'après l'âge et d'après la généralisation de l'adhérence. Friedreich cite Leudet et dit qu'il a trouvé l'adhérence 61 fois dans 103 autopsies ; ce serait énorme. Nous ne savons pas si l'erreur est due à Friedreich ou aux traducteurs, mais Leudet a constaté 58 fois l'adhérence dans 1003 autopsies, et sur les 58 fois il a constaté 25 fois l'adhérence généralisée.

Leudet n'indique pas l'âge ; nous ne pouvons pas tirer un grand enseignement de son travail, quant au pronostic de l'adhérence générale du péricarde.

Geist l'a trouvée 26 fois dans 514 autopsies de vieillards entre 60 et 93 ans. Étaient-ce dans tous les cas des adhérences généralisées ? Il faudrait savoir de quelle époque datait l'adhérence.

Chez les enfants l'adhérence est une cause rapide de mort si nous nous en rapportons aux traités qui nous fournissent des observations.

Obs. VIII. — *Obs. de* Barthez. *Henri Parg., garçon de 5 ans, entre le 21 janvier 1866. Bien portant jusqu'à l'âge de 3 ans 1/2. Il meurt le 26 au soir. Adhérence générale. Valvules saines.*

« Il nous a été donné bien souvent, dit René Blache (1), de constater, à l'autopsie d'enfants morts d'affections diverses, ces sortes d'adhérences ». Ce n'est pas précisément une preuve d'innocuité.

Obs. IX. — Due à Maurice Raynaud. D., garçon de 12 ans 1/2, entre au mois de février 1860 et meurt le 10 juillet avec tous les phénomènes de l'asystolie. *Adhérence complète. Valvules saines.*

Obs. X. — De Bosisio (Milan). Niada Benjamin entre le 5 décembre 1859 et meurt le 57e jour de sa maladie, le 50e jour de son entrée, *presque subitement. Adhérence générale. Valvules saines.*

Obs. XI. — Due à Taupin. Petite fille de 9 ans 1/2 entre au mois de septembre 1835 et meurt le 2 décembre. *Adhérences généralisées.* On dit les *valvules saines*, mais de l'eau versée dans l'aorte pénètre à travers l'orifice aortique.

Obs. XXII. — H. Roger. Angelica Boudringa, âgée de 12 ans, entre le 7 septembre 1864 et meurt en 1865. *Adhérence générale.*

Obs. XXXI. — Barthez. Jacquet Clémence entre le 19 janvier 1864, et meurt le 23 février. *Adhérence générale.*

Obs. XXXVII. — Charles Hélie, 14 ans, entre le 5 mai 1862. Mort le 14 juin (Bouvier). Il n'était pas permis, dit-on, de méconnaître la formation d'un épanchement considérable dans la cavité du péricarde. Or à l'autopsie on ne trouve pas d'épanchement. Libre à sa partie supérieure, le péricarde présente de fortes adhérences à la pointe du cœur et principalement vers l'origine des gros vaisseaux. *Cor bovinum. Lésions des valvules.*

Obs. L. — Chambers. Garçon de 14 ans. Péricarde épaissi et *adhérent.*

Obs. LIII. — E. Louvret, âgée de 14 ans. *Adhérence complète. Valvules saines.* Hypertrophie excentrique.

Obs. LIV. — Bamberger. Jeune fille de 11 ans. *Mort rapide. Adhérence totale. Valvules saines.*

(1) René Blache. *Essai sur les maladies du cœur chez les enfants.*

Obs. LV. — Millard. Lutarche Marie, 8 ans, entre le 12 févrie 1857, *meurt* le 22, *dans une syncope*. Cavité du péricarde *complète ment oblitérée* par des fausses membranes molles. Lésion de la mi trale, insuffisance.

Nous n'avons noté que les cas d'adhérence, nous pour rions ajouter les péricardites intenses et généralisées, les hydropéricardes qui ne donnent pas un nombre moindre de cas.

Frottements à forme péricardique, sans lésion du péricarde ; frottements pleuraux. Aortite. Souffle lié à la respiration, extra cardiaque. Albuminurie. Poumons adhérents.

Maësen, 51 ans, perceur, entre le 17 août 1871 salle Ste Jeanne, Hôtel-Dieu, et meurt le 18 septembre.

Il entre pour une maladie de Bright. Quelques jours plus tard on constate au niveau des espaces intercostaux supérieurs gauches des bruits crépitants à rhythme péricardique et pulmonaire, n'existant qu'au niveau des poumons. On entend de plus un souffle au niveau de la branche gauche de l'artère pulmonaire et de la crosse de l'aorte dans la partie descendante. — Le 12 septembre P. irrégulier, inégal, petit. Les frottements pleuraux ont beaucoup diminué. De temps en temps on perçoit un souffle lié à l'inspiration qui avait disparu.

Autopsie le 19. — Cœur gros, mou, couleur feuille morte, dilaté; les parois du ventricule gauche mesurent 1 centimètre ; les oreillettes et le ventricule droit ne sont pas très dilatés. L'aorte est élargie, surtout au niveau de son sinus et de la crosse. La tricuspide est rouge, épaissie, mais souple ; joue bien. Les sigmoïdes pulmonaires sont un peu congestionnées. L'artère pulmonaire présente quelques taches blanchâtres et un peu de rougeur. La mitrale est comme la tricuspide. Les sigmoïdes aortiques sont rouges, épaissies ; sur l'une d'elles au niveau du noyau d'Arantius on trouve une végétation grosse comme une tête d'épingle. L'aorte ascendante et descendante est rouge sur toute sa surface, tachée de blanc çà et là, non indurée. Le péricarde est sain. Le cœur se cache sous le poumon gauche partout adhérent, excepté à la face inférieure séparée du diaphragme par un épanchement. Les adhérences sont récentes ; quand on sépare le poumon de la paroi, on trouve la plèvre villeuse, chagrinée ; de même pour le poumon droit.

Les bruits pleuraux peuvent prendre le rhythme cardiaque, comme on peut entendre des souffles, nous ne dirons pas cardio-pulmonaires, mais artério-bronchiques, soit que la bronche comprime l'aorte ou l'artère pulmonaire, soit que celles-ci compriment la bronche gauche. — Dans ce cas nous avons exclu les bruits péricardiques, parce que nous n'entendions les crépitations frottantes qu'au niveau des poumons.

§ IV. — De l'endocardite.

Le mot *endocardite* a été créé par notre vénéré maître, Bouillaud. L'inflammation de la membrane interne du cœur était connue avant lui ; mais celui-là seul, qui avait découvert l'endocardite rhumatismale, pouvait dire qu'il avait découvert l'endocardite.

Bouillaud n'a revendiqué des droits sur l'endocardite que le jour où il a cherché sur les rhumatisants les signes de l'endocardite. Il l'a mise en lumière, peut-être en trop vive lumière ; il en était ébloui. Il voulait guérir la maladie qu'il avait créée, et lui appliquait la célèbre méthode des saignées coup sur coup.

Combien de ces endocardites n'existaient pas ? Combien auraient guéri sans ce traitement énergique ? Le diagnostic est assez délicat pour qu'on hésite à répondre. Bouillaud affirmait qu'il guérissait. Beau affirmait que la méthode est mauvaise et engendre des lésions qui n'existaient pas. Nous avons fait bien des saignées à nos rhumatisants, nous ne les avons jamais vues produire les accidents redoutés ; mais notre avis est que plus d'une fois elles ont ét inutiles.

Il nous a paru que tous les bruits anormaux étaient attr: bués à l'endocardite, à l'entrée du malade, avant le traite ment, et à l'hydroémie, à la sortie du malade, après le trai tement.

Lorsqu'on n'entend qu'un peu de rudesse, un peu d ronflement au 1er temps, il n'est pas toujours facile de s décider, et on tombe alors du côté où on penche. Bouillau penchait du côté de la confiance dans sa méthode et de l nécessité de l'endocardite dans le rhumatisme articulair aigu.

L'endocardite se manifeste le plus fréquemment sur le valvules. (Cornil et Ranvier.)

Dans les *endocardites valvulaires suraiguës*, comme o: en observe en particulier dans la fièvre puerpérale, le prc cessus entier se passe dans la couche de cellules aplaties à la face supérieure ou auriculaire des valvules mitrale e tricuspide, à la face inférieure ou ventriculaire des valvule artérielles. Il consiste dans la formation abondante de cel lules embryonnaires en tout semblables comme forme e comme dispositions à celles de l'endartérite aiguë. La subs tance fondamentale du tissu nouveau se dissout et dispa raît ; ces éléments deviennent libres et une ulcération su perficielle se produit. A la surface de celle-ci se dépose d la fibrine sous forme de granulations implantées sur l perte de substance. Ces lésions se produisent habituelle ment sur la partie de la valvule privée de vaisseaux au n: veau de son bord libre. La prolifération débute par la parti la plus superficielle de la couche interne ; c'est toujour là qu'elle est le plus active, comme dans l'endartérite aiguë Les fibres élastiques disparaissent.

L'endocardite aiguë *rhumatismale* présente les mêmes hénomènes, mais avec une tendance moins prononcée à ulcération ; cette forme aiguë se continue presque toujours ar des phénomènes d'inflammation lente et aboutit à l'en-ocardite chronique.

Dans l'endocardite *chronique valvulaire* la couche de ellules aplaties de la face ventriculaire pour les valvules ortiques, de la face auriculaire pour les valvules auriculo-entriculaires, est transformée en un tissu embryonnaire. 'lus tard les cellules se ramifient, s'anastomosent; entr'elles e produit une substance fondamentale molle qui se dur-it; il en résulte un tissu conjonctif à couches superposées rès denses. Les végétations, granulations ou petits condy-omes que ce tissu constitue présentent à l'œil nu une teinte emi-transparente, grise et sont très dures. Il est facile de is distinguer des végétations et dépôts de fibrine qui sont oujours mous, imbibés de suc. Toutes les couches des alvules peuvent être consécutivement atteintes ; une dé-énérescence graisseuse, athéromateuse ou une infiltration alcaire peuvent aussi se manifester par places dans les iverses couches de la valvule malade.

Parmi les autres portions de l'endocarde, celles qui sont plus souvent affectées d'endocardite aiguë ou chronique ont la surface de l'oreillette gauche, beaucoup plus rare-ient la surface de l'oreillette droite, et les parties voisines es valvules. Cornil a rencontré souvent soit des pla-ues gélatiniformes sur l'oreillette gauche, sur l'oreillette roite, sur la surface interne des veines-caves supérieure t inférieure, soit des épaississements jaunâtres athéro-iateux. Les tendons des muscles papillaires sont aussi siège fréquent de proliférations de l'endocarde qui cau-ent un ramollissement et des ruptures fréquentes lorsque le processus est aigu, des transformations fibreuse avec épaississement et rétraction des tendons, lorsque l processus est chronique.

L'endocardite aiguë peut varier depuis la forme la plu légère jusqu'à la plus grave; elle peut être erratique o fixe. Les signes varieront comme la lésion. Les forme légères ressemblent à l'enrouement; comme les corde vocales les valvules vibrent mal, claquent mal; la voi est rauque; puis vient l'aphonie plus ou moins complète

Y a-t-il insuffisance de la mitrale? Nous en doutons du moins au début. Les sigmoïdes aortiques sont touchée aussi et nous ne notons pas de souffle au 2e temps.

La rudesse du bruit indique seulement une valvul œdématiée. Le souffle ne vient que plus tard. On enten successivement l'enrouement, le ronflement, le ronflemen soufflant, enfin le souffle. Le claquement doit être recherché avec grand soin. Son degré de pureté indique l'état d la valvule. Ce n'est pas en écoutant le cœur dans le rhumatisme articulaire aigu que Bouillaud a découvert l'endocardite rhumatismale; il a remarqué que les individu atteints de la grande maladie du cœur avaient été atteint auparavant de rhumatisme articulaire; il a supposé qu'o trouverait des signes pendant l'état aigu; il les a trouvés mais ils sont bien faibles à côté de ceux qu'on entendr plus tard. Si on perçoit au début d'un rhumatisme u souffle intense, c'est parce qu'il existait avant l'attaque Nous insistons sur ce point que l'endocardite peut êtr passagère et guérir sans traitement intense. Elle existe e dehors du rhumatisme articulaire, soit avant, soit après Elle peut prendre une allure chronique comme un foye qui couve sous la cendre; on aperçoit à un millimètre d bord une couronne de petites végétations dures qui v toujours de l'avant, durcissant la valvule et la rétractant.

En face de cette forme chronique aiguë, il y a la forme *chronique pure* que nous trouvons dans le rétrécissement mitral pur; là pas la moindre trace d'inflammation, la valvule est souple, unie, seulement épaissie; on croit avoir devant soi l'état normal. Y a-t-il jamais eu un état aigu? Nous n'oserions pas le dire.

L'endocardite aiguë peut prendre un caractère grave et amener rapidement la mort. Les valvules se couvrent de végétations et se déchirent ou se trouent; des anévrysmes valvulaires succèdent à des ulcérations ou à des abcès. Les formes sont très variées. Le *traitement* n'a probablement pas beaucoup d'action sur ces formes graves; le pronostic a une grande importance; la mort est imminente et les accidents observés au début ne provoquent peut-être pas la crainte d'un pareil dénoûment. Cependant les souffles apparaissent brusquement avec une grande intensité, le plus souvent à l'orifice aortique. On entend un bruit strident tantôt au 1er temps, tantôt au 2e temps; l'oreille est parfois indécise.

Piquelé, 19 ans, nacrier, entre le 4 avril 1879 à la Charité. Il paraît n'avoir pas eu de rhumatisme articulaire aigu. Ses réponses sont nettes; il est somnolent; la céphalalgie est intense. Un peu de douleur à l'épaule; pas de douleurs généralisées. P. 120, vibrant, développé, un peu inégal. Temp. A. 40° 2. Respir. 48. La pointe bat vivement dans le 5e espace, sur la ligne du mamelon. Le cœur est sous la main. Pas de développement des veines au cou. Frémissement intense au cœur. Pas de souffle en jet de vapeur. Pas de souffle au 2e temps. Bruits rudes. Peau terreuse. — Nous admettons de la myo-endocardite. On admet une fièvre typhoïde, et même de la grippe. — Le malade meurt quelques jours après; on trouve une endocardite végétante de la mitrale.

§ V. — Endocardite varioleuse.

La lésion du système vasculaire entier dans la variole n'est pas douteuse; ce n'est pas seulement l'endocarde qui est atteint, mais aussi le myocarde, le péricarde, l'aorte le système veineux et le sang. Les bruits sont très complexes, accrus par la chloro-anémie.

Les lésions organiques trouvent leur origine dans une variole; ces faits deviennent rares sous l'influence du vaccin, mais se rencontrent encore en temps d'épidémie. La lésion des valvules peut être très aiguë et les signes les plus graves des maladies du cœur apparaître dans l'espace de quelques jours. Il y a cette différence entre la lésion varioleuse et la lésion rhumatismale au point de vue de leur retentissement sur le cœur, c'est que la variole épuise son action et a fini, tandis que dans le rhumatisme l'action se continue.

Avons-nous affaire à des bruits purement chlorotiques ou à un mélange de bruits organiques et inorganiques? Les autopsies répondent; l'altération organique est évidente.

Variole hémorrhagique (19 janvier 1869). — La mitrale est rouge, épaissie, mamelonnée comme une framboise. Les sigmoïdes aortiques sont rouges, épaissies et striées de bandes rougeâtres. Les valvules présentent une immense quantité de noyaux embryo-plastiques. La valvulite ne peut être mise en doute.

Nous observons au même moment à l'Hôtel-Dieu, chez un individu atteint de variole confluente, une péricardite sèche avec froissements crépitants qui font place à un souffle, frottement léger pendant quelques jours. A la péricardite succède une pleurésie grave. Le malade meurt quelques jours plus tard.

Autopsie le 31 janvier. — Le cœur a un volume à peu près normal. Nous trouvons sur le péricarde des plaques laiteuses avec prolifération de noyaux embryo-plastiques; sur l'aorte, des plaques molles d'origine récente; sur les valvules, des tuméfactions molles ressemblant à des papules.

Le 29 janvier 1869, chez un varioleux couché à côté du précédent, nous trouvons un épanchement sanguinolent dans le péricarde; l'endocarde est généralement rouge; tuméfactions sur les valvules des quatre orifices; l'endocarde auriculaire est très épais avec prolifération de noyaux embryo-plastiques.

Vigneron, 29 ans. 4 juin 1864. Variole. Un peu de développement du cœur. Quelques plaques laiteuses au niveau du ventricule droit. Sur l'oreillette droite, dépôts blancs granulés ressemblant à de la poussière. A l'union des artères et des ventricules, lamelles membraneuses de nouvelle formation. Rougeur générale sur la tricuspide, les sigmoïdes pulmonaires, la bicuspide et les sigmoïdes aortiques. L'endocarde des cavités présente des plaques blanches disséminées; l'épithélium se détache dans les oreillettes, il est chagriné. Le trou ovale est largement ouvert; le doigt y passe facilement, mais la valvule ferme. La tricuspide est bridée par endroits, épaissie, insuffisante. Les sigmoïdes pulmonaires sont rouges, épaissies, suffisantes. La bicuspide est épaisse, recoquevillée, rouge, desquammée par endroits, et présente des granulations blanches, récentes; elle est insuffisante. Les sigmoïdes aortiques sont rouges, épaissies, présentent des granulations rouges et blanches, sont insuffisantes. L'épithélium est partout mou, friable.

Le 5 juin 1869, nous faisons l'autopsie d'un nouveau-né mort de variole confluente. Le cœur présente à l'œil nu l'altération du péricarde et de l'endocarde. Le péricarde a généralement l'apparence laiteuse et est plus vascularisé que d'habitude; nous trouvons quelques points ecchymosés. L'endocarde a une teinte laiteuse plus marquée au niveau des valvules et près des valvules, surtout au-dessous des sigmoïdes pulmonaires. La grande lame de la mitrale est opaque et épaissie : nous notons quelques ecchymoses, de petits nævi. Quelques points sont finement vascularisés. Sur le bord de la tricuspide et de la mitrale, petits épaississements. Au microscope nous trouvons partout la prolifération.

A côté, variole au 18e jour. P. 80. Souffle à la pointe.

Dans le lit adjacent, autre varioleux qui commence la période de suppuration. Bruits enroués et durs.

5 mai 1869, Grandin, 19 ans. Variole au 40e jour. Non vacciné. Kératite. Croûtes épaisses sur la figure. Mains nettoyées. P. 88 développé. Le malade se lève depuis 3 semaines. L'impulsion du cœur est assez forte. Les bruits sont prolongés et altérés.

En 1885 nous assistons à l'autopsie d'un varioleux entré pour une polyurie. Calcul de 6 cent. sur 5 et sur 2 dans la vessie. Toutes les valvules sont rougies et épaissies sur les bords ; quelques inégalités, une traînée de lymphatiques.

§ VI. — Endocardite phosphorée.

Nous avons observé l'endocardite et l'endo-artérite chez un homme de 60 ans qui s'était empoisonné avec des *allumettes chimiques*. La maladie a duré 14 jours.

Les fibres musculaires sont inégalement altérées, en général granuleuses. Au centre des faisceaux nous trouvons des granulations plus grosses, en chapelet, colorées. Le muscle est surchargé de graisse et d'une couleur pâle. Les cavités ne contiennent aucun caillot ; le sang est liquide. Nous notons quelques ecchymoses sur la tricuspide t dans le ventricule gauche. Les valvules présentent un ord très épaissi, muqueux. L'aorte est athéromateuse à es degrés variables sur toute sa surface ; nous notons de etites élevures molles, rosées, des surfaces chagrinées, es plaques blanches de densités différentes. Le foie est âle, jaune, présente des travées fibreuses ; les cellules ont pleines de granulations et jaunes. — La ligne qui orde l'aorte au niveau de la partie chagrinée, est ondulée. u niveau des mamelons, nous notons une prolifération bondante. La membrane moyenne n'est pas altérée ; c'est urtout la 2e couche de la membrane interne qui prolifère.

§ VII. — Anévrysmes des valvules.

A l'endocardite suraiguë se rattachent les *anévrysmes es valvules* auxquels on peut joindre la perforation du eptum membraneux. Les communications entre les cavités du cœur varient en raison de la disposition du septum ur lequel Pelvet a tant insisté.

Anévrysme sigmoïdo-ventriculaire gauche faisant communiquer fond de la sigmoïde aortique gauche avec le ventricule gauche ; etits abcès ventriculaires au-dessous de cet anévrysme. Pas d'accients typhoïdes. Mort rapide. Troisième côte gauche double. Capules surrénales supplémentaires.

Ganot, 39 ans, boulanger, né à Orléans, entre à l'Hôtel-Dieu le 2 septembre 1871 et meurt le 3 octobre.

En Afrique fièvre pendant 8 jours ; il ne garde pas même le lit ; passe 41 jours à l'hôpital de Blidah pour un bubon. Il a souvent es refroidissements. Les palpitations datent de loin mais ne l'alitent as ; elles deviennent plus fortes et, à la fin du siège, il garde le lit endant 15 jours, ne dormant pas ; reprend son travail jusqu'à la fin e mai et à cette époque entre à la Charité. Le 24 septembre il est levé, pâle, bouffi, les jambes œdématiées, les lèvres violâtres, l ongles peu cyanosés. On ne voit pas de mouvement de la région pr cordiale, non plus que de la pointe. La matité descend presque da le 7e espace et mesure 13 cent. en hauteur et 20 en largeur. On v peu de battements au cou ; ondulations veineuses. Pas de frémiss ment, pas de claquement à la main. Les bruits sont compliqué souffle en jet de vapeur le long du bord inférieur, avec maximu au-dessus de cette ligne, et se dirigeant de la pointe à la base. P de souffle net au 2e temps ; 2e claquement assourdi. P. 108 régi lier, vibrant. Artères radiales tortueuses. — 27 septembre. P. 1 assez développé, assez régulier. Le malade est assis sur une chais appuyé contre son lit, le bras gauche passé sous la tête. Il ne par pas et ne supporte aucun examen. Le côté droit de la poitrine se sou lève avec énergie.

30 septembre. Ces jours derniers je le trouvais assis et ne pouva l'examiner. P. 100 régulier. Il a pu se coucher à 4 heures du ma tin ; il est assez tranquille, mais dans un instant il sera pris d'étou fements atroces. On voit peu battre le cœur ; on sent la pointe arro die dans le 7e espace, très en dehors du mamelon. Souffle au 1er temp prolongé, s'étendant le long du bord gauche du cœur. Souffle a 2e temps au niveau de l'orifice aortique. Pas de double battemen en avant à la pointe. Double souffle crural. Œdème des jambes 2 octobre, à 11 heures du soir, on le descend de son lit pour le met tre sur le bassin ; il veut remonter seul ; on l'aide ; il pousse 2 o 3 cris et meurt. Il avait eu dans la soirée des suffocations atroces.

Autopsie. La 3e côte gauche est double ; la supérieure est la sur numéraire, le cartilage en est coudé. La pointe qui battait dans le 7e espace se trouvait donc dans le sixième. Le sternum mesure 25 centimètres. Les plèvres contiennent une grande quantité de sé rum. Le cœur est énorme. Le sac péricardique ne contient pas de liquide. Le ventricule droit sur lequel on note des plaques laiteuses occupe une grande partie de la face antérieure. La pointe n'existe plus ; c'est un contour arrondi. Les cavités sont dilatées, les ventri cules beaucoup plus que les oreillettes ; les parois ne sont pas épais sies en proportion de la dilatation. Le muscle résiste à la déchirure La tricuspide souple, lâche, ferme incomplètement l'orifice très élargi. La mitrale souple ferme l'orifice. L'eau versée dans l'artère pulmonaire garde son niveau ; dans l'aorte, elle disparaît à mesure

u'on l'introduit. Si nous examinons l'orifice aortique du côté du ven-
·icule, les bords des trois valvules s'affrontent à peu près complète-
ıent ; mais sur le côté gauche bombe une poche grosse comme une
oix, percée dans son milieu d'un trou par lequel on peut engager
; petit doigt. Par le fond de la sigmoïde gauche on pénètre dans
ı poche anormale qui s'engage à gauche de l'artère pulmonaire,
ous le péricarde, au niveau de la cloison interventriculaire. Le trou
entriculaire de la poche a un rebord arrondi, nullement déchiré.
es sigmoïdes sont un peu épaissies. Dans le ventricule gauche, à la
ase de la poche, on note une collection de petits foyers purulents,
emblable à une plaque d'herpès. L'aorte a son diamètre normal.
es poumons sont engoués et partiellement apoplexiés. La rate est
rme, congestionnée, ainsi que les reins. Les capsules surrénales
ont normales ; la gauche présente des parties détachées, supplé-
ıentaires.

Dans le même article (Anévrysmes du cœur et des val-
ules, *Bull. de la S. de Méd. de Paris*, 1872) nous citons
n cas intitulé : *Insuffisance aortique et mitrale avec ané-
rysmes valvulaires. Mort subite.*

§ VIII. — Aortite et endartérite.

(Cornil et Ranvier.)

L'endartérite est aiguë ou chronique.

1° L'endartérite aiguë ou proliférante est parfois isolée.
lle présente des plaques saillantes, gélatineuses, tantôt
osées, transparentes, tantôt opalescentes, rarement ulcé-
ées. Les parties voisines sont imbibées de liquide, trans-
ıcides, tantôt rosées, tantôt incolores. Dans des cas où
endartérite était intense, nous avons été frappés de sa
âleur, tandis que nous avons souvent rencontré une vive
ougeur des vaisseaux et de l'endocarde uniquement due à

l'imbibition sans trace histologique de l'imbibition ; il suffit de laisser macérer, dans l'eau teinte de sang, une artère, pour que sa surface rougisse.

On observe souvent un aspect chagriné ou dépoli.

Les plaques peuvent être cent fois plus épaisses que l'endartère normale, et deux ou trois fois que la membrane moyenne. La multiplication des éléments à la surface de la membrane interne est spéciale à l'endartérite aiguë et la sépare de l'endartérite avec tendance à l'athérome où la prolifération se passe dans la couche la plus profonde de la membrane interne. La même distinction peut être faite dans l'endocarde.

Dans tous les cas d'endartérite aiguë il existe un épaississement considérable de la tunique externe ou péri-artérite dans toute l'étendue de la partie malade.

La membrane moyenne ne présente pas habituellement d'altération dans l'endartérite aiguë.

2° Endartérite chronique.

On doit distinguer l'athérome simple de l'endartérite chronique; on observe à la surface des artères chez les vieillards une infiltration graisseuse des éléments de la tunique interne sans aucune prolifération ; dans ces cas les plaques jaunes sont très peu étendues. Lorsqu'elles sont plus larges, elles coexistent toujours avec une prolifération plus ou moins considérable.

L'endartérite chronique peut débuter d'emblée ou succéder à l'état aigu.

Le siège de la prolifération est différent ; les éléments nouveaux se montrent surtout dans la partie profonde de la membrane interne ; ces éléments sont plus distants les uns des autres que dans le cas d'artérite aiguë, et souvent on voit se concréter, autour des noyaux habituellement allongés ou anguleux, une membrane secondaire bien décrite par Wirchow, transparente et réfringente, présentant une certaine analogie de forme avec une capsule de cartilage ; cette lésion se montre dans les plaques cartilaginiformes saillantes à la surface de l'aorte. C'est là une première modification de la substance intercellulaire qui appartient en propre à l'endartérite chronique.

Toutes les cellules de nouvelle formation de la membrane interne sont vouées à la transformation graisseuse ; quant à la substance fondamentale, elle éprouve deux modes d'altération distincts : tantôt elle subit une destruction moléculaire et un ramollissement tels que les îlots graisseux, résultant de la destruction des cellules, se rapprochent, deviennent confluents et finissent, après la disparition de la substance fondamentale, par former une cavité plus ou moins vaste remplie de détritus graisseux. C'est là ce qu'on appelle un foyer athéromateux.

D'autres fois, au lieu de se ramollir, la substance fondamentale se condense, comme cela a lieu dans les plaques d'apparence cartilagineuse. En même temps des granulations calcaires, distinctes les unes des autres au début du processus (infiltration calcaire), plus tard réunies en une masse homogène (pétrification), envahissent toute la substance fondamentale. Ces plaques pétrifiées n'ont rien du tissu osseux.

Dans les endartérites chroniques un peu étendues, on observe constamment de la péri-artérite.

Les altérations de la tunique moyenne nous ont toujours paru de nature régressive ; elles consistent dans une dégénérescence graisseuse des cellules musculaires et dans une destruction moléculaire des fibres élastiques. Ces lésions n'occupent que la partie la plus interne de la membrane moyenne, mais, lorsque la maladie est très intense, toute l'épaisseur de la membrane moyenne peut être détruite de façon à n'être plus représentée que par des îlots. Les parties détruites sont remplacées par le tissu conjonctif de la membrane externe et de la membrane interne en prolifération. Des vaisseaux peuvent pénétrer jusqu'à la membrane interne. C'est cette destruction de la membrane moyenne qui est la cause unique des anévrysmes spontanés de l'aorte.

Structure des poches anévrysmales de l'aorte. = Les anévrysmes spontanés de la crosse de l'aorte ne sont ni vrais, ni mixtes internes, ni mixtes externes. Constamment les tuniques interne et externe sont conservées, épaissies, et la tunique moyenne seule fait défaut, sinon en totalité, du moins en partie. La résistance a disparu (Cornil et Ranvier).

Endartérite ou périartérite, la lésion est commune. Le timbre éclatant du 2e claquement nous éclaire plus que les souffles du 1er temps.

§ IX. — Du double souffle systolique cardiaque (Ppaffoutt). Souffle de l'artério-sclérose.

Cette onomatopée représente un premier claquement fort, suivi d'un souffle segmenté, terminé par un second claquement fort. Pas de souffle au 2e temps.

Le souffle couvre toute la surface du cœur sans maximum pour un des orifices et ressemble à un souffle anémique intense et doublé.

Les artères sont en général sclérosées. Les malades dépassent 50 ans. Presque toujours dans les antécédents on note un rhumatisme articulaire aigu.

On entend des bruits anémiques considérables au cou. C'est un composé d'anémie, de sénilité précoce et de sclérose. Les valvules sont épaissies comme les artères. C'est le souffle de l'artério-sclérose, c'est le souffle du plateau scléreux.

Aucun auteur n'a parlé de cette forme segmentée du souffle systolique dont l'étude est intéressante comme diagnostic de l'insuffisance mitrale et de l'insuffisance aortique, lésions auxquelles il touche de près. Il représente le plateau des tracés de la sénilité ; il est lié à un état chloro-anémique du sang ; on le rencontre chez les cancéreux.

Il est contenu entre les deux claquements et n'appartient ni à la présystole, ni à la diastole ; il est systolique et se fait en deux temps joints ; les deux souffles vont dans le même sens ; ce n'est pas un va-et-vient comme dans l'insuffisance aortique ; la sensation est nette. On croit entendre le double souffle en avant qu'on obtient par la compression de la crurale dans certains cas.

On sent en même temps un double frémissement.

Tantôt la première partie est plus forte, tantôt la seconde.

Le souffle n'est pas toujours segmenté ; parfois il est alternativement simple et segmenté.

Quand l'insuffisance mitrale existe, le souffle en jet de vapeur se sépare du souffle segmenté. Le ventricule se systole en deux fois, puisque les auteurs n'admettent pas l'alternance de la systole pour les deux ventricules.

Nous notons au cœur un double mouvement avec frémissement court, le 2e terminé par un claquement fort, parcheminé, en même temps que dans le creux sternal on sent profondément l'aorte et un double frémissement, le 2e plus court, plus faible. Le pouls est régulier, développé, vibrant. Au cœur, double souffle remarquable en ceci : on entend d'abord le claquement qui se perd dans un souffle, puis vient un autre souffle qui se relie au précédent et enfin le 2e claquement. A la main on sépare les deux souffles mieux qu'à l'oreille; cependant l'oreille écartée les sépare facilement. Ce n'est pas un mouvement de va-et-vient; les deux souffles sont reliés. Cela chez un cancéreux avec autopsie. On a employé la digitale; les pulsations sont devenues géminées par moments ; le délire a apparu.

Chez une femme de 54 ans à la pâleur cancéreuse, nous notons à la suite du 1er claquement un souffle considérable sur toute la surface du cœur jusqu'en haut du sternum, très fort à la pointe, sur le bord gauche, en bas du sternum, en haut, avec maximum vers le 3e espace contre le sternum, souffle suivi d'un autre souffle terminé par un claquement. On entend ppaffoutt. Au cou on entend jusqu'en haut un souffle à double courant très fort, les bruits chlorotiques sont considérables. Le souffle monte dans la direction de l'artère pulmonaire plus que de l'aorte. On l'entend partout jusqu'à l'épigastre.

Nous nous arrêtons, nous pourrions citer beaucoup d'observations qui pourraient intéresser ou ennuyer le lecteur.

Nous arrivons, si nous ne sommes pas déjà arrivé à la maladie de Hogdson où l'aorte se dilate uniformément en produisant l'insuffisance des sigmoïdes aortiques ; c'est l'insuffisance telle que l'a décrite Corrigan qui ne connaissait pas la lésion des valvules et le souffle du 2e temps. Corrigan n'a droit qu'à son pouls dans l'histoire de l'insuffisance aortique.

Le coin des sigmoïdes aortiques a fini par absorber l'attention générale et son influence s'est étendue à l'aorte ascendante qui captive aujourd'hui les plessimétristes. L'aorte est-elle dilatée ou ne l'est-elle pas? Rien de plus facile. Elle est cependant accollée à l'artère pulmonaire et à la veine cave supérieure et à des ganglions possibles qui réclament quelque part de sa matité. C'est bien fin quand on pense que tant de gros anévrysmes passent inaperçus, même recherchés et démontrés par d'autres signes. L'écart des poumons peut nous indiquer que quelque chose prend leur place, mais, que ce soit nécessairement l'aorte, il est permis d'hésiter. Heureusement, pour soutenir la percussion, on a la douleur provoquée, c'est le principal ; la douleur est un signe plus réel qu'une matité d'un centimètre de plus ou de moins avec doute ; d'autant mieux que toutes les aortes normales ne mesurent pas le même chiffre.

§ X. — Phlébite.

La phlébite fait partie des lésions du cœur par le cœur droit et l'artère pulmonaire ; les veines caves à leur origine font partie du cœur.

On constate des athéromes sur les veines caves, des déchirures de la valvule d'Eustachi, des végétations sur la membrane du trou ovale. Les athéromes des artères pulmonaires ne sont pas rares.

L'inflammation des cavités droites et des veines est grave parce que le sang veineux est plus apte que le sang artériel à se coaguler et à se former en filaments fibrineux. Le pouls prend une fréquence promptement mortelle : il dépasse 150.

Bernardet, 37 ans, journalière, entre le 30 septembre 1867 et meurt le 11 octobre.

Troisième rhumatisme articulaire aigu. Insuffisance et rétrécissement mitral, insuffisance aortique. Endocardite droite et gauche. Caillots fibrineux. Abcès hépatiques. P. 156. Mort rapide.

Cette femme d'une belle constitution entre pour une troisième attaque qui date d'un mois. Nous la voyons le 4 octobre. Le cou de pied gauche est encore pris. La physionomie est bonne. Le pouls est à 92, peu développé. Le cœur mesure 13 sur 18. — Le 7. P. 144 irrégulier, inégal. Resp. 46. Teinte jaunâtre. Un peu d'étouffement. La malade est étendue dans son lit, calme, ne se plaignant pas. — 9 octobre. P. 156 petit, inégal, irrégulier. Resp. 34. Douleur épigastrique. Ventre douloureux, ballonné. Foie tuméfié. Bruits du cœur confus. Jugulaires saillantes. Intelligence nette, mais inquiète. La malade est allongée dans son lit. — 11. Stertor. Sueur profuse. La malade meurt à 9 h. matin.

Autopsie. — La tricuspide est épaissie et rouge. Le ventricule droit contient des caillots de plusieurs âges, quelques-uns ressemblent à de la fibrine battue. Les sigmoïdes pulmonaires sont rouges et tuméfiées.

La mitrale est épaisse et bordée de végétations récentes. Les sigmoïdes aortiques sont épaisses, déformées et granuleuses. L'aorte ne présente rien d'anormal. — Les poumons sont à peu près normaux. — Le foie est gros, congestionné ; dans son centre on trouve un abcès gros comme une noisette, et plusieurs autres plus petits. — Les reins congestionnés présentent une surface irrégulière, chagrinée ; un infarctus. — Rate petite.

Dans un autre cas, chez une femme, nous trouvons des abcès du foie et des reins et le pouls à 132 avec des traces d'inflammation des cavités droites.

11, Ste-Madeleine. Charité. Décembre 1861. Petits abcès dans les reins, dans le foie. Rate molle et grosse. Poumons engoués, non hépatisés, sans abcès.

Cœur un peu gros ; ventricule gauche hypertrophié et dilaté. Péricarde rouge, granulé par endroits, couvert çà et là de fausses membranes peu adhérentes. Tout l'endocarde est rouge, veines et artères. Partout des caillots blancs, organisés en membranes, non intriqués ; dans l'artère pulmonaire ce sont des ramifications ; dans les ventricules, ce sont des plaques élastiques, blanches. Le trou de Botal laisserait passer une grosse plume d'oie ; il est presque fermé par la valvule ; l'orifice est semé de petites végétations fines. Tricuspide rouge de même que les sigmoides de l'artère pulmonaire.

Mitrale rouge, un peu épaissie, avec quelques granulations, mais non pas les dents de poisson de l'endocardite rhumatismale. Sigmoïdes aortiques épaissies. Aorte épaissie, rouge, un peu inégale. Muscle rouge.

Cette femme est malade depuis 4 à 5 jours, quand elle entre le 5 décembre. L'état typhoïde est évident. La respiration est un peu gênée ; la tête est basse. Pas de teinte asphyxique. On lui fait une saignée de 2 pal. 1/2 et une application de ventouses de 2 pal. 1/2. Vésicatoire.

Le 6, souffle rude, râpeux, sur toute la région cardiaque, se propageant en avant, en arrière ; pas de claquements. Pouls petit, étroit, très faible 132. Couenne peu épaisse sur la saignée ; ventouses peu inflammatoires. P. crural très faible et mou. Peu d'impulsion du cœur, pas de frémissement. On distingue deux claquements faibles, mais presque purs à gauche. Peu d'albumine.

Le 7, P. 128-132 régulier. Pas de claquements. Souffle plus rude. Morte à 3 heures.

Dans le cas suivant nous trouvons encore une endocardite généralisée, veines et artères.

Pascal, 41 ans, serrurier. 10 avril 1867. Étant enfant il garde le lit 2 mois ; à 15 ans, hémoptysie ; il a des palpitations étant soldat, de plus un chancre pour lequel il reste 3 mois à l'hôpital et fait un traitement mercuriel. A 35 ans, angine. Premier rhumatisme il y a 18 mois, 30 jours. Il y a 6 mois, nouvelle attaque, 30 jours. Il a voulu reprendre ses travaux ; il a senti de l'essoufflement et des battements de cœur.

Le cœur est assez gros ; on le voit battre seulement à la pointe. L'impulsion est un peu forte, surtout à l'épigastre ; la main sent un double battement en avant. Pouls veineux sans distension. P. radial régulier, assez développé, un peu vif. Oppression forte surtout la nuit. Œdème des jambes. Bruits altérés sans souffle net dans les carotides et au niveau de l'orifice aortique.

Dans les derniers jours, il étouffe, penché en avant, mais non les jambes hors du lit. 14 mai, autopsie. Cœur dilaté plutôt qu'hypertrophié. Paroi du ventricule gauche jaune, anémiée, peu épaisse. Inflammation généralisée, veines, cœur et artères. A l'entrée de la veine cave descendante plaques rouges en relief, isolées. Tricuspide épaissie, un peu déformée. Dans l'artère pulmonaire teinte rouge générale avec des saillies. Dans l'oreillette gauche on retrouve les mêmes plaques saillantes et rouges. Mitrale rouge et épaissie sur son bord. Près des sigmoïdes, l'endocarde passe au rouge. L'aorte est rouge, épaissie sur toute sa longueur, avec des plaques saillantes rouges. Plaques péricardiques anciennes et récentes.

Dans un cas où nous trouvons le pouls à 132, une attaque de dyspnée subite, un cordon dur le long des veines de la jambe droite et un souffle au 1er temps en jet de vapeur considérable le long du sternum et surtout en bas, nous pensons à une embolie arrêtée dans la tricuspide. Des symptômes typhoïdes apparaissent. Le pouls est inégal, irrégulier, petit. On entend du râle crépitant. Le malade meurt 5 jours après son entrée. Nous trouvons à l'autopsie de la pneumonie hypostatique, une pleurésie adhérente, des granulations tuberculeuses, pas le moindre caillot dans les grosses branches de l'artère et des veines pulmonaires, mais dans le ventricule gauche une coagulation intriquée à travers les cordes de la mitrale qu'elle bride d'une façon singulière, allongée, bifurquée, digitée, ressemblant aux caillots des veines de la jambe.

Playe, 51 ans, couturière, 14 avril 1876, a toujours eu de la peine pour courir et sauter. Réglée à 9 ans 1/2, une époque, puis à 10 ans 1/2. Elle a toujours été bien réglée, 14 enfants ; toutes ses grossesses ont été bonnes. Ses enfants sont tous morts à 1 ou 2 mois. Ce n'est que 4 ans après sa dernière couche, vers 40 ans, qu'elle a commencé à se sentir malade, à monter les étages plus difficilement. Rupia depuis 16 ans à la joue gauche.

Cette femme est assise dans son lit, pâle, bistrée, enfumée. Les jambes sont œdématiées.

Battements considérables, systoliques des veines du cou. Battements du foie gros. Souffle intense sur toute la surface du cœur, à gauche et à droite, s'avançant beaucoup à gauche, plus fort au niveau du creux épigastrique, se prolongeant pendant le 2e temps en une sorte de souffle à double courant.

Tapin, 38 ans, est remarquable par une *thrombose de la jugulaire externe gauche* ; il a de plus une gangrène de la jambe droite, des noyaux apoplectiques pulmonaires nombreux, les oreillettes remplies de caillots en bouillie granulée.

Il a eu plusieurs rhumatismes articulaires aigus, le premier à 15 ans. Le pouls est à 140. T. 39°. Nous profitons de moments d'accalmie pour diagnostiquer le rétrécissement mitral et l'insuffisance aortique que l'on trouve à *l'autopsie*. La tricuspide est seulement un peu épaissie au bord. Déformation considérable des jointures.

Anévrysme de la veine cave inférieure ; tricuspide un peu épaissie, dilatée. Rétrécissement mitral, à moins d'un petit doigt. Valvules aortiques insuffisantes.

Neveu, 55 ans, remarquable par le pouls veineux et par la dilatation des veines qui va jusqu'à la fosse temporale ; on croit voir des battements artériels, on sent mal les carotides.

Elle a eu plusieurs rhumatismes articulaires aigus.

Le foie bat. Piaulement systolique sternal. Claquement inguinal systolique. Souffle à la pointe. Pouls développé, 112-120, irrégulier. Souffle au 2e temps d'insuffisance aortique. 2e claquement dédoublé. Roulement diastolique.

Dans un autre cas nous assistons à la guérison d'une embolie des cavités droites.

Chauvin, 22 ans, garçon de cuisine, entre le 21 juin 1867. Il a été bien portant jusqu'à une époque récente où une voiture lui a passé sur le cou de pied gauche. Il a craché du sang. Douleur au niveau du mollet gauche et de la poitrine à droite. Pas de battements de cœur. — 27 juin. P. 84, assez développé. Cœur 10 sur 15. Piaulement au 1er temps à la pointe. 2e claquement sonore, un peu piaulant. Respiration en général rude. Veines des jambes dures, remplies de caillots des deux côtés. Pas d'œdème. — 28 juin. P. 84. En avant à droite de la rudesse. Piaulement surtout à gauche et à la pointe. 2e claquement sonore. Jugulaires toujours pleines, sans pouls. Veines des jambes saillantes sans œdème. Aine droite douloureuse, douleur le long de l'iliaque droite et de la veine cave inférieure. — 16 juillet. P. 76 régulier. Cœur mesurant 9 cent. 1/2 en hauteur sur 14,5 en largeur. Piaulement à la pointe et le long du bord inférieur Les phlébites sont presque éteintes ; il reste des cordons noueux. — 27 juillet. Le piaulement persiste jusqu'à la sortie.

N'y a-t-il pas un rapport entre la contusion, les phlébites et les hémoptysies ?

§ XI. — Angio-sclérose.

L'artério-sclérose a un rôle important ; la phlébo-sclérose n'en a pas un moindre et le terme angio-sclérose qui comprend la lésion des veines, des veinules, des capillaires et des artérioles aussi bien que des artères, s'applique au plus grand nombre des cas ; les lymphatiques ne peuvent être négligés.

Nous devons tenir autant compte de la circulation veineuse que de la circulation artérielle. Le travail des veines est aussi utile que celui des artères ; suivant leur état la circulation se fait bien ou mal dans les différentes parties du corps. Partout où les veines ont perdu leur tonicité, il y a embarras de la circulation, congestion, œdème ou épanchement de liquide dans les cavités séreuses. Ces œdèmes, ces congestions peuvent être localisés ; ce n'est pas rare dans les maladies du cœur ; il y a des asystolies locales, des provinces indépendantes, qui n'obéissent pas également au pouvoir central. Ranvier a montré l'influence du système nerveux.

Les lésions des veines ne sont pas en général aussi grossières que celles des artères. La structure des veines ne se prête pas à la forme anévrysmale telle que nous la voyons dans les artères ; la tunique moyenne n'y est pas aussi développée ; la dilatation se fait en masse, non sur un point ; l'impulsion est moins brusque.

« La circulation capillaire garde son autonomie, dit Bouchard (*Pathogénie des hémorrhagies*, 1869) et est plus directement placée sous la dépendance du système nerveux que sous celle des autres parties de l'arbre circulatoire. Elle doit cette indépendance aux gardiens placés à ses frontières, aux artérioles et aux veinules, presqu'aussi délicates que les capillaires, plus extensibles et, grâce à la prédominance de leurs éléments musculaires, plus énergiquement contractiles que les artères et surtout que les veines. Leur extensibilité l'emporte aussi beaucoup sur celle des capillaires proprement dits qui, même sous les pressions les plus fortes, atteignent difficilement un élargissement égal au quart de leur diamètre habituel. C'est à la combinaison des contractions et des dilatations de ces artérioles et de ces veinules que sont dues les particularités du mouvement du sang dans les capillaires. Seuls de toutes les parties qui constituent le système vasculaire, les capillaires vrais ne sont pas contractiles ».

Dans l'asystolie il faut tenir compte de tous ces éléments. L'action mécanique n'est pas tout dans la lésion des veines ; les veines ont leur part active dans les maladies du cœur.

Nous avons rencontré un cas de phlébite de la jugulaire externe, lié à la gangrène d'une jambe et à l'apoplexie pulmonaire.

Dans les observations rapportées par Duguet, dans sa thèse d'agrégation, on est frappé par la fréquence de l'athérome de l'artère pulmonaire en coïncidence avec les embolies pulmonaires qu'on suppose parties soit de l'oreillette droite soit des veines périphériques.

Parfois nous trouvons sur la veine cave les mêmes plaques athéromateuses que sur l'aorte.

Parfois nous trouvons de véritables anévrysmes des veines qui se laissent dilater comme font les artères, sous l'influence de l'insuffisance tricuspidienne.

Nous avons rapporté dans le tome XI du *Bulletin de la Société de médecine de Paris*, 1877, une observation intitulée : Battements du foie ; dilatation énorme des veines hépatiques ; déchirure de la tricuspide ; adhérence du péricarde ; atrophie rouge du foie. La veine cave inférieure s'élargit en un lac énorme au niveau des veines hépatiques énormes elles-mêmes. L'ascite est considérable sans œdème des membres, sans albumine.

§ XII. — Angio-sclérose placentaire.

Les capillaires peuvent s'ossifier rapidement dans le placenta.

Le *placenta* offre à l'observation des conditions uniques ; c'est un organe de formation rapide qui à la délivrance vient exposer à nos yeux des lésions jeunes, de neuf mois au plus ; nous trouvons dans le placenta un sujet propice à l'étude des lésions vasculaires, artérielles, veineuses et capillaires. Il est curieux de voir en combien peu de temps des granulations crétacées peuvent s'établir ; on les trouve, nous dit Auvard, chez des fœtus de 4 et 5 mois ; c'est là un renseignement sur ce qui peut se passer dans l'aorte.

On a accepté la sclérose du placenta, mais on ne cherche pas si elle est liée à une sclérose générale ; on s'est préoccupé de la lésion possible du placenta par la lésion du cœur, mais non pas par la lésion des vaisseaux. Toujours on cherche l'insuffisance mitrale ; jamais l'artério-sclérose ; au moindre souffle à la pointe, on admet l'insuffisance mitrale.

Or l'angio-sclérose est en germe dans la grossesse ; on n'est pas à l'abri d'une adhérence du placenta parce qu'on n'a pas trouvé d'insuffisance mitrale ou tricuspidienne. Il y a analogie entre la sclérose des reins et la sclérose du placenta. Nous devons chercher les signes de l'artério-sclérose, de l'angio-sclérose et, si nous les trouvons, appliquer le traitement par le lait.

Au cœur nous trouverons le bruit de galop ou un rhythme spécial que nous représentons par l'onomatopée : ppaffoutt ; on entend le 1er claquement fort, puis un souffle segmenté, dédoublé, enfin le 2e claquement fort ; parfois le souffle traîne, ronfle sans se dédoubler, mais est toujours enserré par des claquements éclatants. Il appartient à la chloro-anémie en même temps qu'à la sclérose ; c'est la chloro-anémie sénile. Beaucoup de médecins en font un souffle d'insuffisance mitrale.

Il y a lieu d'examiner si le souffle placentaire présente dans ces cas quelques particularités.

§ XIII. — Souffle utérin.

Le *souffle utérin* est peu recherché aujourd'hui ; on ne lui attribue aucune valeur. On avait espéré connaître le lieu d'insertion du placenta d'après la position du souffle ; on y a renoncé. Il est moins fréquent qu'on ne l'a dit. Il nous faut examiner un certain nombre de femmes pour le rencontrer. Nous ne le trouvons que lorsque nous entendons au cou les bruits chlorotiques, d'autant plus fort que les bruits du cou sont plus intenses; il est veineux autant qu'artériel, plus veineux qu'artériel; inconstant quand les bruits du cou sont légers, soufflant, sibilant, à rhythme varié, d'une intensité extrême dans quelques cas.

Il n'est pas très commun parce que les bruits du cou ne sont pas très communs, parce que la chloro-anémie est moins fréquente qu'on ne croit dans la grossesse. Nous avons été étonné de ce résultat de nos recherches qui concorde avec les idées de Porak (1) et de Quinquaud. On sent toutefois l'artério-sclérose.

« On a abusé, dit Porak, de l'analogie que présente la composition du sang pendant la grossesse avec celle qu'on a cru exister dans certains états morbides. Il y a plus de fibrine dans le sang de la femme enceinte, et immédiatement on pense au sang des états pyrétiques; il y a moins de globules et on suppose aussitôt la chlorose.

Quinquaud affirme que chez les arthritiques il y a des altérations spéciales et caractéristiques du sang nullement comparables à l'appauvrissement progressif et caractéristique du sang pendant la grossesse.

Il en est de même de l'analogie qu'on a cherché à établir entre la grossesse et la chlorose. Dans la chlorose c'est une lésion des globules du sang. Dans la grossesse c'est un appauvrissement de tous les éléments du sang, dans une même proportion pour chacun d'eux ».

Le souffle utéro-placentaire n'existerait que chez la femme grosse chlorotique et non chez la femme grosse physiologique.

(1) Porak, th. agrég. 1880.

CHAPITRE V

RÉTRÉCISSEMENTS ET INSUFFISANCES

§ I. — De l'insuffisance des sphincters des oreillettes et des valvules des veines.

On étudie les insuffisances des valvules auriculo-ventriculaires et artérielles ; il est non moins utile d'étudier les insuffisances des sphincters des oreillettes et des valvules des veines. Pendant la présystole, à l'état normal, ces sphincters se ferment et empêchent le sang de refluer ; nous ne sommes pas certain que pendant la systole ventriculaire même, au moins au début, les sphincters n'agissent pas encore et n'empêchent pas le sang de venir peser sur la valvule qui se relève. La déglutition du sang est analogue à celle du bol alimentaire dans l'isthme du pharynx. Si un des sphincters manœuvre mal, l'individu avale son sang de travers, il y a régurgitation, il y a insuffisance. Pendant la présystole la bonne action des muscles est indispensable ; elle n'est guère moins utile pendant la systole. Si les sphincters sont insuffisants pendant la présystole, il y a pouls veineux présystolique ; ce pouls veineux présystolique, que l'on appelle faux, a donc une grande importance quand il représente le mauvais fonctionnement des sphincters. Il peut exister, mais très faible, par le refoulement du sang au moment de la contraction des sphincters ; la colonne sanguine arrêtée dans sa marche est refoulée; mais le plus souvent les mouvements sont assez bien dirigés pour ne pas exposer le sang à une brusquerie préjudiciable. Lorsque les sphincters sont forcés, nous observons les battements présystoliques du foie, les battements et les claquements présystoliques des valvules du cou, les battements et les claquements présystoliques des crurales. Nous avons le droit d'admettre des battements présystoliques du cœur par les veines-coronaires, plus difficile à constater, puisque le mouvement existe déjà produit par les oreillettes.

Ces sphincters peuvent ne pas être atteints à la fois. Le sphincter de la veine cave supérieure peut être forcé quand celui de la veine cave inférieure est intact, et réciproquement. La veine porte peut résister ensuite plus ou moins longtemps après que le sphincter aura été vaincu. Le poumon n'a pas de protecteur après les sphincters des veines pulmonaires.

S'il est vrai que les sphincters agissent encore pendant la systole, on comprend qu'il puisse y avoir insuffisance de la tricuspide sans pouls veineux; on peut entendre un souffle en bas du sternum au 1er temps, sans qu'on observe de pouls veineux. En général le pouls veineux par systole apparaît, mais encore faut-il qu'il reflue une quantité de sang suffisante. Nous avons souvent constaté que dans l'insuffisance de la tricuspide c'était pendant la présystole qu'on observait le reflux et nous l'avons fait constater à beaucoup de médecins.

Après l'insuffisance des sphincters vient l'insuffisance des valvules qui au cou et à l'aîne protègent les membres et la tête. Ainsi s'explique la variété des œdèmes, suivant que telle valvule veineuse ou telle autre est forcée. On entendait un claquement; il disparaît et l'œdème apparaît.

Il y a donc à tenir grand compte des sphincters et des valvules des veines dans l'étude des maladies du cœur et leur insuffisance est aussi grave que celle des valvules des orifices.

Aux insuffisances précédentes il faut ajouter les insuffisances des artères, des veines, des artérioles, des veinules.

Pour les artères, on peut dire qu'il y a insuffisance quand l'élasticité a diminué ou disparu, quand l'élément contractile est atteint; l'anévrysme est le type de cette insuffisance, dont la maladie de Hogdson est le début; on entend des souffles qui ne sont pas entièrement dus à la lésion de surface. On peut assimiler la tunique moyenne à un sphincter; elle est indispensable à la progression du sang.

Pour les artérioles nous avons les mêmes raisons d'admettre l'insuffisance; ici le tissu contractile l'emporte sur le tissu élastique.

Dans les veines la contractilité est nette; la paroi résiste avant que les valvules deviennent insuffisantes.

Partout où les fibres musculaires existent, leur paralysie constitue une insuffisance.

L'*oreillette droite* n'est pas comme on le dit un simple réservoir où le ventricule vient puiser. Elle est active et influente; placée à l'entrée du cœur, elle assure son bon fonctionnement; elle mesure au cœur la quantité de sang qu'il va déglutir. C'est elle qui met la machine en mouvement, qui donne le branle, elle est la dernière à battre; elle a une sensibilité exquise et dans le pouls géminé elle joue un premier rôle. Plus sensible que les autres cavités du cœur à la digitale, elle est paralysée par des doses qu'acceptent encore les ventricules. Dans l'action de la digitale et des médicaments cardiaques, il faut tenir compte de l'effet sur l'oreillette droite plus que de celui sur le ventricule gauche ; c'est dire qu'il faut avoir l'œil sur le pouls veineux autant que sur le pouls artériel. L'oreillette gauche n'a pas l'importance de la droite ; elle ne reçoit que le sang du poumon, la droite reçoit le sang des deux veines caves ; pour ne pas se laisser dilater et suffire à son service, elle a besoin d'une force et d'une intelligence qu'on lui refuse à tort. Dans plus d'un cas nous la trouvons seule atteinte et, quand elle s'hypertrophie en même temps que les sphincters fonctionnent mal, le système veineux entier n'est pas long à s'en apercevoir. Tenons grand compte de l'oreillette droite quand nous administrons la digitale ; elle en a vite assez. Nous insistons sur ce point.

Insuffisance de la tricuspide.

L'histoire de la découverte et des variations du souffle tricuspidien sous le rapport de la localisation présente de l'intérêt.

Lancisi, le premier en 1740, a indiqué l'insuffisance de la tricuspide, « orificium caudicis venæ cavæ amplius fit quam ut possit ab appositis valvulis omnino prœcludi. Hinc propterеà fit ut contracto corde sanguis ex dextero ventriculo non solum in pulmones impellatur sed cum præ nimiâ copiâ, tum etiam ob non satis clausum ostium venæ cavæ per illius rimas hiantes, rursum per universum tractum venæ cavæ superiùs repellitur ac repercutitur, atque ex ipso recte in jugulares vehementiùs fertur quam in cœteros cavæ ramos ».

Laënnec ne parle pas de l'insuffisance indiquée par Lancisi ; il trouve le pouls veineux dans tous les cas d'hypertrophie un peu considérable du ventricule droit. Un gonflement habituel des jugulaires externes, mais sans battements sensibles, lui paraît être le signe le plus constant et le plus caractérisé de la dilatation des cavités droites. Pour l'auscultation du cœur, il était sur une fausse piste et a laissé aux médecins anglais le mérite de découvrir les insuffisances mitrale et aortique.

Hope dit avoir enseigné les régurgitations à l'hôpital St-Bartholomée en 1826 et à la Charité de Paris en 1827. Il se défend contre le docteur Johnson, comme priorité ; il aurait enseigné les insuffisances au fils de Johnson qui prétendait tenir la découverte de Laënnec. Quant à la découverte de l'insuffisance aortique, il dit l'avoir publiée avec Elliotson avant Corrigan qui n'arrive qu'en 1832. Il est intéressant de voir ces réclamations de priorité par ces grands noms Hope, Corrigan, Laënnec.

« Lorsque la mitrale ou la tricuspide, ne fermant pas hermétiquement, permettent la régurgitation du sang, un souffle accompagne le 1er bruit. Ce fait était du très petit nombre de ceux qui ont échappé au merveilleux observateur Laënnec. Il a été noté par l'auteur en 1825 et le nombre des cas qu'il a vus lui permet de le donner comme certain ». (Hope, *Traité des mal. du cœur*, 2e éd. 1835.)

Nous reproduisons le 1er cas observé par Hope.

« Christian Anderson, 42 ans ; Infirmerie royale d'Édinburgh, 16 juin 1825. Le premier bruit (à l'extrémité inférieure du sternum) était un bruit de lime très fort, commençant brusquement, ou un bruit de scie atténué... Le bruit existait des deux côtés du cœur, mais moins distinct à gauche. Il était plus ou moins perceptible sur toute la surface antérieure de la poitrine... Comme les valvules pulmonaires et aortiques étaient normales, le bruit de lime venait de la régurgitation à travers les valvules auriculaires. La faiblesse plus grande du souffle à gauche me paraît attribuable à l'étroitesse de l'orifice mitral, par suite de laquelle la quantité du liquide refoulé était très minime... Ce cas est intéressant comme preuve de l'existence d'un souffle accompagnant le 1er bruit, par régurgitation fait qui a échappé à Laënnec. »

Et cependant Hope connaissait mal l'insuffisance de la tricuspide.

Dans la 3e édition qui date de 1839, Hope écrit ceci « Comme la tricuspide est *très rarement* assez malade pour produire un souffle, ses lésions étant extrêmement rares et presque toujours légères, le médecin doit être très prudent à la déclarer malade, surtout parce que le pouls n'apporte pas la même évidence que dans le rétrécissement mitral ». Il est singulier que Hope compare le rétrécissement mitral à l'insuffisance tricuspide ; pourquoi ne dit-il pas insuffisance mitrale ? Hope semble ne pas connaître l'insuffisance sans rétrécissement ; il n'admet le souffle que lorsque la valvule est malade. Et surtout il a oublié le pouls veineux de Lancisi et déclare le souffle tricuspidien très rare. Nous avons fait bien du chemin depuis 1839.

Cependant, en 1837, King donne un travail intitulé : « Essay on the *safety* valve fonction in the right ventricule of the human heart» (*Guy's hospital reports*, t. I, p. 115, 1837). L'insuffisance de la tricuspide était devenue presque physiologique ; la tricuspide n'était plus qu'une soupape de sureté.

« Il arrive très souvent, dit Bouillaud en 1841, que le bruit de soufflet a lieu par le reflux d'une certaine quantité de sang à travers l'orifice qu'il venait de traverser, et c'est à l'insuffisance de la valvule *indurée*, à la permanence de l'ouverture qu'elle offre à son centre, qu'il faut attribuer ce reflux. Filhos a beaucoup insisté sur le rôle que joue ce reflux du sang dans la production du bruit de soufflet, et il me semble en avoir exagéré un peu l'importance ».

Comment peut-on exagérer l'importance du reflux du sang dans la production du bruit de soufflet ? Notre illustre et vénéré maître semblait attacher plus d'importance au frottement contre des surfaces inégales qu'à l'insuffisance même ; il n'aimait pas beaucoup à expliquer les souffles par des insuffisances ; il recherchait plutôt les rétrécissements, et, quand il n'en trouvait pas, il se rejetait sur le péricarde.

Gendrin dans ses *Leçons sur les maladies du cœur* écrit, p. 84 : « Il est d'une grande importance pour le diagnostic de déterminer auquel des deux ventricules se rapportent les modifications qui surviennent dans les bruits du cœur. La position relative des deux ventricules l'un au-devant de l'autre sépare, à un degré beaucoup plus prononcé qu'on ne pourrait le penser, par les points divers où ils se font entendre, les bruits anormaux qui ont leur siège dans chacune des cavités du cœur. Ainsi un bruit qui diminue et s'éteint à mesure qu'on se rapproche du bord droit du cœur, et qui augmente d'intensité sur la ligne qui correspond au bord gauche du cœur, doit être rapporté à une lésion qui siège dans le ventricule gauche ; ce bruit se perçoit ordinairement encore d'une manière très distincte au delà des limites du bord gauche du cœur jusque sur le côté gauche du thorax. Les bruits qui se rattachent aux lésions du ventricule droit s'entendent surtout sur la région précordiale et sur le bord gauche du sternum ; ils se perdent constamment sur les limites gauches de la région précordiale. Laënnec pensait que ces bruits se propageaient sur le côté droit de la poitrine. Posée d'une manière générale, absolue, cette opinion consacre une erreur qui ne peut provenir que de la confusion avec des bruits de l'aorte ou du tron brachio-céphalique. Les bruits qui naissent dans les parois droites du cœur se perdent au bord droit du sternum, ou au moins s'affaiblissent au plus haut degré sur la ligne des articulations synchondro-sternales droites. »

Gendrin, vingt pages plus loin, réunit les deux souffles au milieu de la région précordiale, ajoutant qu'ils se perdent au bord extérieur et au bord interne de cette région.

Il y a donc chez Gendrin, en 1842, encore beaucoup d'irrésolution.

En 1846, Pennock donne en Amérique une édition des *Maladies du cœur* de Hope ; il met dans une note : « Le souffle tricuspidien devrait être cherché au niveau du ventricule droit, près de la réunion du cartilage de la 5e côte avec le bord gauche du sternum. Tant que la valvule est saine, il n'y a pas de souffle ; celui-ci ne se montre que lorsque la valvule est épaissie ou présente quelqu'obstacle au cours du sang. »

En 1850 Skoda dit qu'on entend le souffle au niveau du ventricule droit ; il ne parle pas de sa fréquence. Ces quelques mots sont vraiment insuffisants.

Ici commence un singulier imbroglio.

La thèse de Rousseaux, 1864, est la première qui indique le souffle *à la pointe* comme signe d'insuffisance de la tricuspide, en s'appuyant sur une observation qui se trouve aussi dans le travail de Parrot (*Arch. de méd.* 1865). Dans cette observation de la femme Thierry, Rousseaux note : souffle au premier temps, *maximum à la pointe du cœur* et dans le 5e espace intercostal. Pour la même observation Parrot note : bruit de souffle au 1er temps qui paraît avoir son maximum d'intensité au niveau de la région ventriculaire dans le 5e espace. Cette observation gênait un peu la ocalisation de Parrot dans la partie interne du 4e espace.

Rousseaux appuyé sur cette seule observation (dans les autres on ne donne pas d'auscultation) dit que dans l'insuffisance de la tricuspide on entend un souffle au moment de la systole, souffle dont le *maximum* a lieu au-dessous du mamelon, plus près de la *pointe* du cœur, ne se propageant pas dans les gros troncs artériels, s'entendant à droite plutôt qu'à gauche. Et plus loin : l'auscultation ne révèle souvent aucun bruit morbide, si ce n'est un souffle doux ordinairement à la *pointe* du cœur et au moment de la systole.

Gouraud cite en 1865 dans son travail (*De l'influence pathogénique des maladies pulmonaires sur le ventricule droit*) deux observations, l'une lui appartenant, l'autre à Sottas, où le souffle est à la *pointe*. « L'insuffisance tricuspidienne, dit-il, n'a guère qu'un signe cardiaque, un souffle au 1er temps et vers la pointe. Ce n'est que dans le cas où les symptômes secondaires existent, que le souffle prend une valeur réelle ; on ne peut savoir si l'insuffisance tricuspide existe seule. Il est entendu que le souffle fait souvent défaut ».

Parrot n'admet pas la coexistence des deux souffles et rejette la pointe comme siège du souffle tricuspidien.

Viennent alors les auteurs qui font un mélange éclectique de la pointe et du sternum.

Bouyer (1866) place le souffle tricuspidien à la fois vers la pointe du cœur et à la partie interne du 4e espace, mais ne pourra pas affirmer que l'insuffisance tricuspide n'est pas compliquée d'insuffisance mitrale.

On va voir par la citation suivante, empruntée à l'article (*Dict. de méd. et de chir. prat.*, 1868) de notre éminent et regretté ami Maurice Raynaud, où en était le diagnostic (l'insuffisance tricuspide. C'est au hasard qu'on indique sternum ou la pointe.

« Le bruit de souffle tricuspidien a son maximum d'i tensité soit à la partie la plus interne du 2e espace gauch soit mieux encore à la partie inférieure du sternum ent les insertions droite et gauche des 5es cartilages costaux ;

Quelques lignes plus loin. « Au résumé, le signe stétho copique propre à l'insuffisance tricuspide est un souff systolique à la pointe ». Ce n'est pas un lapsus. Mauric Raynaud reproduit ce qui courait dans les thèses de cet époque. Dans la thèse de Amat (1874) nous trouvons l même confusion.

Dans l'ouvrage de Friedreich (1873) ce n'est plus ce sir gulier mélange de la pointe et du sternum que l'on rencor tre, c'est autre chose : « Au niveau du ventricule droi souffle systolique ayant son maximum d'intensité à la parti inférieure du sternum, avec la condition qu'il ne pourra pa être regardé comme transmis par propagation d'un autr orifice ». Ainsi tout souffle n'ayant pas son maximum à l partie inférieure du sternum est refusé à la tricuspide, e les souffles remplissant cette condition seront refusés à l tricuspide, si on soupçonne un autre orifice d'être attein Pourquoi cet ostracisme ? Nous ne sommes pas beaucou en progrès, mais enfin nous sortons de l'incohérence.

Pour Potain et Rendu le siège des souffles mitral et tri cuspide n'est pas tellement distinct qu'on ne puisse le confondre.

Après cet exposé, nous pensons qu'il y a quelque chos à faire.

Le nœud de la question nous paraît celui-ci : le souffl tricuspidien peut varier de siège depuis la pointe jusqu'e pas du sternum. Les auteurs qui ont localisé le souffle exclusivement à la pointe se sont trompés ;

Ceux qui l'ont localisé exclusivement en bas du sternum se sont trompés. Le souffle s'entend au niveau du ventricule droit; or le ventricule droit occupe à peu près toute la surface antérieure du cœur, surtout quand il est dilaté ; le souffle peut donc être entendu depuis la pointe jusqu'au sternum. Il resterait à trouver les raisons pour lesquelles il est entendu tantôt en bas du sternum, tantôt sur toute la surface du cœur, tantôt le long du bord inférieur, tantôt à la pointe.

Ne voyons-nous pas les mêmes variations pour les autres orifices? Pour nous un souffle de la pointe n'est mitral que si nous l'entendons en arrière; sinon, il est tricuspidien. Et surtout nous ne disons pas souffle de la pointe? souffle mitral. Les droits de la tricuspide et de la mitrale sont égaux sur un souffle de la pointe.

On dit que le souffle est *doux* quand il est le signe d'une insuffisance fonctionnelle, *rude* et *râpeux* quand la valvule est altérée. En effet, lorsque le souffle dépend de l'asystolie, lorsque le ventricule est forcé, se contracte mal, le souffle peut ne pas avoir une grande intensité, être doux ; lorsqu'au contraire le ventricule est hypertrophié, comme il arrive quand les cavités droites sont malades pour leur compte, le souffle peut prendre de la force plutôt que de la rudesse.

Le souffle tricuspidien ressemble au jet de vapeur plus ou moins intense, mais comme le jet de vapeur il peut devenir plus ou moins aigu, sifflant, très souvent nous le trouvons piaulant. Le caractère du bruit de l'insuffisance tricuspide est d'être piaulant, le sang veineux chante plus facilement que le sang artériel; nous trouvons pour les cavités droites la même disposition aux bruits mus caux que pour les veines.

Si nous démontrons que le souffle peut exister à la point seule, la démonstration sera faite pour toute la partie qu s'étend de la pointe au sternum. Nous ne pouvons pa rejeter les observations de Gouraud et de Sottas. Dans l thèse de Amat (1875) on admet pour l'observation V un insuffisance de la tricuspide et de la mitrale, mais à l'au topsie on laisse de côté la mitrale ; de même pour l'obse vation VI. Le souffle de la pointe peut donc être rapport à la tricuspide, d'après quelques observateurs en dehor de nous. Nous pouvons fournir d'autres cas.

Tribout, 71 ans ; 22 juillet 1865. Femme anémiée. Figure pâl Intelligence nette. A 26 ans, elle a eu une pleuro-pneumonie ; 42 ans un ictère. Les palpitations datent de 2 ans. Pas de toux, pa de crachats ensanglantés. Le cœur est gros et s'étend à droite et gauche. Impulsion au niveau des espaces droits, pas d'impulsio vive de la pointe. *Souffle en jet de vapeur à la pointe.* Bruits du au niveau des espaces droits. Pouls veineux. Jugulaires développée Œdème des jambes. Lèvres cyanosées. Pouls très fréquent, peti irrégulier, inégal.

L'insuffisance tricuspide n'est pas douteuse et nous n trouvons de souffle qu'à la pointe. Il eût fallu chercher s'i passait en arrière.

30 juillet. Battement sur toute la surface du cœur sans que l pointe se détache. Battement au niveau des espaces droits et de l'ép gastre. Jugulaires très grossies. Souffle en jet de vapeur consid rable, à la pointe. Essoufflement. Œdème des jambes. — 11 aoû Souffle aigu, piaulant, en jet de vapeur, à la pointe. Pouls très fré quent, irrégulier, inégal. — 18 août. Jugulaires très grosses, ba tantes. Pouls veineux. Souffle aigu à la pointe. — 23. Souffle en j de vapeur à la pointe. A droite du sternum, pas de souffle malgré dilatation des jugulaires et le pouls qui les anime.

Ici le souffle en jet de vapeur persiste limité à la pointe; nous regrettons de ne l'avoir pas cherché en arrière pour dégager la mitrale. La tricuspide, d'après les signes observés, était insuffisante et cependant nous ne trouvions que le souffle de la pointe.

La localisation du souffle à la pointe par insuffisance de la tricuspide est tellement peu dans les habitudes cliniques que nous sommes forcé de citer encore quelques faits, en insistant sur ce point que le souffle peut varier comme localisation chez le même malade et occuper les différents points de la surface du ventricule droit, c'est-à-dire toute la surface antérieure du cœur.

Chez le nommé Fontaine, asthmatique, emphysémateux, 64 ans, nous trouvons à l'autopsie l'entonnoir du ventricule droit en saillie, la tricuspide bridée, insuffisante sous l'eau, l'oreillette droite dilatée, le ventricule droit dilaté avec paroi très hypertrophiée et muscles papillaires très développés, la mitrale saine, suffisante sous l'eau, les sigmoïdes aortiques saines, l'aorte mince, souple.

Il n'y a pas de doute pour la lésion; le pouls veineux est net. Le souffle ne passe pas à gauche du cœur; de la pointe au sternum, il varie, tantôt à la pointe, tantôt le long du bord inférieur et sur une surface plus ou moins grande, ne passant pas à droite du sternum non plus qu'en haut du sternum.

Lebounice, 70 ans, asthmatique. Pouls veineux considérable. Battement du creux épigastrique. Matité sous les espaces droits. Souffle en jet de vapeur à gauche, se propageant peu à droite.

Sous le sternum on entend un double bruit dur, mais le souffle ne se propage pas.

Chez la femme Boursy, 67 ans, l'insuffisance tricuspide est démontrée par le pouls veineux et les accidents généraux; le souffle en jet de vapeur n'existe qu'à la pointe.

Dans l'observation suivante nous trouvons un piaul ment à la pointe seule; toutes les probabilités sont po une insuffisance de la tricuspide ou du moins pour l'arr d'un caillot dans le ventricule droit.

Chauvin, 22 ans, a toujours été bien portant jusqu'à l'époque une roue de voiture lui a passé sur le cou de pied gauche il y a 1 2 mois. Il est entré à l'hôpital et est sorti. A la suite d'une gran course, il a senti une douleur très vive au mollet gauche, et sou frant du côté droit de la poitrine il est rentré à la Charité. No constatons un piaulement à la pointe au 1er temps. Les veines d jambes sont dures, remplies de caillots des deux côtés. Les jug laires sont toujours pleines. Même piaulement ayant son maximu à la pointe, s'étendant plus sur le ventricule droit que sur le ga che, couché le long du bord inférieur, disparaissant dans l'aort n'apparaissant pas dans les carotides.

Chez la femme Dely, 38 ans, on n'entend qu'un souffle au 1er tem à la pointe, et à l'autopsie nous trouvons les poumons emphysém teux, gorgés de sang, donnant la sensation de l'amadou imbibé sang, le cœur gros, rond, distendu par les caillots surtout dans l cavités droites, l'artère pulmonaire et l'entonnoir du ventricule sai lants, l'oreillette droite très dilatée, l'orifice de la tricuspide tr large, la tricuspide épaissie, boursoufflée, les sigmoïdes pulmonair altérées ; à gauche peu de dilatation, peu de caillots ; la mitrale pe touchée, l'orifice aortique et l'aorte sains.

Nous nous arrêtons et concluons :

Le souffle de la tricuspide peut s'entendre sur toute l surface du ventricule droit, c'est-à-dire sur toute la surfac antérieure du cœur. Les points maxima varient, tantôt e bas du sternum, tantôt le long du bord inférieur, tantôt la pointe. Il peut n'être entendu qu'à la pointe et alors êtr attribué à tort à la mitrale. Le souffle mitral s'entend la pointe, dans l'aisselle et en arrière. Le souffle tricuspi dien ne dépasse pas la pointe à gauche et ne s'entend pa dans l'aisselle gauche et encore moins en arrière. Le piau ment est souvent tricuspidien ; le sang veineux piaule lus facilement que le sang artériel.

§ III. — De la fréquence de la lésion aiguë ou chronique de la tricuspide

Il a été posé en principe et répété partout que les lésions e la tricuspide sont rares, et, comme on trouvait les souffles fréquents, on en a cherché la production en dehors des ltérations mêmes de la valvule. On a admis avec raison es insuffisances par asystolie, par dilatation du ventricule, nais on a été jusqu'à l'excès ; l'insuffisance de la tricuspide serait physiologique. On la fait fréquente, mais retiée, humble ; elle ne se manifeste que par un souffle doux t à la partie la plus interne du 4e espace gauche. Le souffle épasse-t-il cette limite ? On l'attribue à la mitrale.

Pour voir la lésion, il suffit d'y regarder. Que de fois 'avons-nous pas vu les recherches se borner aux cavités auches ? On néglige d'ouvrir les cavités droites ; les cavités droites ouvertes, on déclare toujours la tricuspide ormale. Nous sommes obligé de rappeler que la valvule ormale est mince et presque transparente ; sous l'eau lle se relève et s'abaisse au moindre mouvement.

On a estimé par des chiffres le rapport des lésions de la ricuspide aux lésions de la mitrale. Nous avons peu de onfiance dans ces chiffres. Les lésions de la tricuspide ont-elles assez fréquentes pour qu'on en tienne compte ans tous les diagnostics ? Oui.

Des auteurs qui admettent la fréquence des lésions triuspidiennes disent ensuite qu'elles sont consécutives aux utres lésions, qu'elles ne sont qu'une extension. Nous prétendons qu'elles sont nées en même temps que les tres lésions ou indépendamment d'elles. La tricuspid droit à l'inflammation comme toute autre valvule. On que la lésion n'est primitive que si elle est isolée, que n'est que chez les enfants qu'on a rencontré l'endocard tricuspidienne primitive, que chez l'adulte on ne la v presque jamais à l'état isolé, enfin que c'est une préson tion sérieuse en faveur de la nature congénitale de la lési

La tricuspide est atteinte comme les autres valvules da les inflammations de toutes sortes ; elle est atteinte da le rhumatisme articulaire aigu, elle l'est dans la pneum nie et dans l'emphysème. Elle se borde de dentelui fines et de végétations. Chez une femme qui en est à troisième attaque de rhumatisme articulaire aigu, no trouvons à l'autopsie : péricarde intact. L'oreillette droi fait saillie ; l'entonnoir du ventricule droit bombe ; la tricu pide est épaissie, ourlée ; l'altération est manifeste po tous ; le ventricule droit un peu dilaté contient des caillo de plusieurs âges, quelques-uns ressemblent à de la fibri battue ; les sigmoïdes pulmonaires sont rouges et tum fiées ; la mitrale est épaisse, bordée de végétations ancie nes et récentes ; le pouce peut passer par l'orifice ; les si moïdes aortiques sont épaisses, déformées, granuleuse insuffisantes ; l'aorte est normale ; les poumons sont à pe près normaux.

Les lésions aiguës de la tricuspide sont fréquentes ; le lésions chroniques remplissent nos observations. L'insu fisance est souvent due à cette altération aiguë ou chroni que ; l'asystolie, la dilatation de l'orifice ne sont pas le seules causes de l'insuffisance.

§ IV. — Insuffisance tricuspide par déchirure de la valvule.

Marty, 21 ans, maçon, Hôtel-Dieu 1872. A 17 ans, après avoir eçu l'eau pendant toute une nuit, il entre à la Pitié pour un rhumatisme articulaire aigu ; il y reste 6 mois. Il travaille 10 mois sans ucune gêne, comme avant d'être malade. Il subit alors une nouvelle ttaque de rhumatisme à la suite d'un travail forcé ; il est malade mois chez lui. Il ne se rétablit plus et ne cherche plus à travailler. l a déjà des palpitations beaucoup plus fortes qu'aujourd'hui ; les ouleurs ne le quittent plus. Il y a 6 mois il reste alité 2 mois chez ui ; il a des douleurs à la poitrine, de l'anasarque et de l'ascite.

Il entre alors à l'Hôtel-Dieu ; on lui fait deux paracenèses, la dernière il y a 2 mois et demi ; un mois s'écoule ntre les deux ponctions.

État actuel. Le cœur est gros. Souffle au 1er temps sur une large urface ; il est difficile de saisir aucun bruit au 2e temps. La pointe st arrondie et ne se détache pas brusquement ; cependant on la voit. lais le point le plus remarquable est l'existence de battements au ou et dans le foie. Les battements du cou sont isochrones avec le ouls ; ils dépendent bien d'une insuffisance tricuspide. Le cou est oulevé en masse, largement, doucement. Dans le haut du cou on ent le battement de la carotide qui est raide et diffère tout à fait du attement veineux. Le battement du foie n'est pas douteux ; on entend un souffle différent de celui qu'on trouve au niveau du cœur ; 'est un véritable cœur qu'on a sous l'oreille. L'appétit est médiocre. es selles sont normales. L'urine d'un beau rouge orangé varie omme quantité ; elle contient beaucoup d'urates, pas d'albumine, as de sucre.

En ce moment il urine très peu. Les jambes ne sont pas enflées. a un crachement qui paraît venir en partie de l'estomac. La peau st pâle, jaunâtre, cyanosée.

8 avril. L'ascite est considérable et pourtant il n'y a pas d'œdème i aux jambes ni aux bras ni à la face. Le malade crache beaucoup.

On trouve les mêmes signes du côté du foie qui dépasse le rebor des fausses côtes de 3 ou 4 travers de doigt ; souffle et battement:

Autopsie le 29 avril 1872. Le cadavre n'est pas infiltré ; l'anasai que n'est pas notable. Tous les viscères ont été retirés en masse ; o étudie la pièce par sa face postérieure. L'aorte ne présente rien d'a normal. La veine cave est disséquée avec soin. Son volume aug mente à partir des veines rénales et surtout au niveau des veine hépatiques où elle forme un véritable lac. Les veines hépatiques lais sent passer le pouce ; on est effrayé de leur ampleur ; elles garden un volume considérable jusqu'à 2 ou 3 centimètres de la surface di foie. Leur ouverture dans le lac est aussi large que celle de la vein cave ; à 2 ou 3 centimètres au-dessus des veines hépatiques nou rencontrons la valvule d'Eustachi.

Lorsqu'on a coupé dans toute leur longueur les veines caves supé rieure et inférieure, on trouve une large ouverture circulaire, c'es celle de l'oreillette ; la séparation est nette ; il semble voir l'ouvertur d'un anévrysme sacciforme dans l'aorte ; ici l'anévrysme serait re présenté par l'oreillette ; on ferait passer une mandarine par l'ou verture. L'oreillette droite ne présente pas de dimensions exagérées La tricuspide est déchirée et laisse passer un gros pois à travers un de ses valves.

Les valvules de l'artère pulmonaire sont suffisantes ; elles sor seulement épaissies et augmentées de surface ; l'anneau est fibreux l'endocarde épaissi. L'oreillette gauche est à peu près normale. L bicuspide est épaissie, hypertrophiée ; elle peut être suffisante. L ventricule gauche est un peu dilaté. Les sigmoïdes aortiques sor épaissies mais suffisantes. L'aorte est à peu près saine. Le muscl est un peu hypertrophié et a l'apparence du jambon cru ; la dégé nérescence est évidente.

Le péricarde partout adhérent est aussi dur et épais que le mus cle ; on ne peut en opérer la dissection qu'à l'aide d'un couteau ; l tissu est fibreux, cartilagineux, organisé, vasculaire. Le foie es énorme, épais, adhérent de toutes parts, atteint d'atrophie roug (examen de Cornil). Les poumons ne présentent rien.

§ V. — Du rétrécissement de la tricuspide.

Pour la tricuspide les auteurs admettent plutôt des lé sions fonctionnelles par dilatation, par asystolie, que des altérations de la valvule même. L'étude du rétrécissement a donc l'intérêt de montrer des lésions indiscutables, pro- fondes. Comme pour la mitrale nous divisons les rétrécis- sements en trois catégories : ceux qui laissent passer le pouce et que nous considérons comme simplement insuf- fisants parce qu'ils ne produisent que les signes de l'insuf- fisance ; ceux qui laissent passer un doigt plus ou moins facilement et qui produisent les signes de l'insuffisance et du rétrécissement ; enfin ceux qui n'admettent que le petit doigt et au-dessous et qui ne produisent que les bruits du rétrécissement.

L'étude du rétrécissement est reportée aux lésions com- binées parce que le rétrécissement simple est exceptionnel.

§ VI. — Du rétrécissement pulmonaire.

On divise les rétrécissements pulmonaires en congéni- taux et non congénitaux ou acquis, par arrêt de développe- ment et par inflammation. Congénitaux, ils s'accompagnent e cyanose ; acquis, ils n'en présentent pas et sont le plus souvent compliqués de tuberculose ; congénitaux, l'artère pulmonaire est rétrécie ; acquis, elle est dilatée ; congéni- taux, les valvules ne présentent pas trace d'inflammation, bien qu'épaissies et dures ; acquis, elles montrent l'endo- cardite ou ses suites. Duguet, Landouzy et, à leur suite,

Cadet de Gassicourt ont insisté sur ce dernier point.

L'autopsie est nécessaire à la démonstration du diagnostic. Le souffle au niveau du 2e espace gauche, sur lequel on se fonde, peut être produit par des ganglions ; il peut y avoir des caillots adhérents dans l'artère pulmonaire. Dans le rétrécissement congénital le ventricule droit ne s'hypertrophie pas comme dans le rétrécissement acquis parce que le sang trouve une dérivation dans les perforations anormales.

On a exagéré la sûreté du diagnostic en ne publiant que les cas où on a été heureux. Les observations où les ganglions par leur compression de l'artère pulmonaire simulent le rétrécissement ne sont pas rares. Nous avons étudié les bruits anormaux que l'on entend au niveau du 2e espace intercostal gauche, et certainement le diagnostic en est difficile. On trouvera plus loin cette étude.

§ VII. — De l'insuffisance des sigmoïdes pulmonaires.

On est toujours étonné de ne pas trouver dans l'insuffisance pulmonaire le souffle du 2e temps qu'on trouve habituellement dans l'insuffisance aortique. Il faut accepter que l'artère pulmonaire ne réagit pas sur le sang comme le fait l'aorte ; et cependant il y a un second claquement produit dans l'artère pulmonaire. Les auteurs qui ont admis le souffle du 2e temps l'ont fait théoriquement, du moins d'après les observations que nous connaissons. C. Paul dans le fait de rétrécissement pulmonaire observé par lui a trouvé des valvules suffisantes ; il n'y a rien à dire.

Dans le cas de Crudeli de Palerme on entend un souffle au 2e temps, mais les sigmoïdes aortiques étaient ratatinées et insuffisantes. Dans l'observation de Louis il n'est question que d'un bruit de soufflet. Dans l'observation de Frerichs il n'est pas même question de souffle. Dans une seconde observation de Frerichs il n'y a pas de souffle au 2e temps, bien que les sigmoïdes soient transformées en un diaphragme lisse, percé au centre d'une ouverture triangulaire de 3 lignes de diamètre. Dans l'observation de Lebert, pas de souffle au 2e temps. Nous ne connaissons que le fait communiqué à Stokes par Gordon, en faveur du souffle de l'insuffisance pulmonaire ; par une singulière contradiction, l'insuffisance n'a pas été diagnostiquée ; Gordon n'a pensé qu'à une persistance du trou ovale. Dans les observations de Duguet, de Landouzy, de Rendu et de Cadet de Gassicourt il n'est pas fait non plus mention d'un souffle au 2e temps.

En face de cette absence constante du souffle, dans l'insuffisance des sigmoïdes pulmonaires, nous sommes obligé d'admettre des insuffisances sans souffle. Pour qu'un souffle se forme, un certain rapport est nécessaire entre la largeur de l'orifice et la force de propulsion du sang. C'est ainsi qu'à la crurale nous percevons des souffles que nous ne trouvons pas au cœur, parce que nous pouvons passer par tous les degrés de compression.

N'oublions pas que dans le rétrécissement mitral pur nous n'entendons pas le souffle d'insuffisance ; et cependant l'insuffisance est possible ; il semble que l'orifice doive être mal fermé. Il vaut mieux croire que la souplesse de la valvule est assez grande pour étrangler le souffle.

§ VIII. — Insuffisance mitrale.

Avant de faire l'histoire de l'insuffisance mitrale, il faudrait être sûr des matériaux avec lesquels on la construit; on les prend très douteux. Les observations incontestables ne sont pas pures de tout alliage ; il se joint à l'insuffisance l'altération du muscle en plus ou moins grande proportion qui modifie beaucoup les symptômes. Nous tenons à montrer les difficultés du sujet; nous ne nous illusionnons pas sur la valeur de ce diagnostic courant, insuffisance mitrale. Y a-t-il insuffisance mitrale? N'y a-t-il qu'elle? Quand on voit le rétrécissement mitral pur donner naissance à si peu de symptômes généraux, on se demande si l'insuffisance mitrale pure de toute autre lésion en produit davantage. On se le demande si bien qu'on a admis des insuffisances fonctionnelles sans importance et sans gravité, et que l'insuffisance est devenue banale.

Nous n'avons pas à démontrer l'existence des insuffisances fonctionnelles ; personne ne les a vues, et ceux-là mêmes qui se sont le plus récriés contre les abus de l'auscultation ont peut être admis une insuffisance mitrale par cela seul qu'ils entendaient un souffle à la pointe. Or ce souffle de la pointe peut sans doute venir de la mitrale, mais il peut venir de tous les autres orifices; il peut se montrer dans la chloro-anémie ; ce sont les autres signes qui lui donnent sa valeur. Nous avons cherché à prouver qu'il se rattachait d'autant plus à une insuffisance mitrale qu'on l'entendait mieux en arrière ; le souffle de l'insuffisance mitrale s'entend depuis la pointe jusqu'en arrière, tandis que le souffle tricuspidien s'entend depuis la pointe jusqu'au sternum.

La raison de cette localisation est que le ventricule gauche est en arrière et que le souffle se dirige vers l'oreillette placée en arrière et s'engage dans les veines pulmonaires. Le 1er claquement diminue et disparaît à gauche à mesure que l'insuffisance est plus grave et que la valvule est plus altérée. L'absence des bruits chloro-anémiques au cou nous confirme dans notre diagnostic ; la percussion nous indique si le cœur est augmenté de volume ; la pointe bat avec énergie. Le pouls est régulier si le muscle reste intact. Enfin le souffle appartient d'autant plus à l'insuffisance mitrale qu'il a plus la forme du jet de vapeur ; il se rattache si peu aux claquements qu'on l'a attribué au péricarde ; il est isolé, indépendant ; il n'est pas fermé par le 2e claquement qui ne se forme pas au même orifice ; si la mitrale est rigide et inextensible, le souffle commence sans claquement qui le précède ; si la valvule est souple, elle claque avant que le souffle se forme, puisque le trou de l'insuffisance n'existe que lorsque les valvules ont été relevées ; c'est bien un souffle en retard sur le début de la systole, mais non post-systolique ; tel est l'inconvénient des dénominations dont la brièveté entraîne l'insuffisance.

Nous rattachons à l'insuffisance mitrale les rétrécissements assez larges pour laisser passer le pouce ; on ne constate plus alors les bruits du rétrécissement ; on n'entend que le souffle de l'insuffisance ; à l'autopsie il y a rétrécissement avec insuffisance ; pendant la vie, il n'y a que les signes de l'insuffisance.

On admet comme insuffisance mitrale des faits qui peut-être ne lui appartiennent pas, et on lui attribue des phénomènes généraux dus à la lésion primitive du muscle et d'autres éléments autant et plus qu'à elle-même. Elle n'entre que pour une part dans la maladie générale. On ne peut pas faire une maladie avec un souffle de la pointe dû souvent à l'anémie. Nous n'admettons pas qu'on inscrive comme diagnostic, insuffisance mitrale, une lésion variable comme gravité, tantôt légère, insignifiante, tantôt mortelle quand elle est considérable ; il faut pouvoir fixer l'état de la valvule qui pourra se développer et reprendre sa suffisance, ou se détruire de plus en plus.

Dans une endocardite infectieuse, l'insuffisance n'a pas de valeur.

On parle souvent de *pouls mitral*. Veut-on dire que, dans toute insuffisance mitrale, le pouls est inégal, irrégulier, petit ? C'est une erreur ; souvent le pouls est égal, régulier, assez développé, à peu près normal. Quand le pouls est inégal et irrégulier, cela peut dépendre du muscle autant que de l'insuffisance. Il n'y a pas de pouls mitral. Tridon a trouvé un tracé particulier pour la pointe ; nous ne le contestons pas, mais nous sommes étonné et nous pensons que les cœurs frappés d'insuffisance doivent avoir des tracés très variables : c'est du reste un procédé d'exploration peu clinique. L'examen du malade et l'auscultation nous rendent plus de service.

Nous reconnaissons l'insuffisance mitrale par le souffle en jet de vapeur que nous percevons en arrière ; c'est le signe auquel nous donnons le plus de prix. La grande difficulté du diagnostic et sa véritable importance est entre l'insuffisance mitrale, qui annonce une lésion organique plus ou moins complexe du cœur, et le souffle inorganique de la chloro-anémie. Cette difficulté se présente à chaque instant dans la pratique. Le souffle chlorotique ne passe pas en arrière et permet d'entendre le 1er claquement quand on a le soin d'écarter l'oreille de la poitrine. Nous ne contestons pas qu'il y ait quelques cas embarrassants ; mais nous sommes convaincu de l'avantage qu'il y a pour le malade à ne pas prodiguer l'insuffisance mitrale ; nous penchons vers la chloro-anémie et souvent nos malades s'en trouvent bien ; ils guérissent traités par les toniques et nous les tranquillisons. Peut-être est-ce là meilleure part du traitement.

La *lésion anatomique* de l'insuffisance est très variable. Tantôt la valvule est à peine altérée, tantôt elle est crétacée, rigide ; quelquefois elle est perforée ; ici verruqueuse, là végétante ; souvent simplement tuméfiée, ressemblant à une muqueuse.

Puis viennent les insuffisances par asystolie, par dilatation, par dégénérescence ou paralysie des muscles papillaires, forme qu'on a exagérée parce qu'on comprend mal le fonctionnement de ces muscles qui ne sont chargés que de maintenir les valvules à l'aide des cordons. C'est le sang qui poussé par la systole contre les voiles ferme l'orifice. On ferme l'orifice en élevant et abaissant un cœur sous l'eau. Les valvules auriculo-ventriculaires fonctionnent comme les sigmoïdes ; nous l'avons déjà dit, nous le répétons.

Le premier cas d'insuffisance mitrale diagnostiqué par l'auscultation appartient à Brown, professeur de botanique à Glascow et chirurgien à l'hôpital d'Edinburgh. Il a entendu un bruit sifflant et a constaté à l'autopsie une mitrale indurée et réticulée. Rutherford, dans des *Observations cliniques sur le cœur*, remarque que le bruit sifflant est dû à la régurgitation du sang du ventricule dans l'oreillette. Ces détails sont consignés dans le traité d'Allan Burns (1809).

§ IX. — Du pouls des veines pulmonaires dans l'insuffisance mitrale.

Le pouls des veines pulmonaires correspond pour les cavités gauches au pouls veineux des cavités droites; tout ce qui est observé à droite doit se reproduire à gauche avec la différence des organes. A droite nous notons le pouls présystolique ou systolique des jugulaires, les claquements veineux des golfes et de la veine crurale, les battements du foie, présystoliques ou systoliques, la congestion des reins, l'œdème des membres. A gauche le même pouls existera dans les veines pulmonaires, la même congestion, le même œdème dans les poumons. L'air sera chassé des alvéoles et des petites bronches, le poumon perdra son élasticité, sa mollesse, se carnifiera, le doigt ne pourra plus pénétrer son tissu. La congestion pourra s'aggraver subitement et l'œdème envahir tout à coup le tissu cellulaire et les bronches, si à la stase vient s'ajouter l'effort du ventricule gauche dans l'insuffisance mitrale.

Si nous jugeons d'après les pouls veineux du cou dont la violence les fait confondre avec des pouls artériels, nous pouvons admettre dans les veines pulmonaires des reflux considérables et puissants démontrés par l'intensité des souffles que l'on entend sur la hauteur des deux poumons en arrière. Les veines pulmonaires acquièrent la grosseur du pouce et au-delà ; ajoutez une large insuffisance et un ventricule gauche excité par un tonique du cœur, et vous comprendrez l'effet de ce bélier sanguin sur le poumon. Des embolies mêmes de la mitrale pourront pénétrer à rebours jusque dans les racines des veines pulmonaires, comme des embolies peuvent pénétrer de la tricuspide dans les veines caves. N'avons-nous pas vu parfois, à l'autopsie, des billes fibrineuses rester dans l'oreillette droite et ne pouvoir pénétrer dans le ventricule ?

Il n'y a pas que la stase, il y a, de plus, un reflux violent dont on ne tient pas assez compte et qui peut expliquer beaucoup d'accidents subits qui exigent une intervention immédiate ; il n'y a plus une seule faute à commettre. Dans une hémorrhagie cérébrale, injecterez-vous de la caféine à haute dose? Je préférerais qu'on me fît une saignée qui me permettrait d'attendre l'effet des diurétiques et des purgatifs.

Le reflux du sang dans les veines pulmonaires n'a pas lieu dans la seule insuffisance mitrale ; il peut exister dans le rétrécissement mitral. Les sphincters qui ferment les veines pulmonaires et s'opposent au retour du sang dans l'état physiologique peuvent être vaincus par la distension de l'oreillette hypertrophiée, et la poussée en arrière présystolique sera encore vigoureuse. Les poumons doivent être tenus en minutieuse observation dans les lésions du cœur gauche ; on se tromperait si on croyait que les signes stéthoscopiques vous crient aux oreilles et vous assourdissent. Que de bronchites jugées légères sont le premier retentissement d'une lésion du cœur ! Un peu d'oppression, d'étouffement, de gêne pour courir et monter, peu de chose encore aux poumons et déjà la lésion grave, incurable est établie.

Le *diagnostic* de la lésion pulmonaire n'est pas toujours facile ; souvent elle n'est révélée que par l'ampliation de la cage thoracique et la distension du poumon qui revient mal sur lui-même ; sa force d'élasticité est diminuée ; l'auscultation ne donne rien de précis. Méfions-nous des poitrines qui respirent mal, où la respiration parcimonieus a besoin d'être excitée, où le timbre dur et sec est pénibl à entendre, surtout si nous soupçonnons une lésion dı cœur.

La lésion du cœur gauche se juge aux poumons comm celle du cœur droit se juge au foie. Le poumon nous éclair sur la nature d'un souffle du premier temps à la pointe ce souffle sujet de tant de discussions et d'erreurs. Si l respiration est pure, égale partout, douce, nous avons l droit de douter d'une lésion de la mitrale, déjà mise er doute par les autres signes, ou du moins nous somme autorisé à admettre une lésion peu importante. Quant au insuffisances fonctionnelles de la mitrale, elles ne doiven pas être acceptées aussi facilement qu'on le fait comm inoffensives, si on admet qu'à chaque systole le sang es refoulé dans le poumon avec toute la force que peut lu communiquer un ventricule non fatigué et stimulé par la spartéine ou la digitale.

Souvent on dit que l'insuffisance mitrale se fait sur le foie avant de se faire sentir aux poumons. On n'a pas su reconnaître la lésion du poumon ; on n'a pas été assez sévère ; on a méconnu la congestion du poumon ; rien ne montre mieux la difficulté de ce diagnostic. Et puis la tricuspide peut être altérée en même temps que la mitrale e avoir retenti sur le foie avant que vous trouviez facilemen la lésion pulmonaire.

Enfin par le reflux violent du sang se ruant du ventricule gauche dans les veines pulmonaires en même temps qu'il est foulé par le ventricule droit dans l'artère pulmonaire, nous avons l'explication de ces à coup qui peuven tuer en quelques heures en faisant des deux poumons deu plaques d'amadou imbibé de sang.

Dans l'insuffisance mitrale on entend un souffle qui passe en arrière et qui s'y étend sur une surface plus ou moins grande ; il y couvre parfois le murmure pulmonaire, tant il est intense. Ne peut-on pas admettre que le reflux du sang y soit pour quelque part, et que le souffle de la mitrale soit porté dans tout le poumon par le sang en retour ? En tous cas l'oreillette gauche placée en arrière contre la colonne vertébrale transmet en arrière le souffle formé à la mitrale.

On nous a demandé la preuve du pouls des veines pulmonaires, d'instituer des expériences sur les animaux, de produire des insuffisances et d'observer ce qui se passe dans les veines. L'expérience est-elle possible et donnerait-elle des résultats sérieux ? Nous laissons à d'autres le mérite de la tenter. Il nous suffit d'avoir appelé l'attention sur un phénomène probable, sinon certain, qui nous paraît avoir été négligé.

Que faire ? Si l'attaque est brusque, menace la vie, nous n'avons qu'un moyen, ouvrir la veine ; ce n'est pas une saignée qui affaiblira le malade au point de le tuer ; nous aurons ensuite le temps d'agir par d'autres moyens. Il faut calmer le cœur par une injection de morphine, puis purger fortement. Un peu plus loin l'iodure de potassium, le sulfate de spartéine et la digitale. Malheureusement pour la digitale, nous sommes obligés de passer par une période d'excitation avant d'arriver au calme et nous risquons ensuite une période d'asystolie dangereuse, si, sous l'impression d'un danger immédiat, nous avons poussé les doses. En temps ordinaire, quand les accidents ne pressent pas, tous les moyens sont bons, le lait en tête, à la condition toutefois qu'ils seront maniés avec une extrême prudence et bientôt interrompus. L'anurie suit vite la diurèse et l'ataxie du cœur la régularité. N'oublion jamais la seconde action des médicaments qui est to l'opposé de la première.

§ X. — Du rétrécissement mitral pur.

Le premier nous avons décrit cette maladie dans le *Archives générales de médecine* (1877).

Le rétrécissement mitral pur mérite une place à part dan la nosologie. L'étiologie, la lésion, les symptômes, le te rain, la marche, le pronostic, tout ici est spécial.

La maladie paraît *congéniale,* tant elle remonte loi dans l'enfance ; on ne peut en saisir le début. C'est d l'endocardite chronique la plus pure. Le rhumatisme arti culaire aigu apparaît rarement. Les femmes sont presqu exclusivement atteintes. La maladie passe très facilemen inaperçue ; on la prend pour de la chlorose. Elle est fré quente.

Nous ne sommes pas étonné de cette latence des maladies du cœur que Rilliet et Barthez signalent pendant l'enfance.

« La forme latente, disent ces auteurs, existe en général au-dessous de 6 ans ; le rhumatisme, un état aigu antécédent, le hasard seuls la font reconnaître. On trouve un souffle très intense et très étendu accompagné d'impulsion, d'un peu de fréquence, de gêne à courir, de tendance au refroidissement des extrémités, mais pas de suffocation, pas d'hydropisie, pas d'irrégularité, pas de facies caractéristique, rien en un mot qui, à l'extérieur, distingue ces enfants gravement atteints cependant. A l'Hôpital des Enfants, chez aucun de nos 12 malades, le rhumatisme n'a été la cause de la lésion. L'endocardite chez plusieurs a débuté il y a 1, 2, 5 et même 6 ans et rien n'annonce qu'elle doive se terminer prochainement, car elle a encore la forme latente ; nous sommes même porté à croire, d'après l'état tout à fait stationnaire de la lésion et quelques faits observés chez l'adulte, que ces enfants arriveront à la puberté et peut-être même à un âge assez avancé. Le nombre des endocardites latentes est proportionnellement plus considérable dans l'enfance que dans l'âge adulte. La forme apparente peut exceptionnellement exister au-dessous de l'âge de 6 ans ; elle est fréquente après cet âge et d'autant plus qu'on s'approche de la puberté ; elle peut succéder à une endocardite primitive, ou rhumatismale, ou bien se développer insensiblement. L'essoufflement et les palpitations marquent le début, puis viennent les signes physiques. Quelques-uns de nos jeunes malades atteints d'affections organiques du cœur, très graves si nous en jugeons par les résultats de l'auscultation, marchent cependant avec assez de facilité, ne sont guère essoufflés que lorsqu'ils courent et n'ont jamais d'accès de suffocation. »

Nous sommes autorisé par cette citation à admettre l'existence des maladies du cœur dans l'enfance, bien que non constatées. Nous pouvons nous appuyer sur la gêne pour courir, sur l'essoufflement, les palpitations qui remontent très loin, pour démontrer qu'on peut avoir une lésion du cœur et cependant fournir une longue carrière. La latence peut durer 60 ans.

Nous avons donné la *gêne pour courir* comme signe de début ; nous signalons aussi les *épistaxis* qui ont une abondance et une fréquence exceptionnelles chez les individus atteints plus tard de maladies du cœur. Est-ce simple prédisposition ou bien y a-t-il déjà une lésion organisée ? Il y a rapport entre ces deux faits, épistaxis abondantes et lésion future du cœur. Nous ne manquons jamais d'interroger nos malades sur les épistaxis, et le plus souvent la réponse confirme notre prévision.

Donc, gêne pour courir dès l'enfance, épistaxis abondantes et fréquentes nous dirigent dans le début obscur de la maladie. Puis viennent les palpitations, les syncopes, la menstruation tardive, irrégulière, nulle, les fausses couches, les pertes, les avortements, les accouchements avant terme, la stérilité, les hémiplégies, l'aphasie, la chorée, l'hémoptysie.

Le début est difficile à fixer, souvent impossible. Il ne faut pas s'obstiner à trouver au début une maladie aiguë et surtout une seule et même. La lésion peut sans doute avoir tout d'abord un grand éclat, mais elle peut aussi couver, s'avancer lentement, sourdement.

Signes physiques. — *Inspection.* — La zone précordiale est presqu'immobile, la pointe bat très peu, du moins quand les malades sont au repos ou couchés. A les voir on ne se douterait jamais de la grave lésion qu'ils portent ; aussi la maladie passe-t-elle plus d'une fois inaperçue ; ce n'est que si on examine chez tous les malades et même chez les bien portants le cœur avec soin, qu'on découvre des rétrécissements ; l'attention n'est pas attirée de ce côté. La teinte de la peau est rosée parfois ; souvent pâle. Il n'y a pas d'œdème. Le malade s'étend dans son lit.

Percussion. — Dans beaucoup de cas de rétrécissement mitral pur, la matité n'est pas augmentée ; la pointe reste en dedans du mamelon dans le 4e espace ; on ne trouve pas de matité au niveau du 2e espace gauche. Le cœur conserve ses limites normales.

Palpation. — Le pouls est le plus souvent régulier,

assez développé, dicrote même et n'indique nullement la lésion ; ce n'est pas la digitale qui produit cet état du pouls. La main ne sent pas de choc plus fort qu'à l'état normal ; lorsqu'à la fin la lésion se complique d'insuffisance de la tricuspide, les impulsions se manifestent. La main perçoit le claquement énergique des valvules, à gauche pour la mitrale, à droite vers le sternum pour la tricuspide et les sigmoïdes aortiques et pulmonaires. Les frémissements ont une très grande valeur dans le diagnostic. On perçoit, non pas constamment, mais souvent, un frémissement présystolique terminé par le 1er claquement très *énergique*, puis un 2e frémissement diastolique.

Souvent la main sépare mieux que l'oreille les deux frémissements ; la main trouve entre les deux un repos, que l'oreille plus fine que la main ne perçoit pas. Tantôt le frémissement présystolique domine, tantôt le frémissement diastolique ; le frémissement répond au bruit râpeux, grondant ; si le bruit est soufflant, il ne s'accompagne pas de frémissement.

Auscultation. — Elle a un rôle important dans le diagnostic. Nous devons étudier les claquements et les bruits placés entre les claquements.

1er *claquement.* — Dans le rétrécissement mitral pur, le 1er claquement prend un éclat extraordinaire, nous avons pu l'entendre à un décimètre de la poitrine. Il a une grande autorité dans le diagnostic ; il nous suffit de l'entendre pour prévoir que nous allons percevoir les autres bruits. La tricuspide peut aussi claquer fortement ; on l'entend vers le sternum. Pour la mitrale il est facile d'expliquer cet éclat par l'ampleur et l'épaisseur de la valvule en entonnoir. Pour la tricuspide, elle s'est développée, elle est devenue bien plus large et bien plus forte et, de plus, elle est sous l'oreille. Le 1er claquement peut se dédoubler, les deux valvules se trouvant dans des conditions de pression très différentes.

Il faut prendre garde de ne pas confondre le 1er et le 2e claquements, ce qui peut arriver quand le cœur bat vite.

Il y a un rhythme qui prête à la confusion ; nous le traduisons par tacroû-tacroû etc... Il n'y a pas de repos ; l'oreille peut commencer le cycle par tac ou par roû. Si on commence par roû, on en fait le 1er temps et tac devient le 2e claquement. Or le tac est le plus souvent le 1er claquement, ce que l'on reconnaît par sa coïncidence avec le battement de la pointe et de la carotide. A gauche le roulement a mangé le 2e claquement. C'est un rhythme qui se présente très fréquemment, aussitôt que le cœur bat un peu vite ; on n'entend plus que le 1er claquement énorme et un roulement.

2e claquement. — Le deuxième claquement prend souvent un timbre parcheminé, mais surtout il se dédouble. Notre vénéré maître Bouillaud a fait du dédoublement constant du 2e claquement un signe pathognomonique du rétrécissement mitral. C'est trop dire. Ce dédoublement s'entend le plus habituellement au niveau du sternum, mais souvent aussi jusque vers la pointe, sur toute la surface du cœur. Tantôt les deux parties sont égales, tantôt l'une des deux est plus forte et prend seule le timbre parcheminé. Quelque soin que nous ayons mis, nous ne sommes pas parvenu à distinguer le claquement aortique du claquement pulmonaire.

Bruit présystolique. — Ce bruit n'existe pas toujours. Assez bref, il a le timbre tantôt du râpement, tantôt du grondement, tantôt du souffle. Parfois détaché du roulement diastolique et facile à délimiter lorsque le pouls se ralentit ou qu'il y a une intermittence, il se relie au roulement diastolique lorsque le cœur bat un peu vite. En général il manque à peu près complètement lorsque le pouls est lent ou qu'il y a une intermittence parce que l'oreillette a eu le temps de se vider.

Il nous arrive souvent d'être embarrassé sur la nature présystolique ou diastolique d'un râpement parce que le bruit est circulaire, et qu'il n'y a pas de césure. Arrive une intermittence, ou que le pouls se ralentisse, tout le bruit, gardant sa même forme, passe dans la diastole, et tout bruit présystolique disparaît à peu près complètement dans la plupart des cas ; nous disons alors que ce bruit que nous étions entraîné à juger présystolique ne l'était pas ; il n'a pas changé de timbre. Il faudrait admettre des bruits diastoliques, présystoliques et diasto-présystoliques.

Bruit diastolique. — Le bruit diastolique n'existe pas toujours, mais il est très habituel. Il a une longueur très variable ; parfois il est interminable, lorsque le pouls bat à 30. Il se rapproche du timbre de roulement, parfois très net, très facile à entendre, parfois sourd et se mêlant au dédoublement du 2e claquement. Rarement il est soufflant. Dans quelques cas, pour le bien entendre, il faut faire coucher le malade sur le côté droit de manière à ramener le ventricule gauche sous l'oreille. Parfois, très circonscrit à la pointe, il s'entend d'autres fois jusqu'au niveau du sternum.

Tout cet ensemble de bruits constitue ce que nous avons appelé fout-tata-roû, mot constitué par des syllabes qui correspondent au bruit présystolique, terminé par le 1er claquement, fout ; au dédoublement du 2e claquement, tata ; au bruit diastolique, roû. Mais le mot ne se trouve entier que rarement ; le plus souvent il est contracté, et on n'entend plus que 2 ou 3 syllabes.

L'*auscultation* a une valeur de premier ordre dans le diagnostic du rétrécissement mitral pur. A peine le malade ressent-il quelques palpitations et un peu d'étouffement quand il marche ou quand il monte. Le plus difficile est de penser à ausculter le cœur vers lequel le malade ne vous attire pas.

Le rétrécissement mitral pur existe-t-il dans l'enfance ou bien a-t-il à cet âge la forme de l'insuffisance mitrale, ou du rétrécissement avec insuffisance ? Est-il plus difficile à diagnostiquer à cet âge que chez les jeunes gens ou les adultes ? Nous ne connaissons pas d'observation chez les enfants où cependant nous admettons qu'il existe, puisque nous considérons la maladie comme presque congéniale. Barthez et Rilliet, comptent sur 24 maladies de cœur, 14 enfants âgés de moins de 6 ans et 10 âgés de 6 à 15 ans, Parrot n'a pas observé d'endocardite *aiguë* au-dessous de 8 ans. D'après H. Roger, c'est surtout dans la seconde enfance que se montre la chorée cardiaque ; le maximum des cas est entre 8 et 15 ans. Avant 8 ans il n'y a que 6 cas, tandis qu'il y en a 52 de 8 à 15 ans. (Dans les 13 cas restants la date de la chorée cardiaque n'a pu être précisée.) C'est la période de 9 à 12 ans qui a fourni le plus haut chiffre. Dans une statistique qui comprend des sujets de 4 à 20 ans et au delà, on trouve avant la 10e année 12 cas, et après, 40. Il s'agit de chorée cardiaque. D'après Bamberger la plus grande fréquence des lésions mitrales tombe entre 10 et 30 ans. D'après Corson, l'âge moyen des sujets atteints d'altérations mitrales est de 35 ans.

Tout cela nous renseigne peu sur le rétrécissement mitral.

Nous avons cherché, dans le travail de H. Roger sur la *chorée cardiaque*, les observations qui peuvent se rapporter au rétrécissement mitral ; dans plusieurs cas il reste du doute ; le diagnostic paraît plus difficile chez l'enfant que chez l'adulte. Dans 10 cas H. Roger signale le rétrécissement mitral plus ou moins simple : 8 ans 1/2, 1 fois, 9 ans 1/2, 1 fois, etc... Jusqu'à 10 ans l'insuffisance prédomine ; l'organisation du rétrécissement ne se fait qu'à partir de 10 ans.

Malheureusement les descriptions sont confuses ; on confond les souffles et les roulements, les temps et les claquements. Un souffle qui couvre le second temps est autre chose qu'un souffle qui couvre le 2e claquement ; l'un est diastolique et appartient au rétrécissement mitral, l'autre est un souffle du 1er temps un peu prolongé, mais c'est un souffle d'insuffisance mitrale.

Nous citons les cas d'H. Roger qui nous paraissent intéressants.

Winchler entre à 12 ans pour un rhumatisme suivi de chorée. On ne note rien au cœur. A 14 ans, il rentre pour un rhumatisme ; on note un souffle dont le maximum est à la pointe et qui couvre le 1er bruit et le petit silence. H. Roger le revoit à 20 ans et note un souffle qui a son maximum à la pointe et qui couvre le 2e temps. Il n'existe pas de troubles fonctionnels appréciables ; le pouls est régulier, de force normale ; les battements des artères ne sont pas énergiques et il n'y a pas de pouls veineux ; le malade n'est jamais essoufflé, quoiqu'il exerce un métier assez pénible, enfin ses jambes n'ont enflé à aucune époque de la maladie.

Le signalement est incomplet.

Un autre cas nous intéresse parce que nous avons vu la malade 4 ans après H. Roger, et qu'elle paraît être un exemple de rétrécissement mitral pur.

Burlot, âgée de 8 ans, entre le 16 septembre 1862. On ne perçoit aucun bruit anormal au cœur. Elle rentre le 24 octobre 1864 et sort le 20 janvier 1865. On constate un fort souffle à la pointe, et une augmentation notable du volume du cœur (12 centim. de hauteur). — Le 20 juillet 1866 nous la trouvons à la Charité. Nous notons la même mesure de 12 centim. Roulement au 2e temps. Pas de souffle en jet de vapeur. L'insuffisance mitrale a précédé le rétrécissement mitral pur, dont le début date de l'âge de 9 ou 10 ans.

La durée de la maladie est difficile à fixer ; nous ne voyons pas le début et souvent nous ne voyons pas la fin. Le terme de 5 ou 6 ans pour le rétrécissement mitral nous paraît beaucoup trop court. Le plus souvent les accidents, palpitations, étouffement, chorée, rhumatisme datent de 10, 20, 30 et 40 ans (nous ne voulons pas ici en donner la liste). Nous voyons chez les femmes 28 cas de 15 à 35 ans, 16 cas de 36 à 55 ans, 1 cas à 57. Les femmes dépassent rarement 50 ans, 3 fois sur 45 cas. Cela fait plus de 5 ou 6 ans.

Le rétrécissement mitral pur agit d'une manière fâcheuse sur la grossesse et la menstruation. La série des accidents de toute sorte est interminable. La menstruation est tardive ; chez 5 femmes de 25 à 27 ans, nous notons pour l'établissement de la menstruation 18 ans, 19 ans, 18 ans, 15 ans, 21 ans. Les règles sont souvent irrégulières, manquent en dehors de la grossesse, ce qui n'empêche pas les femmes de devenir enceintes, apparaissent tout le temps de la grossesse de manière à simuler des maladies de l'utérus. Des pertes énormes suivent la délivrance. Des fausses couches, des accouchements avant terme, la stérilité sont les suites habituelles de cette maladie singulière.

La femme Bailly a des hémorrhagies continuelles pendant ses grossesses ; elle accouche deux fois à 6 mois 1/2 et 7 mois et a 2 enfants qui meurent à 6 et 9 mois.

L'observation de la femme Tardivel est trop remarquable pour que nous ne la rapportions pas. Agée de 57 ans, couturière, elle entre à l'Hôtel-Dieu. Réglée à 18 ans, régulièrement, très peu, jusqu'à 50 ans, elle a un premier rhumatisme à 23 ans, elle est alitée 4 mois. Elle se marie à 24 ans. 1re grossesse à 24 ans, bonne, une fille à terme, morte à 1 an. — 2e, 2 jumeaux à 7 mois, morts l'un en naissant, l'autre à 8 jours. Perte affreuse. — 3e, assez bonne. Une fille à terme. Pas de perte ; elle vit encore. — 4e, garçon venu à 4 mois. Perte considérable pendant les 4 mois de grossesse. — 5e, une fille à terme, vit. — 6e, un garçon, perte affreuse en accouchant à 4 ou 5 mois. — 7e, une fille à terme, a vécu 2 ans. Pas de perte. — 8e, une fille à terme, a vécu 1 an. Pas de perte. — 9e, un garçon, venu à 5 ou 6 mois. Perte énorme. — 10e, à 10 ans. Un garçon à terme, âgé de 17 ans. Pour cette dernière grossesse seule, elle a eu les jambes enflées ; l'œdème a disparu après l'accouchement et n'a reparu qu'il y a 15 jours. Vers 42 ans nouveau rhumatisme, alitée 2 mois. Les palpitations datent de l'âge de 50 ans. P. 84 un peu inégal, irrégulier. La malade est pâle ; les jambes sont peu enflées. 1er claquement très fort ; roulement au 2e temps.

Il est remarquable que les fausses couches et les pertes n'existent que pour les garçons. La femme a pu traverser 10 grossesses sans que la maladie ait notablement augmenté.

Un autre danger du rétrécissement mitral pur consiste dans les embolies.

§ XI. — Rétrécissement mitral pur, aphasie, hémiplégie droite, sexe féminin.

Nous avons été frappé de l'existence chez la femme seule du rétrécissement mitral pur uni à l'aphasie et à l'hémiplégie droite. Parmi nos 43 femmes, 11 ont eu ou ont l'aphasie avec hémiplégie droite et 4 ont eu ou ont des hémiplégies sans aphasie. Les hommes ne nous offrent aucun cas.

Nous ne pouvons oublier l'étonnement que nous avons causé à un maître, en diagnostiquant un rétrécissement mitral pur, à distance.

C'était chez une femme jeune frappée d'hémiplégie droite et aphasique ; nous annonçons un rétrécissement mitral pur. On ne l'avait pas cherché ; à peine approchons-nous l'oreille de la poitrine, que nous entendons l'éclat du premier claquement ; nous allons entendre toute la série des bruits ; nous la trouvons, nous ne nous sommes pas trompé ; la réunion du rétrécissement mitral et de l'hémiplégie droite est assez fréquente pour que nous ayons osé risquer un diagnostic à distance. Un médecin qui vient la voir, et qui la suit depuis 14 ans, nous dit qu'il l'a accouchée il y a 3 ans d'un bel enfant, à terme, en présentation du siège. Cette femme était chétive, mais depuis 14 ans elle n'a jamais eu de maladie aiguë, elle a eu seulement plusieurs vertiges et des syncopes. Le médecin n'avait jamais constaté de maladie du cœur chez elle bien qu'il l'eût auscultée ; nous insistons sur ce fait pour montrer combien ces maladies peuvent passer inaperçues. La malade a été frappée de son attaque dans la rue, se rendant à son ouvrage ; on l'a recueillie et conduite à l'Hôtel-Dieu ; sa famille ne s'est aperçue de sa disparition que le soir quand on ne l'a pas vue rentrer. Elle est enceinte de 4 mois environ et accouche à 7 mois ; l'enfant est envoyé en nourrice.

Il y a quelque chose de dramatique dans ces faits ; une femme jeune supposée bien portante, puisqu'on n'a pas reconnu sa lésion du cœur qui ne produit pas d'accidents généraux, est frappée subitement dans la rue d'aphasie et d'hémiplégie, ne peut donner de renseignements bien qu'ayant son intelligence, et disparaît jusqu'à ce que sa famille ait enfin pu la retrouver dans un hôpital. Il est utile que le médecin reconnaisse le rétrécissement mitral pur.

Il nous est arrivé de le montrer, de le voir nier, et l'autopsie nous donnait raison.

Nous n'avons pas à décrire les différentes formes d'aphasie qu'ont présentées nos malades. Elle peut être passagère ou persister, de même que l'hémiplégie.

D'autres accidents nerveux peuvent se montrer.

Chez la femme Lurette, 27 ans, fondeuse en caractères, nous découvrons un rétrécissement mitral pur et cependant elle est dans un service depuis un mois. Elle a de l'hémichorée droite. Le saturnisme vient compliquer la question ; la malade ne touche plus au plomb depuis 2 ans. La chorée disparaît pour les membres ; cette femme ne peut pas articuler, mais ne se trompe pas de mots ; on saisit le commencement de chaque mot ; la langue est convulsée. La maladie ne paraît pas dater de l'enfance ; cette femme jouait comme les autres enfants ; elle ne peut pas monter sans battements de cœur seulement depuis un an. Il est vrai que jamais elle n'a été bien réglée ; elle restait sans règles pendant 4 et 5 mois et a eu 2 fausses couches de 4 mois et de 6 semaines il y a 2 ans et 1 an. Elle a eu une hémoptysie il y a 3 ans. On entend le roulement du 2e temps et le dédoublement du 2e claquement.

L'aphasie et l'hémiplégie droite contribuent au diagnostic du rétrécissement mitral.

La femme Patoz, 31 ans, atteinte de rhumatisme articulaire aigu il y a trois ans (nous sommes au 7 août 1883), a été frappée subitement d'aphasie et d'hémiplégie droite. Merklin tient pour le rétrécissement mitral ; son interne y est opposé. Nous faisons marcher la malade et trouvons le dédoublement du 2e claquement et un bruit de roulement. Les bruits varient. Parfois c'est un souffle que l'on entend au 2e temps ; parfois on n'entend ni souffle, ni roulement. Le dédoublement du 2e claquement n'existe pas toujours. On entend un 1er claquement fort. La parole revient un peu ; la malade continue à traîner la jambe.

Ici l'aphasie nous a aidé dans le diagnostic.

Chez la femme Leroy, 38 ans, nous constatons de l'aphasie passagère et un dédoublement très net et constant du 2e claquement avec roulement très faible au 2e temps, le 8 août 1883. La malade accouche le 18 août et a une perte abondante ; l'enfant vit 2 jours. Elle a été réglée à 13 ans. La gêne du côté du cœur date de 8 ans.

Le dédoublement du 2e claquement quand il est constant tient donc une place importante dans le diagnostic ; nous ne cachons pas que nous aimons à entendre les autres bruits.

Le 4 septembre 1883, nous voyons la femme Vanier, 52 ans, chez laquelle Landouzy a trouvé un rétrécissement mitral pur qui avait passé inaperçu ; la malade n'attirait nullement l'attention de ce côté. Nous trouvons quelques irrégularités, un premier claquement parcheminé et un dédoublement net du 2e claquement, peu de bruit présystolique et de roulement au 2e temps. Cette femme a été réglée à 20 ans seulement ; elle a eu de tout temps de la peine pour courir ; pas de paralysies emboliques, aucun œdème ; pas de rhumatisme articulaire aigu.

Les cas abondent se rapprochant plus ou moins du type que nous trouvons dans le cas suivant ; nous ne résistons pas au plaisir de le transcrire.

Rétrécissement mitral pur (Maladie de Duroziez) par A. Gilbert, interne des hôpitaux. *Gaz. Méd. de Paris*, 26 avril 1884.

W. fleuriste, 19 ans, entre le 16 février 1884 à l'hôpital Tenon, dans le service de M. Hanot, et sort le 21 avril.

Antécédents. Rougeole à l'âge de 7 ans ; accidents de strume jusqu'à 13 ans, gourmes, adénites cervicales, écoulement de pus par l'oreille suivi de surdité. Ni rhumatisme, ni chorée. Règles à 14 ans, irrégulières, retardées, quelquefois très abondantes. La malade est depuis sa naissance pâle, faible et incapable de jouer ou de travailler. A la moindre fatigue elle ressent des palpitations et devient anhélante ; ses jambes tremblent, son corps se couvre de sueur et ses forces s'anéantissent.

État actuel. 15 février. W. est petite, chétive, contrefaite et zézaie. La figure est pâle ; les muqueuses sont un peu décolorées. Elle a un souffle continu léger avec renforcement systolique dans les vaisseaux du cou. Elle pourrait passer tout d'abord pour chlorotique. La numération des globules donne 4.495.000 hématies par millimètre cube.

Pas de voussure précordiale. La pointe du cœur bat dans le 5e espace, en dedans du mamelon. Le choc de la pointe offre une intensité normale ; il n'existe pas de frémissement. Matité normale. Roulement diastolique avec renforcement présystolique ; ce bruit a son maximum à la pointe et se propage vers l'aisselle. Le 1er claquement est intense et non dédoublé, le 2e est dédoublé ; le dédoublement perceptible dans toute l'étendue de la zone précordiale est le plus net au niveau de la partie moyenne du sternum. Le pouls est régulier à 80. Pas d'épistaxis, pas d'œdème, pas de congestion pulmonaire. Les troubles fonctionnels consistent en palpitations intenses et répétées, en essoufflement et lassitude extrême à la moindre fatigue. Appétit bon. Digestions faciles, selles régulières ; foie et rate normaux ; pas de polyurie, pas d'albumine. Règles retardées, hémorrhagiques ; pertes blanches. Pas de toux ni d'expectoration ; rien dans la poitrine. Sommeil normal ; pas de cauchemars. Pas de céphalalgie, caractère triste ; impressionnabilité extrême. Pas de trouble de la sensibilité.

Réflexions. — « Souvent, dit M. Duroziez, on est fort empêché de remonter au début de la maladie qui peut s'avancer très loin dans l'enfance ». Ici il paraît difficile en effet de préciser la date de début aussi bien que la cause. La précocité de l'apparition des troubles fonctionnels signalée par la malade laisse supposer cependant que le rétrécissement mitral s'est développé dans les premiers temps de la vie, avant la rougeole. L'enquête minutieuse à laquelle nous nous sommes livré permet d'affirmer que le rhumatisme n'a joué aucun rôle. Il est impossible de retrouver ici l'enchaînement classique : 1° maladie aiguë ; 2° endocardite ; 3° rétrécissement mitral. La malade était scrofuleuse, d'apparence chlorotique, petite, chétive, contrefaite et zézayait. Nous n'avons pu nous défendre de rapprocher ces troubles de ceux du cœur dont ils nous donnaient la clef. Rilliet et Barthez disent que ce sont surtout les enfants chétifs qui sont sujets aux maladies de cœur ; pour nous ce sont des lésions de même ordre, simultanées et non conséquentes, résultant d'un arrêt de développement. Cette théorie pathogénique, que nous pourrions appuyer des preuves tirées de l'étude et de la comparaison des faits antérieurs, nous paraît applicable à un certain nombre de cas de rétrécissements purs de la mitrale observés chez des femmes chétives et survenus dans le jeune âge sans cause appréciable ».

Nous avons assisté à la fin d'un rétrécissement mitral pur dans le service du professeur Hardy à la Charité.

Vincent, 19 ans, domestique, entre à la Charité le 4 novembre 1876 et meurt en janvier 1878. Nous la voyons le 2 février 1877. Elle n'est pas encore réglée. La seule maladie qu'elle ait eue est une fluxion de poitrine à 4 ans. Hémoptysie abondante à 14 ans ; pas d'épistaxis. Nous notons la pâleur, un pouls régulier, développé, un 1er claquement très fort précédé d'un râpement et suivi d'un roulement au 2e temps ; le souffle est à droite et appartient à la tricuspide. En octobre ; pas d'œdème, pas de développement des jugulaires. P. 108 assez régulier, assez développé. Elle meurt asystolique en janvier. Landouzy constate à l'autopsie un rétrécissement mitral sans autre lésion de valvule.

Nous avons rarement l'occasion de faire des autopsies de

ıtrécissement mitral pur. Nous avons pu cependant en ;unir un certain nombre de cas. Toujours la mitrale forme n entonnoir souple qui paraîtrait normal si on ne con-aissait pas l'état physiologique ; la surface est lisse, sans ıcune aspérité, sans induration. C'est l'apparence que ous trouvons dans un cas cité par Stokes ; le diagnostic 'avait pas été fait. Bouillaud rapporte dans ses *Maladies u cœur* un cas de rétrécissement mitral pur qu'il n'avait as su diagnostiquer ; la mitrale était en entonnoir. Aidés ar ces maîtres illustres nous reconnaissons, en nous ıuant, des lésions qu'ils laissaient passer, au moins à une ertaine époque de leur vie scientifique. Si Bouillaud con-aissait le rétrécissement mitral rhumatismal, il ignorait ı rétrécissement mitral pur.

Ces deux rétrécissements diffèrent anatomiquement. La alvule du rétrécissement pur est en entonnoir, celle du étrécissement rhumatismal est inégale, formée de deux aupières plus ou moins chassieuses et encroûtées ; on ent un travail d'ulcération et de cicatrisation continu ; orifice est semi-lunaire ou en bride ; de plus la lésion 'est pas confinée à la mitrale comme dans le rétrécisse-ıent pur.

Il faut séparer les rétrécissements mitraux congéniaux, ans cause connue, des rétrécissements mitraux rhuma-smaux. On sent de suite que la séparation n'est pas facile ans tous les cas ; s'il en est où le rhumatisme articu-ıire aigu n'apparaît à aucun moment de l'existence, il en st d'autres où des accidents d'essoufflement et de dysp-ée existant dès la première enfance, un ou plusieurs humatismes articulaires aigus apparaîtront vers l'âge de 5, 20 ou 25 ans. Il est remarquable que, dans un bon ombre de ces cas, la lésion du cœur ne s'est pas compliquée, elle est restée à l'état de rétrécissement mitral pu

Nous avons rencontré des cas où nous n'avons trouv comme cause, que l'intoxication saturnine. Les homme sont plus atteints que les femmes.

Enfin il est un point sur lequel nous attirons l'attentior l'importance de n'admettre le rétrécissement mitral qu lorsqu'on est certain que la valvule constitue un dia phragme ou un entonnoir ne laissant pas passer le bou du petit doigt. Il ne s'agit plus ici de rétrécissement spasmodiques, fonctionnels, pouvant disparaître le lende main. Le rétrécissement mitral est inamovible. Quel qu soit le traitement employé, il est le lendemain ce qu'on l' trouvé la veille.

Il ne suffit pas du dédoublement du 2e claquement pou diagnostiquer le rétrécissement mitral. Il faut entendre l roulement diastolique et le rhythme circulaire pathogno monique. Plus la phrase est complète, plus nous sommes en droit de porter un diagnostic aussi grave.

Les bruits du rétrécissement mitral pur peuvent-ils se faire entendre, celui-ci n'existant pas, sous l'influence de cette maladie bizarre qu'on appelle l'hystérie ? Le cœur peut-il subir des spasmes qui déterminent ce rhythme du rétrécissement mitral ? Nous n'avons pas de fait qui autorise cette désillusion, les malades ne mourant jamais dans cette condition. Par ce scrupule excessif nous voulons mettre les médecins en garde contre l'admission trop facile du rétrécissement mitral sans signes suffisants. On admet des rétrécissements mitraux fonctionnels spasmodiques, comme on admet des insuffisances mitrales fonctionnelles, spasmodiques ; il est important, dans le diagnostic, de spécifier si on a en vue un rétrécissement fonctionnel, qui a toute chance de guérir, ou un rétrécissement absolu, en entonnoir, indélébile, qui persistera quoi qu'on fasse.

Il nous restera l'embarras de décider comment se forme cet entonnoir, à quelle époque? Nous ne connaissons le rhythme singulier du rétrécissement mitral pur qu'à partir de 14 ou 15 ans, presqu'exclusivement chez la femme, à l'époque de la chlorose. La chlorose, l'hystérie, auraient-elles la puissance de fabriquer cette lésion singulière? On affirme aujourd'hui que l'hystérie peut atrophier des tendons et des os. Jusqu'à découverte nouvelle, nous maintenons que le rétrécissement mitral pur, à entonnoir souple, propre, régulier, date de loin dans l'existence, de la vie intra-utérine, s'est produit lentement, chroniquement, sans inflammation, par une force mécanique, comme si le trou de Botal s'étant fermé prématurément, l'orifice mitral ne recevant pas de sang se fut rétréci, de même le ventricule gauche, de même l'aorte. La mitrale sous l'impulsion du sang s'allonge, s'étire, est d'abord insuffisante à orifice un peu rétréci; puis à l'époque de l'établissement des règles le rétrécissement s'achève. Comment tout cela? nous ne savons pas le dire.

Mais, entre le rétrécissement mitral *rhumatismal* et le rétrécissement mitral *pur*, il y a cette différence que le premier est inégal, à bords durs, souvent crétacés, en croissant, en sifflet, tandis que le second représente un entonnoir poli, d'apparence normale; que le premier se complique des lésions des autres orifices par la persistance de la diathèse, tandis que le second est un cratère éteint.

Nous avons relaté une quinzaine de cas de rétrécissement mitral en rapport avec l'intoxication saturnine. Tout ce qui durcit les valvules et les vaisseaux, qui les sclérose à froid, peut engendrer le rétrécissement mitral, type de l'endocardite chronique, mais ce rétrécissement diffère par ses symptômes généraux du rétrécissement congénial, et existe plus chez les hommes que chez les femmes. Le rétrécissement mitral pur est *féminin et chlorotique.*

§ XII. — Étiologie du rétrécissement mitral (1).

Le rétrécissement mitral *pur* que nous rencontrons surtout chez la femme n'est connu qu'à partir de 14 ou 15 ans. Les médecins d'enfants n'en parlent pas. Nous devons admettre qu'il n'existe pas avant cet âge, et cependant, cet entonnoir si net, si pur, si profond, ne peut pas se former en quelques semaines ; on sent là un travail long, lent, chronique par excellence, d'où l'état aigu du début, s'il a jamais existé, a depuis longtemps disparu ; on croit voir une malformation congéniale que personne n'aurait constatée par l'auscultation ou par l'autopsie chez le fœtus ou chez le tout jeune enfant.

Nous pourrions peut-être citer un cas chez le fœtus, celui de Benezerd Smith : le canal artériel est persistant. La fosse ovale est fermée par une membrane solide et réticulée qui adhère fortement au bord de l'ouverture et forme une poche. L'orifice mitral est rétréci. Le ventricule gauche est atrophié. L'orifice aortique est étroit.

Benezerd Smith ne se doutait pas, en publiant cette observation, qu'il aiderait à la constitution de notre rétrécissement mitral pur. Nous sommes son obligé.

La lésion commence pendant l'enfance, plus ou moins tard.

Comment le cœur du petit garçon y échappe-t-il, tandis

(1) Voir *Bulletin de la Société de méd. de Paris*, 1886.

que le cœur de la petite fille y est si prédisposé ? On dit l'orifice plus étroit chez l'une que chez l'autre. Mais l'entonnoir ?

Dans le rétrécissement mitral *pur* la lésion reste localisée à la valvule et à ses tendons, surtout à la partie fibreuse. C'est une sorte de traumatisme. Les tendons de la valvule ont un rôle important dans la constitution de l'entonnoir ; ils se soudent entr'eux, et font corps avec la valvule qu'ils allongent.

Il est probable que l'insuffisance précède le rétrécissement, puisque tous les auteurs notent le souffle du 1er temps chez les enfants, jamais le rhythme, que nous supposons connu, du rétrécissement mitral ; mais nous ne sommes pas certain qu'il en soit toujours ainsi.

La question du rétrécissement mitral pur chez les jeunes enfants reste ouverte. L'avis est donné aux médecins d'enfants.

Nous n'avançons que timidement sur ce terrain de l'organisation du rétrécissement mitral pur. Trouvons-nous au début une inflammation banale ? Y a-t-il pour lui les mêmes causes que pour les autres rétrécissements ? La scarlatine, la variole, la chorée, le rhumatisme articulaire aigu, etc... ?

Sans doute, la grande maladie rhumatismale du cœur, où péricarde, endocarde, myocarde, plèvre, veines et artères sont atteints, ressemble peu au rétrécissement mitral pur ; mais les lésions rhumatismales et autres ont tous les degrés qui se ressemblent peu, et nous ne pouvons pas être certain qu'elles ne revêtiront pas cette forme singulière.

On est frappé de ce fait qu'un cœur, atteint de rétrécissement mitral pur, peut essuyer le feu de trois, quatre et cinq rhumatismes articulaires aigus, sans voir son éta se compliquer ou empirer, comme si le rétrécissement n'é tait pas d'origine rhumatismale. Il y a là des faits inex pliqués.

Le péricarde, la pierre de touche du véritable rhuma tisme, n'est pas touché. Dans aucune des autopsies que nous rapportons, il n'est atteint.

Le rétrécissement mitral pur reste pur. Les seules dila tations à tergo viennent à la fin le compliquer. C'est une lésion à part. Le rétrécissement mitral pur n'est pas d'ori gine rhumatismale.

A côté du rhumatisme articulaire aigu produisant un rétrécissement mitral, nous mettons la chorée, puis la scarlatine, plus loin la grossesse, plus près l'intoxication saturnine.

C'est surtout le rhumatisme articulaire aigu qui produi le rétrécissement mitral, mais non le pur, à bel entonnoir

Le rétrécissement mitral pur est une maladie spéciale essentiellement chronique, c'est-à-dire sans trace d'inflam mation aiguë, presque physiologique, sans cause appa rente, sans début avouable, congéniale, caractérisée pa la difficulté, pour les enfants, de se livrer aux jeux de leu âge, par l'essoufflement à la moindre course, par les épis taxis abondantes et répétées, remplacées par les hémop tysies, par la menstruation retardée, irrégulière, rare bientôt disparue ; par les fausses couches, l'accouchemen à 7 mois et la stérilité ; par la fréquence des paralysies emboliques ? avec aphasie ; enfin par un rhythme spécial constant, toujours le même, perçu à toute époque ; par la petitesse du cœur, la régularité du pouls bien développé la formation d'un bel entonnoir à paroi lisse, souple et à orifice circulaire très étroit. La lésion appartient à la femme, passe inaperçue. On croit à une chlorose, parfois à la tuberculisation.

En cas d'hémoptysie, la constatation des signes vrais du rétrécissement mitral pur écarte l'idée de la tuberculisation. L'auscultation devient un moyen diagnostique de premier ordre. Il est de toute importance de fixer le minimum des bruits nécessaire à l'admission du rétrécissement mitral; la fantaisie n'est plus de mise.

Nous voulons séparer cette entité des autres rétrécissements mitraux en tête desquels se trouve naturellement le rétrécissement mitral. On se tromperait si on croyait la tâche facile.

Le rétrécissement mitral rhumatismal se rencontre chez les individus, hommes ou femmes, ayant eu, ayant ou devant avoir un rhumatisme articulaire aigu. Les accidents sont tardifs et n'apparaissent le plus souvent qu'après la maladie articulaire; ils ne remontent pas à la première enfance.

Les signes stéthoscopiques ne sont pas les mêmes que pour le rétrécissement mitral pur sans rhumatisme; les complications apparaissent vite; on est moins tenté d'en faire des chlorotiques. La valvule n'est plus en entonnoir, propre, lisse; elle est inégale, chassieuse, encroûtée; l'orifice est linéaire, en croissant; on sent l'endocardite toujours fouillante, toujours travaillante. Le muscle est altéré, l'aorte athéromateuse.

Nous avons dit que les médecins d'enfants ne connaissent pas le rétrécissement mitral pur; cependant ils connaissent la forme *latente* qui pourrait bien être lui, mais non sous la forme que nous voudrions trouver.

« La forme *latente,* disent Rilliet et Barthez, existe en général au-dessous de 6 ans. On trouve un *souffle* très intense et très étendu, accompagné d'impulsion, d'un peu de fréquence, de gêne à courir, de tendance au refroidissement des extrémités, mais point de suffocation, pas d'hydropisie, pas d'irrégularité, pas de facies caractéristique, rien qui, à l'extérieur, distingue ces enfants gravement atteints cependant. A l'Hôpital des Enfants, chez aucun de nos 12 malades, le *rhumatisme n'a été la cause de la lésion. L'endocardite* a débuté, chez plusieurs, il y a un, deux, cinq et même six ans, et rien n'annonce qu'elle doive se terminer prochainement, car elle a encore la forme *latente.* Nous sommes porté à croire, d'après l'état tout à fait stationnaire de la lésion et quelques faits observés chez l'adulte, que ces enfants arriveront à la puberté et peut-être même à un âge assez avancé. Le nombre des *endocardites latentes* est proportionnellement plus considérable dans l'enfance que dans l'âge adulte ».

Ne semble-t-il pas que Rilliet et Barthez décrivent la première phase de notre rétrécissement mitral pur ? Ils brûlent, comme on dit dans un autre genre de recherche.

On ne sait malheureusement pas de quelle lésion ils parlent. S'agit-il toujours d'insuffisance mitrale ? Il n'est question que *d'endocardite latente.* Le rétrécissement mitral n'est pas indiqué. Le souffle dont ils parlent n'indique qu'un rétrécissement peu étroit et surtout l'insuffisance ; enfin ils écartent le rhumatisme. J'aurais bien désiré voir ces cas.

H. Roger, dans son travail des *Archives, sur la chorée cardiaque,* ne cite pas un seul cas de rétrécissement mitral.

R. Blache rapporte plusieurs observations de lésion de la mitrale chez le fœtus, le nouveau-né et chez des enfants du premier-âge. Il ne connaît pas le rétrécissement mitral isolé. Nous ne trouvons aucune observation où l'auscultation ait permis de le diagnostiquer. Il nous dit qu'il ne le connaît pas avant 14 ou 15 ans.

Cadet de Gassicourt ne nous donne pas de renseignements plus explicites et ne connaît pas le rétrécissement mitral pur.

Tous les médecins ne sont pas également sévères sur le diagnostic de cette lésion. On admet facilement le bruit présystolique. On donne au dédoublement du 2e claquement une valeur qu'il n'a pas surtout quand il n'est pas constant. Il faut que le diagnostic ne soit douteux pour personne. L'autopsie vient rarement vérifier l'exactitude du diagnostic dans les cas douteux. On ne meurt pas d'un rétrécissement mitral en litige.

La constatation de l'essoufflement de la première enfance est d'une grande valeur pour établir le début du rétrécissement mitral pur ; ajoutons les épistaxis répétées et abondantes, le retard de la menstruation. C'est la règle ; mais il faut admettre des atténuations.

Chez des individus qui doivent avoir plus tard un rhumatisme articulaire aigu et une maladie de cœur, nous trouvons parfois, dès l'enfance, ces mêmes signes ; il y a une faiblesse native du système vasculaire.

Par contre nous notons, rarement il est vrai, le rétrécissement mitral pur chez des individus qui n'ont éprouvé de gêne, pour courir et monter, que plus tard. Nous ne pouvons savoir, ni quand ni comment, cette lésion qui est certaine s'est organisée. Quoi qu'il en soit, il est bon qu'un enfant puisse courir.

Si la lésion est rhumatismale, elle aura de la tendance à progresser. Nous aurons peut-être quelque action au moyen de l'hygiène, des alcalins et de la médication iodurée.

Si, au contraire, il est reconnu que la lésion consiste

uniquement dans cet entonnoir que rien ne pourrait changer, et dans cette aorte étroite et intacte, nous n'avons plus qu'à entretenir le sang dans le meilleur état possible, à combattre l'état chlorotique, à modifier la constitution générale. La digitale ne sera d'aucune utilité. Le pouls est régulier, normal. Elle ne pourra qu'être nuisible.

Dans un cas où on ne nous indique pas le traitement, nous soupçonnons la digitale. Le pouls, égal et régulier, devient irrégulier, intermittent, *géminé* ; puis le pouls est noté régulier. Deux jours plus tard la malade perd connaissance, la face est blême ; cyanose générale, dyspnée extrême, quelques mouvements convulsifs ; mort. On accuse une fuite de gaz de sa mort. Nous regrettons que, dans des observations prises avec soin, on n'indique pas le traitement. Nous soupçonnons la digitale à cause du pouls géminé régulier, auquel succèdent un pouls régulier, peut-être très lent, et les accidents indiqués, suivis de mort rapide. Nous ne conseillons pas la digitale.

Un des dangers du rétrécissement mitral pur réside dans la formation d'embolies, qui ne sont pas moins rares dans le rétrécissement mitral rhumatismal ; elles doivent même y être plus fréquentes à cause des rugosités des surfaces qui n'existent pas dans le rétrécissement congénial. L'auricule en est souvent le siège.

Y a-t-il un moyen d'empêcher la formation des embolies ? Le bicarbonate de soude et les iodures seraient-ils de quelqu'utilité ? Rien ne nous autorise à le dire.

En présence de l'état chlorotique si habituel à ces malades on est en droit de proposer les toniques.

On a employé le sulfate de spartéine. Nous ne sommes pas certain que, dans tous les cas, on ait eu affaire à des rétrécissements mitraux. Dans un cas, il est question d'un cœur où la pointe bat au-dessous du 6e espace intercostal ! un cœur de bœuf. Or, dans le rétrécissement mitral pur, le cœur est petit ; la pointe bat dans le 4e espace.

Dans un 2e cas, chez un rhumatisant, la digitaline détermine un ralentissement énorme du pouls et des intermittences toutes les 3 ou 4 pulsations. On administre le sulfate de spartéine. Dès le lendemain, le nombre des pulsations est normal. Il n'eût pas fallu employer la digitale.

Le sulfate de spartéine ne peut pas être utile dans le rétrécissement mitral pur où le ventricule gauche est épais et puissant, où le pouls ne nous avertit pas de la lésion cardiaque, tant il paraît normal.

Un certain nombre échappe à toute médication cardiaque, heureusement. La lésion n'a pas été soupçonnée.

Étant admises les réserves que nous imposons au diagnostic du rétrécissement mitral, les cas sont moins nombreux et les autopsies se comptent. Stokes rapporte le cas suivant :

« Une jeune fille de 18 ans présente tous les signes de l'anémie et de la chlorose en même temps que d'une lésion organique de la mitrale. Tenant compte de son âge et de son état général, je suspens mon diagnostic et cherche à améliorer cet état. Elle meurt dans la même année avec de la congestion du poumon et de l'anasarque, après 2 ans de maladie. A l'autopsie, la mitrale est en entonnoir et rétrécie à admettre à peine une plume d'oie. L'aorte et ses valvules sont saines. L'oreillette gauche est distendue et ses parois sont hypertrophiées ».

C'est un type. Y a-t-il eu du rhumatisme articulaire aigu ou quelqu'autre maladie ? Stokes ne prévoyait pas nos regrets. Nous sommes en avance sur lui sous ce point de vue.

Bouillaud rapporte un cas de rétrécissement mitral pur avec autopsie, datant de 1839 (*Traité des mal. du cœur* t. II, page 235). Il ne savait pas ce qu'il avait devant lui Il était surpris par un triple bruit dont le rhythme imitai celui du battement de rappel. Les bruits étaient secs, parcheminés ; on n'entendait pas de bruit de soufflet ou de râpe. Il semble qu'un seul examen ait été fait pendant le séjour de la malade. Aucun diagnostic n'a été porté. Bouillaud ne connaissait pas le rétrécissement mitral pur dont il avait sous l'oreille et devant les yeux un exemple. Nous ne le laisserions pas passer. Nous sommes en avance sur notre maître.

« Ledyer, 40 ans, délicate, lymphatique, rend un compte peu satisfaisant des antécédents de sa santé. (Nous le croyons bien, elle ne pouvait indiquer aucune maladie, pas même un rhumatisme articulaire aigu.) Il y a 18 mois, à la sortie d'un bain, elle perd connaissance, ne la reprend qu'au bout de 24 heures et reste frappée d'hémiplégie gauche? avec difficulté de parler. Au bout de 3 mois, la parole se rétablit et la paralysie des membres diminue ; elle n'en a jamais recouvré l'usage. Nous sommes surpris d'entendre un triple bruit, etc.

L'étendue de la matité précordiale est normale. Point de dyspnée, d'œdème, de palpitations, du moins au repos.

La malade ne se plaint d'aucun des accidents généraux qu'on rapporte à une affection du cœur. Elle est dans nos salles comme infirme.

Admise le 17 juin, elle a le 8 décembre 1839 une perte subite de connaissance avec raideur des membres, visage rouge animé, respiration stertoreuse, un peu d'écume, paralysie du sentiment et du mouvement à droite, raideur du bras gauche. Elle meurt le 13.

Autopsie. — Péricarde intact. Cavités droites distendues par des concrétions sanguines récentes d'un noir foncé ; aucune lésion grave ; tricuspide et pulmonaire, bien conformées ; la première seulement un peu épaisse et opaline. Teinte pâle de la membrane interne de l'aorte et des valvules. L'eau ne reflue pas de l'aorte dans le ventricule. La cavité de celui-ci contient à peine le doigt indicateur. La *mitrale* est très épaissie, fibro-cartilagineuse, formant un *entonnoir* dont l'orifice reçoit à peine *l'extrémité du petit doigt.* L'oreillette gauche est dilatée et hypertrophiée. L'oreillette droite est moins dilatée et plus mince. Considéré dans ses ventricules le cœur est petit plutôt que gros ; cette petitesse dépend du peu de calibre des cavités ; la substance musculaire des ventricules offre une consistance ordinaire. L'aorte est tout-à-fait saine. A gauche, au centre même du corps strié, ramollissement pultacé gros comme une olive. *Corps strié droit fibreux.* »

Encore un type. Certainement le rhumatisme n'était pas dans les antécédents. Bouillaud n'eût pas manqué de le noter.

Nous avons suivi dans le service de M. le Prof. Hardy, à la Charité, la nommée Vincent entrée à 19 ans le 4 novembre 1876 et morte en janvier 1878. Landouzy a noté à l'autopsie un rétrécissement mitral pur. Son attestation suffit aux plus difficiles.

Cette jeune fille a eu comme maladie antécédente une fluxion de poitrine à 4 ans 1/2. Hémoptysie abondante à 14 ans, dans le service de Bouchut qui a parlé d'insuffisance mitrale. Elle n'est pas réglée. Pas d'épistaxis. Outre les bruits du rétrécissement mitral on a constaté un souffle en jet de vapeur tricuspidien.

Nous avons assisté dans le service de M. Hardy à l'autopsie d'une femme de 47 ans. Elle n'est restée que quelques jours dans le service ; les renseignements ont manqué. La mitrale est en *entonnoir*, lisse, sans aucune trace d'inflammation. *La valvule d'Eustachi est comme une dentelle.* L'autopsie est typique.

Nous avons suivi pendant 4 ans, dans le service de M. Hardy la femme Colas âgée de 44 ans. Jamais elle n'a eu de rhumatisme articulaire aigu. Elle a fait sa première maladie à 36 ans. Elle a eu 10 fausses couches.

M. Armand Siredey nous a remis la note suivante sur l'autopsie.

Un peu de liquide dans le péricarde. Cœur plus globuleux qu'à la normale, légèrement développé en travers, à surface lisse, sans adhérence. L'augmentation porte sur la partie droite et sur la base. Les deux oreillettes distendues forment une masse aussi volumineuse que les ventricules. Le ventricule droit est dilaté et notablement plus gros que le gauche ; il est rempli de caillots mous et noirâtres.

L'orifice de la tricuspide est dilaté, la valvule saine. L'oreillette droite est remplie de caillots. Les orifices veineux sont normaux. La cavité du ventricule gauche est à peu près vide de sang, peu développée. Les parois ne sont pas plus épaisses que celles du ventricule droit. La fibre musculaire est rouge et assez consistante.

La *mitrale* se présente comme un cône tronqué, comparable au museau de tanche, à fente transversale, en forme de boutonnière, dans laquelle on ne peut même pas faire pénétrer l'extrémité du petit doigt de bas en haut. *L'orifice n'admettrait qu'un crayon ordinaire*. Les valves n'ont pas la forme d'une mitre, elles limitent un *canal* que termine en bas la boutonnière, un bourrelet plus résistant que les faces libres, sans aspérité ni végétation. L'orifice se ferme facilement, il n'y a *pas d'insuffisance*.

La mitrale se présente sous la forme d'un *entonnoir* allongé, se rétrécissant à mesure qu'on se rapproche de l'orifice, de la longueur de la phalangine du petit doigt. On ne sent à la face supérieure de la valvule aucune aspérité. L'oreillette gauche est remplie de sang, très notablement augmentée de volume, déborde le ventricule en dehors. Ses parois sont épaissies et dures. L'hypertrophie est manifeste jusque sur les fibres musculaires de l'auricule. Le sang est surtout formé de caillots mous, noirâtres. On trouve dans l'auricule de petits caillots plus pâles et plus durs, incrustés dans les anfractuosités. — Les sigmoïdes aortiques sont intactes.

En résumé, pas de rhumatisme articulaire aigu. 10 fausses couches et une mitrale en entonnoir.

Léon d'Astros, notre élève (*Étude sur l'état mental et les troubles psychiques des cardiaques*, 1881), rapporte le fait suivant :

« Anne Bernard, 27 ans, est depuis 4 ou 5 ans à l'hôpital. Elle a des palpitations depuis son enfance. Pas de rhumatisme articulaire aigu. Fréquentes épistaxis étant enfant. Facies un peu pâle, non cyanosé. A la pointe souffle intense tantôt diastolique, tantôt présystolique. Premier claquement éclatant ; 2e claquement dédoublé. A la base claquements nets. Pouls égal, régulier. Pas d'œdème. Un peu de congestion pulmonaire. Le 14, pouls géminé. Dyspnée. Le 17, pouls régulier. Le 19, perte de connaissance, face blême, cyanose générale, respiration précipitée, angoissante. Quelques mouvements convulsifs. Mort.

Autopsie. — Oreillette gauche un peu dilatée, à paroi hypertrophiée. Anneau fibreux mitral sain. Les deux valves sont soudées à leur sommet ; les cordages tendineux sont adhérents entr'eux. *La mitrale forme un entonnoir* très allongé qui plonge dans le ventricule et dont l'ouverture inférieure ne permet pas le passage du petit doigt. La valvule est deux ou trois fois plus épaisse qu'à l'état normal ; la souplesse n'en est cependant pas modifiée et permettait l'oblitération de l'orifice pendant la systole. Adhérence générale du poumon gauche. Congestion modérée des deux poumons en arrière et à la base.

Elle présentait certains caractères de la danse de St-Guy ; elle marchait toujours en sautant et en dansant ; ses membres supérieurs étaient agités de mouvements continus. Ces symptômes avaient disparu. Tous les 2 ou 3 mois elle avait comme des attaques d'épilepsie très longues, elle écumait et se débattait. Elle avait la grande hystérie avec chorée probablement hystérique. Le 19 au matin elle était bien.

On ne trouvera cette forme pure que dans le rétrécissement mitral pur non rhumatismal.

A l'entonnoir on peut juger la cause.

Les bruits seront d'autant plus purs que l'entonnoir le sera davantage. C'est un instrument spécial qui rend des bruits spéciaux. La fente rhumatismale ne vibre pas comme ce long canal qui prolonge l'oreillette jusque dans le milieu du ventricule. Cette grande voile claque autrement et plus fort que la valvule rapiécée du rhumatisme.

L'étiologie doit être recherchée avec un soin minutieux ; nous ne prétendons pas qu'on réussira toujours. Interrogé à deux jours d'intervalle, le malade ne répond pas de même ; interrogé par deux médecins, il répond différemment. Ce sont là les surprises quotidiennes de la clinique.

Le rhythme du rétrécissement mitral pur force-t-il à admettre la congénialité ? Le rhumatisme ne peut-il pas se fixer à la mitrale et y produire le rhythme spécial sur lequel nous insistons ? D'autres maladies ne peuvent-elles pas avoir le même mauvais privilège, ainsi la grossesse, la scarlatine, l'intoxication saturnine, l'alcoolisme, toute maladie enfin qui pourra atteindre la mitrale, sans laisser de côté la chlorose et l'hystérie auxquelles on accorde un rôle important ?

Nous prenons pour point de repères la gêne pour courir des enfants d'un côté, des signes stéthoscopiques suffisants de l'autre et ainsi nous éliminons beaucoup de causes qui peuvent agir sur les valvules mais non produire la maladie spéciale que nous cherchons à dégager.

La grossesse fournit un ou deux cas discutables. Il faudrait avoir examiné la femme avant sa grossesse, n'avoir rien trouvé du rétrécissement mitral, puis en trouver ensuite les signes et qu'elle n'ait eu dans l'intervalle aucune des maladies qui auraient quelque droit au rétrécissement mitral.

La scarlatine, la rougeole, la variole, la fièvre typhoïde ont des droits aux lésions valvulaires ; la scarlatine est à la tête, la fièvre typhoïde agit plus sur le muscle que sur es valvules ; mais nous attendons encore une observation ù le rétrécissement mitral pur n'existant pas avant une e ces maladies apparaîtrait après elle.

Nous voyons une femme de 28 ans qui n'a jamais pu ourir. Elle présente comme antécédent une fièvre typhoïde 9 ans. Jamais elle n'a été auscultée et ne se doute pas u'elle ait quelque chose au cœur. Pouvons-nous invoquer a fièvre typhoïde ?

Une autre femme de 28 ans qui a toujours été essoufflée tant enfant, qui ne pouvait pas sauter à la corde a eu successivement la scarlatine, la fièvre typhoïde, puis un accouchement de jumeaux à 7 mois avec pleurésie, anasarque t 5 mois de maladie à 26 ans. Sans doute le rétrécissement nitral peut partir de cet accouchement. Jamais on n'a ausculté son cœur.

Une femme de 29 ans a la variole à 7 ans et une pleurésie avec palpitation à la suite.

Une anglaise de 28 ans, qui courait mal étant enfant et a les palpitations depuis très longtemps, a eu la rougeole et a variole, une seule couche à terme à 17 ans. Où fixer le lébut ?

Une femme de 38 ans a eu la scarlatine à 8 ans, éprouve a première gêne pour monter à 27 ans à la suite d'une fausse couche de 5 mois et accouche à terme à 33 ans. A quand le début, et par quoi ?

Nous citons plus loin les cas de lésion organique du cœur d'origine saturnine. Ce sont surtout des hommes qui sont atteints et les signes stéthoscopiques du rétrécissement mitral ne sont pas purs.

Quand le rhumatisme articulaire aigu intervient, nous sommes plus gêné pour lui soustraire le rétrécissement mitral, cela va de soi.

Une femme de 23 ans, qui n'a jamais pu courir, a des épistaxis abondantes à 7 ans et un rhumatisme articulaire aigu à 18 ans. A qui attribuer le rétrécissement?

Une femme de 25 ans a la première gêne de la respiration en même temps qu'un rhumatisme articulaire à 15 ans, puis quatre nouveaux rhumatismes qui ne modifient pas le rétrécissement mitral et n'y ajoutent rien.

Une femme de 27 ans déjà essoufflée et ayant les pâles couleurs a un rhumatisme articulaire aigu à 25 ans. Le rétrécissement n'existait-il pas avant le rhumatisme?

Une femme de 28 ans, toujours malade étant enfant, n'ayant jamais pu ni courir, ni même marcher (son père était obligé de la rapporter des champs), est réglée à 15 ans, irrégulièrement de tout temps, fait une fausse couche de 7 mois à 21 ans. A 17 ans variole grave. A 25 ans palpitations, hémoptysie. A 26 ans seulement, rhumatisme articulaire aigu. Rétrécissement mitral, insuffisance de la tricuspide. Pouls 76 régulier, peu développé. A gauche, bruit râpeux présystolique terminé par le 1er claquement, tandis qu'à droite le bruit râpeux et le souffle mêlés se terminent par le 2e claquement non dédoublé. Bruit rude, prolongé, non roulant au 2e temps à gauche. Pas de frémissement. On ne sent pas la pointe. Le cœur n'est pas gros. Teinte légèrement jaune et cyanosée, violâtre, coloration des maladies du cœur. Jambes non œdématiées.

Le rétrécissement mitral a évidemment précédé le rhumatisme, date de l'enfance, mais est un peu compliqué; il n'est pas tout à fait pur.

Voici un cas où le rétrécissement est étroit sans souffle d'insuffisance; il est dû au rhumatisme articulaire aigu. Les règles ne s'établissent qu'à 18 ans. La lésion du cœur ne s'est pas aggravée malgré 3 grossesses et 4 rhumatismes articulaires aigus. Les grossesses ont pu aller à terme sans encombre. La malade *étant enfant jouait comme les autres.* Elle a des épistaxis depuis l'âge de 5 ans jusqu'à 18. Pas d'hémoptysie. Premier rhumatisme articulaire à 15 ans ; elle reste 3 mois à l'Enfant-Jésus, elle a des palpitations, on écoute son cœur. Nous entendons des gros claquements, le coup de râpe présystolique, le roulement diastolique. Le pouls est irrégulier. Le foie est normal. Appétit. Pâleur. Pas d'œdème.

Nous ne trouvons ici, pour distinguer le rétrécissement rhumatismal du rétrécissement mitral pur congénial, que la facilité du jeu pendant l'enfance. La malade a 30 ans et est accouchée 5 mois avant que nous la voyions, à 8 mois et demi, avec une perte.

Nous voulons montrer les difficultés. Nous voyons dans un service une femme de 32 ans, grande et forte, atteinte de rétrécissement mitral que les élèves me disent avoir vu naître il y a 6 mois en même temps qu'un rhumatisme articulaire aigu. Or cette femme *n'a jamais pu courir*, a toujours été mal réglée, a pissé au lit jusqu'à son mariage, est stérile. Quelques syncopes. Une hémoptysie. Peu d'épistaxis. L'étouffement date de 4 ou 5 ans. Le cœur est petit.

N'est-il pas probable que la lésion du cœur date de loin? Et cependant le rétrécissement, qui nous paraissait d'abord pur, se complique ensuite d'insuffisance, le rhythme mitral n'est plus très beau. On entend des bruits crépitants, craquants sur le bord gauche du cœur, variant avec la respiration, pleuraux, des râles ronflants. Le pouls reste régulier.

Après avoir présenté les signes du rétrécissement mitral en janvier 1886, le rhythme mitral pur le 12 octobre, elle quitte l'hôpital le 20 novembre. Nous notons alors : la pointe bat assez bas. Souffle à la pointe en jet de vapeur. Coup de râpe présystolique, roulement diastolique. Pas de dédoublement du 2ᵉ claquement.

Nous ne cachons pas les embarras de la clinique. Nous ne pouvons pas faire de ce cas un beau rétrécissement mitral pur.

La femme Demay, 36 ans (ce sont toujours des femmes), entre le 20 décembre 1876. Nous la voyons le 16 août 1877. *Elle n'a jamais pu courir. Elle est réglée à 20 ans, jamais bien.* Ictère pendant 2 ans, à 13 ans. A 22 ans elle a son premier enfant ; elle est nourrice sur lieu pendant 3 ans de suite et nourrit 2 enfants ; elle est très fatiguée à la fin. Elle a beaucoup de lait. Elle n'est pas réglée. Tout cela, elle nous le raconte ; nous ne sommes pas certain de son respect de la vérité. A 25 ans elle a un deuxième enfant ; elle n'est pas bien portante, elle a les jambes enflées pendant toute sa grossesse ; elle accouche à terme et perd beaucoup de sang ; elle n'a pas de lait. L'œdème des jambes disparaît après l'accouchement. Elle a déjà de la gêne pour monter. *Rhumatisme articulaire aigu et hémoptysies à 30 ans.* L'oppression augmente ; œdème des jambes ; ascite. On va faire la 3e ponction. Beaucoup de varices.

Pouls 52 à peu près régulier. Un peu de ronflement présystolique et diastolique. Dédoublement du 2e claquement.

De quand date la lésion du cœur?

Jacob, 36 ans, infirmière, a toujours manqué de respiration, *n'a jamais pu courir.* Épistaxis très fortes à 12 ans surtout. Réglée à 13 ans, une époque, puis à 19 ans. Hémoptysies à 15 ans, moins fortes plus tard. Palpitations depuis l'âge de 15 ans. *Premier rhumatisme articulaire à 20 ans.* 3 jumeaux à 21 ans, bien portante. 2 jumeaux à 23 ans, mal portante. 2e rhumatisme à 25 ans.

Pouls 60, régulier. Fout ta roû. Rhythme du rétrécissement mitral.

La lésion date de l'enfance. Deux rhumatismes graves et longs, 3 jumeaux, 2 jumeaux ne l'aggravent pas. Le rétrécissement reste pur. N'est-ce pas étonnant? Il faudrait admettre que les malades nous content des rêves.

Ligois, femme de 49 ans, *ne pouvait pas courir étant enfant.* Rougeole. Réglée à 11 ans, bien. Pas d'épistaxis, pas d'hémoptysie. Fièvre typhoïde à 28 ans. Mariée à 29. Premier enfant à terme à 30 ans ; 2e enfant à terme à 32 ans. *Rhumatisme articulaire aigu à 37 ans.* Œdème des jambes pour la première fois il y a un an. Attaque de paralysie pendant la nuit, avec aphasie, il y a six mois. Aujourd'hui paralysie du bras gauche, jambe libérée. Elle parle et répond bien, pleure et rit sans motif. P. très irrégulier, petit. Rhythme mitral sans insuffisance.

La lésion date-t-elle du rhumatisme à 37 ans? C'est possible.

Diot, 56 ans, *réglée à 19 ans* seulement, jusqu'à 37, stérile. Hémoptysies. Épistaxis. Rhumatisme des doigts des pieds et des mains depuis l'âge de 39 ans. Rétrécissement mitral pur, depuis quand? Combien de temps la malade vivra-t-elle encore?

Nous voyons à l'Hôtel-Dieu un *homme* jeune encore, *porteur aux halles*, atteint de rétrécissement mitral ; nous l'interrogeons avec le désir de trouver une maladie antécédente. Il nous affirme n'avoir eu que quelques maux de gorge insignifiants et n'avoir jamais eu la moindre gêne pour monter et pour porter des fardeaux jusqu'il y a un mois. Il faut admettre qu'on peut être porteur aux halles avec un rétrécissement mitral ou qu'un rétrécissement mitral peut s'organiser en quelques jours ou que les signes que nous entendons n'ont pas de valeur.

Nous voyons à la Charité la femme Tetard atteinte de rhumatisme aigu ; avant cette maladie elle n'avait aucune gêne pour monter, et cependant on constate un rétrécissement mitral et une insuffisance aortique qui paraissent être nés sous nos yeux, dans l'espace de quelques jours.

Conclusions. — Le rétrécissement mitral pur, infantile ou congénial, doit être séparé du rétrécissement mitral d'origine banale : rhumatisme, scarlatine, plomb, fièvre typhoïde, syphilis, impaludisme, grossesse, etc...

Il est caractérisé par la constance et la pureté des bruits et du rhythme et appartient à la femme.

Le dédoublement du 2e claquement ne suffit pas au diagnostic du rétrécissement mitral.

Le rétrécissement mitral pur n'est pas connu chez l'enfant sous la forme que nous lui connaissons. Il se présente sous la forme de l'insuffisance. Il n'est connu qu'à partir de 14 ou 15 ans.

La recherche du début s'impose aux médecins d'enfants et aux accoucheurs.

Le rétrécissement mitral pur reste pur en traversant plusieurs rhumatismes articulaires aigus. Il n'est pas rhumatismal.

Le rétrécissement mitral très étroit sans insuffisance peut appartenir au rhumatisme ; les enfants ont pu jouer et courir comme ils ne le font pas quand nous avons affaire au rétrécissement mitral pur, congénial, à entonnoir.

L'étiologie du rétrécissement mitral pur est encore un beau sujet d'étude.

§ XIII. — Insuffisance aortique.

Dans la description de l'insuffisance aortique, il faut distinguer la grande insuffisance et la petite ; dans la grande, outre le signe stéthoscopique du souffle au 2e temps, on trouve le grand cœur avec la forme et la structure anévrysmatiques du muscle, les battements artériels, le claquement crural, le double souffle crural, la pâleur, le pouls onguéal, etc. ; dans la petite, on ne trouve qu'un souffle au 2e temps sans signes excentriques, ou du moins ceux-ci sont assez atténués pour être négligés. Si on laisse de côté cette dernière forme, on passe sous silence une bonne partie de l'insuffisance aortique qu'on reporte à d'autres chapitres ; on en fait des lésions du péricarde, des bruits extra-cardiaques.

A l'autopsie on refuse la forme atténuée parce que l'écart laissé entre les valvules ne paraît pas suffisant pour admettre ce reflux ; l'eau ne disparaît pas à mesure qu'on la verse. Il y a donc une insuffisance aortique anatomique légère et une insuffisance aortique généralisée, grave. Ajoutons à ces formes la forme compliquée si fréquente où le rétrécissement mitral se mêle à l'insuffisance aortique et vient l'obscurcir, la forme où le rétrécissement aortique combat les effets sur le pouls de l'insuffisance aortique.

Aucun signe de l'insuffisance aortique n'est absolu, pas même le signe de l'insuffisance cadavérique. On peut admettre l'insuffisance fonctionnelle, par dilatation de l'anneau à la suite des anévrysmes ; on aura constaté du souffle au 2e temps et on ne trouvera pas d'insuffisance aortique sur le cadavre, ou bien les sigmoïdes seront intactes.

D'une autre part, trouvera-t-on toujours du souffle au 2e temps, l'insuffisance aortique étant reconnue à l'autopsie? Nous n'oserions pas l'affirmer. Ne voyons-nous pas le souffle du 2e temps à la crurale n'apparaître que pour une compression en deçà et au delà de laquelle on ne le trouve plus ; un certain rapport entre la force d'impulsion et le diamètre de l'orifice est nécessaire. Nous ne croyons donc pas que les faits soient aussi simples qu'on le dit. La clinique doit toujours tenir compte du possible : elle peut rarement être absolue.

Dans l'insuffisance aortique nous avons à examiner le cœur, les artères, l'état général et enfin l'orifice même.

Que voyons-nous dans la grande insuffisance ? Le cœur est très gros, et l'impulsion nulle ; l'œil ne peut se douter du volume énorme du cœur ; la pointe a disparu, ne bat plus ; la cloison ne va plus à l'extrémité du cœur, elle aboutit en dedans de cette extrémité constituée par une sorte de hernie de la paroi externe. Cette immobilité de la zone précordiale est telle que nous avons vu des maîtres diagnostiquer un hydro-péricarde. Marey a donné l'explication de ce mouvement systolique atténué.

Le mouvement principal du cœur peut être au 2e temps, mais est-ce une raison pour confondre la systole et la diastole ? Cette étude se lie à celle du retard du pouls dans l'insuffisance aortique.

Raymond Tripier, de Lyon, après Henderson et Roncati, a rappelé l'attention sur le retard du pouls carotidien comme signe de l'insuffisance aortique, et le meilleur. Fr. Franck l'a franchement accusé de prendre la diastole pour la systole. Nous aurions raison de dire avec Stokes que la fixation des temps n'est pas toujours facile, puisqu'il peut venir à l'idée de Fr. Franck que R. Tripier ne sait pas distinguer la diastole de la systole. Fr. Franck y a mis une pointe de malice ; non seulement le retard n'est pas augmenté dans l'insuffisance aortique, dit-il, mais encore il est beaucoup moindre que dans l'état normal ; de 11/100es de seconde, il passe à 6/100es pour la carotide. Fr. Franck est obligé de faire une concession ; ce n'est que dans l'insuffisance aortique pure qu'il obtient cette diminution. R. Tripier peut encore trouver un bon nombre de cas d'insuffisance aortique avec retard du pouls carotidien sans être accusé de confondre la systole avec la diastole.

Fr. Franck « croit que l'admission du retard du pouls sur le cœur est due à une illusion du toucher ou s'applique à des cas complexes. Raymond Tripier a pris pour le signal de la systole ventriculaire le choc diastolique. Les modifications mécaniques subies par le cœur (réplétions diastoliques sous pression, augmentation brusque de volume à chaque diastole) commandent à des modifications de la pulsation du cœur, bien étudiées par Marey en 1869 et qui se ramènent à l'importance exagérée de la courbe diastolique. Indépendamment de l'intérêt diagnostique que présente cette modification quand elle est très accentuée, il faut noter qu'elle peut induire en erreur quand il s'agit de déterminer au toucher le véritable début de la systole ventriculaire ; on a l'impression d'un choc diastolique qu'on peut prendre et qui a été pris pour le choc systolique ».

Nous doutons que le retard du pouls carotidien apparent ou réel soit un signe suffisant et surtout le meilleur de l'insuffisance aortique ; nous n'y attachons pas d'importance, mais qu'on soit exposé, comme l'affirme Fr. Franck, à confondre la systole et la diastole, nous n'en prenons pas facilement notre parti.

Y a-t-il des cas nombreux (en clinique les exceptions ne comptent pas) où la diastole ventriculaire prenne les apparences de la systole ? où la chasse du sang, venant soit de l'oreillette, soit de l'aorte, ait assez d'énergie pour simuler la systole ? Qu'il y ait un changement de forme du ventricule, qu'on voie un tremblement du cœur, comme le serait le déferlement d'une vague, oui, mais qu'il y ait ce durcissement rapide du muscle qui caractérise la contraction, non.

Fr. Franck invoque les tracés de Marey dans l'insuffisance aortique, avec ligne rapidement ascendante pendant la diastole ; je ne sais pas s'ils sont nombreux. Fr. Franck n'a pas retrouvé cette forme violente dans le cas type qu'il a observé chez Villemin. On voit une ligne un peu ascendante, dont nous retrouvons parfois la forme chez l'homme atteint d'insuffisance aortique, et cela, sans instrument, avec nos seuls yeux, mais rien ne donne l'idée d'un choc ; l'instantanéité manque ; c'est un vase qui se remplit plus ou moins rapidement. On voudrait assimiler à une sigmoïde le ventricule dilaté par l'insuffisance aortique ; est-ce possible ? Le sang passe de l'aorte dans le ventricule par un défilé qui lui enlève beaucoup de sa force ; quant à l'oreillette, elle se contracte pendant la présystole et non pendant la diastole, elle n'entre pas en compte pour le battement diastolique du 2e temps.

Que, au moment de la présystole, il y ait distension subite du ventricule, et, par suite, battement et choc, nous l'accordons, mais, pour la diastole, c'est différent, c'est exceptionnel.

Le retard peut être attribué à la perception de la présystole, mais non pas à la perception de la diastole. Dans la plupart des cas il est facile de séparer la systole de la présystole. Le mouvement présystolique est moins fort que le systolique, et il suffit d'affleurer la surface cardiaque pour ne plus sentir que le battement systolique.

Debord, dans sa thèse, 1878, insiste sur ce mouvement présystolique qui d'après lui se ferait sentir jusque dans les artères. Il sacrifie à tort ce battement présystolique au battement diastolique ; il dit qu'on croit saisir le petit sursaut intermédiaire aux deux grands soulèvements de diastole et de systole, sursaut dû à la systole de l'oreillette. Nous ne sommes pas de son avis. Qu'on examine beaucoup de malades atteints d'insuffisance aortique et on verra que le choc diastolique est rare, tandis que le choc présystolique ne l'est pas.

« Il est un autre point, dit C. Paul, que la clinique humaine nous a appris tant par l'auscultation que par les tracés cardiographiques, c'est que, quand la maladie de Corrigan en est à la période de tolérance, le rapport entre la durée de la systole et la durée de la diastole est changé; la durée de la systole est souvent amoindrie, et le 1er bruit du cœur n'a pas de durée ; de plus le petit silence disparaît, et le 2e bruit commence beaucoup plus tôt pour durer plus longtemps ».

Il semble d'après C. Paul que dans l'insuffisance aortique à la période de tolérance le 2e souffle couvre toujours les deux temps, commençant beaucoup plus tôt pour durer plus longtemps. L'insuffisance aortique n'est pas rare ; chacun peut juger. Reconnaîtra-t-on dans cette description le souffle si simple de l'insuffisance, en général si facile à diagnostiquer?

Nous ne contestons pas qu'il y ait des cas embarrassants où nous ne savons pas à quel temps mettre le souffle, mais ce sont des cas exceptionnels dont nous n'avons pas la bonne clé.

Plus les cas sont difficiles, plus nous devons appeler à notre aide tous nos moyens de diagnostic ; commençons par tenir la carotide d'une main, la radiale de l'autre, et que l'oreille ausculte entre les deux ; si nous commettons une erreur, elle ne sera pas grossière ; nous ne confondrons pas un rétrécissement avec une insuffisance facile à diagnostiquer, comme nous l'avons vu faire par des maîtres.

La présystole se fait-elle sentir dans la carotide de manière à troubler notre quiétude dans la détermination de la systole par la pulsation carotidienne ? Tout mouvement produit dans le système vasculaire doit retentir au loin surtout s'il y a libre communication comme il arrive dan l'insuffisance aortique ; mais cette propagation est-elle faci lement perceptible ?

De même que pour la brachiale, la radiale et la crurale nous percevons à la carotide le pouls dicrote, mais il n s'agit pas alors de mouvement présystolique, le dicrotism est dans la systole. Pour la crurale, par la compression nous déterminons un double souffle systolique, puis vien le souffle du 2e temps ; nous déterminons trois souffles ; la carotide se prête moins à la compression, nous ne cherchons pas y former des souffles, nous les prenons quand ils se présentent.

Quand Debord parle de pouls présystolique artériel, nous ne savons pas à quoi il fait allusion. A l'aine nous constatons assez souvent des claquements présystoliques qui le plus souvent nous paraissent veineux, quelquefois artériels ; nous sommes parfois hésitants, mais au cou les claquements présystoliques nous ont toujours paru veineux, et en rapport avec des mouvements veineux présystoliques.

Nous ne voudrions pas dire que jamais un mouvement présystolique ne sera perceptible dans les artères, nous disons seulement que c'est exceptionnel. Il est difficile à l'oreillette gauche de faire sentir son action jusqu'à la crurale ou même jusqu'à la carotide. Il n'est pas commun d'entendre un souffle présystolique au niveau de l'orifice aortique.

Tandis que les mouvements du cœur sont atténués, les mouvements des artères sont exagérés. On connaît le pouls de Corrigan. C'est sur ce pouls que Corrigan établissait son diagnostic de l'insuffisance aortique. Pour le souffle, Corri-

;an a connu plutôt celui du 1er temps que celui du 2e ; il ıe parle jamais que du souffle sans fixer le temps et il dit ue, dans les cas où l'insuffisance est considérable et permet ı une grande quantité de sang de refluer dans le ventricule, n entend dans l'aorte ascendante un double bruit. Il n'at-achait pas d'importance au souffle du 2e temps qu'il con-ıaissait mal. Si on peut appeler l'insuffisance aortique naladie de Corrigan, si on peut citer le pouls de Corrigan, n ne peut pas parler du souffle de Corrigan.

Auscultation. — Le grand signe de l'insuffisance aortique st le souffle du 2e temps au niveau de l'orifice aortique. e souffle existe-t-il toujours ? L'insuffisance aortique peut xister sans qu'un souffle la révèle, si la projection du sang ı'est pas suffisamment forte ; un rapport est nécessaire ntre la largeur de l'orifice et la vitesse du sang pour que e souffle apparaisse ; c'est précisément ce rapport que nous ouvons établir dans la crurale par la compression. Au ıiveau du cœur nous prenons les choses telles qu'elles sont. eut-être pourrait-on les modifier par l'élévation des bras t la compression des crurales.

Un jour nous constatons le souffle qui disparaît le len-lemain pour apparaître ensuite. Quelques-uns diront que 'est l'insuffisance qui apparaît et disparaît ; nous disons ue c'est le souffle.

Constatant un souffle qui n'existait pas la veille, on ac-epte à faux une nouvelle complication.

La vitesse du sang est diminuée soit que le ventricule 'ait chassé en trop petite quantité et avec une énergie in-uffisante, soit que l'aorte encroûtée se dilate et se contracte nal.

On ne s'étonne pas d'une insuffisance mitrale sans souffle ; on ne doit pas s'étonner plus d'une insuffisance aortique sans souffle.

Parfois on nie l'insuffisance aortique parce que le bruit n'a pas le timbre et la place qu'on croit devoir exiger. Il n'est pas rare que le bruit soit strident et cette strideur est le signe d'une lésion grave des valvules ou d'une large insuffisance. C'est une faute de chercher toujours un souffle doux et d'attribuer au péricarde les bruits stridents.

De plus le bruit anormal ne s'entend pas toujours au lieu d'élection ; souvent nous ne le percevons que dans le creux épigastrique, parfois à la pointe, et alors quelques médecins admettent un rétrécissement mitral soufflant qui peut exister en effet, mais qui parfois n'existe pas, l'insuffisance aortique étant certaine dans ces cas et n'ayant pas d'autre représentant au cœur que ce souffle du second temps à la pointe.

Nous ne pouvons pas donner ici des exemples des fautes commises et cependant faciles à éviter. Nous ne parlons pas de toutes les insuffisances prises pour des rétrécissements.

Le souffle du 2ᵉ temps peut-il exister sans insuffisance aortique ?

Ici apparaît la question des souffles extra-cardiaques dans lesquels on englobe tout, bruits souvent intrà-cardiaques, bruits péricardiques et bruits chlorotiques ; bruits extra-cardiaques qui sont exceptionnels et qu'on ne devrait admettre que lorsque les autres causes habituelles ne peuvent être invoquées.

Toutefois que nous trouvons en dehors du cœur les signes de l'insuffisance aortique, nous sommes peu disposé à admettre des bruits péricardiques, à moins que ceux-ci soient indiscutables par leur rhythme et surtout par leur timbre, mais surtout par leur rhythme.

L'artério-sclérose peut-elle produire au 2e temps un souffle ? Nous n'osons pas dire non.

Parfois l'insuffisance aortique est la lésion dominante,)arfois elle est accessoire. Si la lésion est infectieuse, elle lisparaît devant l'infection. L'état local est peu de chose à ;ôté de la cause ; on ne peut cependant pas dire qu'il soit ndifférent de n'avoir pas ou d'avoir une insuffisance aorique et par conséquent de faire un diagnostic juste ou faux.

Le souffle du 2e temps ne suffit pas toujours à la tâche, l peut tromper, il a besoin de contrôle.

On ne sera pas étonné si nous cherchons ce contrôle du ;ôté des artères.

Nous avons donné comme signe de l'insuffisance aortique le double souffle intermittent crural. On a dit que la ;ous-clavière et la carotide suffisent.

Notre intention était de nous écarter le plus possible du œur, parce qu'on attribuait trop souvent le souffle au péicarde, comme on fait aujourd'hui, et qu'un souffle pro:uit au niveau du cœur pouvait retentir au niveau du cou ; . l'aine c'était impossible.

Alvarenga de Lisbonne, avec une passion singulière, a oulu nous dépouiller de notre découverte ; mais, dans le ravail qu'il nous opposait, il avait eu soin de dire que jaıais il n'avait pu découvrir le souffle du 2e temps dans la rurale ; il ne s'est jamais tenu pour battu ; à son désesoir, le double souffle intermittent crural nous est resté ; ous y tenons parce que, quoi qu'on dise, il est bon.

Nous l'avons dit *double* parce que la compression, nécesaire pour produire le souffle du 2e temps, produit aussi le ouffle du 1er temps ; mais elle produit ce premier souffle hez tout individu. Il est convenu que le souffle du 1er temps 'a aucune valeur.

Nous l'avons appelé *intermittent* parce qu'il y a un intervalle entre les deux souffles, que les deux souffles von en sens contraire ; c'est un mouvement de va et vient.

On insiste sur ce que le double souffle intermittent crural est factice, fabriqué de toutes pièces ; nous l'avons toujours dit ; on ne le produit pas à l'état normal ; cela suffit C'est même sa fabrication qui le rend parfois difficile à percevoir malgré la grosseur de l'artère et son maniement aisé

Souvent on ne trouve le souffle du 2e temps que pour un degré de compression au delà et en deçà duquel il disparaît. Il faut proportionner l'étranglement de l'artère à l'énergie de la systole artérielle ; il faut un certain rappor entre l'obstacle et la puissance de la systole artérielle pour que le souffle soit produit ; c'est ce qui explique que le souffle puisse manquer à l'orifice aortique.

Nous avons pensé que le sang de tout l'arbre artériel arrêté par la contraction des artérioles recule et que, rencontrant à son retour un rétrécissement, il souffle comme il a soufflé en allant. Potain et Fr. Franck croient pouvoir démontrer que c'est un phénomène tout local ; local ou non, il existe. Ils avaient d'abord dit, si nous ne nous trompons pas, que le souffle du 2e temps marche en avant comme le premier ; ils y ont renoncé ; j'ai le droit de ne pas admettre la seconde interprétation qui d'ailleurs ne modifie en rien la valeur du signe.

Chauveau possède des faits démontrant la marche rétrograde du sang.

Dans la carotide on entend le souffle du 2e temps sans compression. Il se produit sur place.

Dans la crurale on l'entend parfois sans compression.

A la brachiale, en appliquant l'oreille, on l'entend dans les cas favorables.

Souvent on entend trois souffles à la crurale, deux pour le 1er temps, un pour le 2e temps ; les deux souffles du 1er temps vont en avant. C'est un dicrotisme qui diffère de celui de la fièvre typhoïde, il est dans la ligne d'ascension, tandis que celui de la fièvre typhoïde est dans la ligne de descente. On sent une double poussée en avant, à la crurale, à la brachiale, à la radiale. A l'orifice aortique on n'a pas la même impression, on n'entend pas un double souffle en avant.

Dans l'insuffisance aortique, sans compression on entend le toc artériel, surtout dans la crurale, moins souvent au niveau de la brachiale et de la radiale.

Parfois on entend un claquement au 2e temps à la crurale, et ici l'explication de Potain et de Franck pour le souffle du 2e temps ne serait pas applicable.

Comme il peut se former des claquements dans les veines crurales, il faut séparer les claquements artériels des claquements veineux. Si le claquement est présystolique, il est probablement veineux ; car il est difficile que la présystole de l'oreillette gauche se fasse sentir à l'aine au point d'y faire claquer une artère.

Pour la systole les deux ventricules, en cas d'insuffisance concomitante de la tricuspide, peuvent produire des claquements ; mais le claquement veineux sera modifié par la respiration plus que le claquement artériel.

Pour le claquement du 2e temps, la systole artérielle peut seule le produire, à moins qu'il y ait une double révolution précipitée du cœur qui puisse faire croire à un bruit du 2e temps, comme nous le voyons au cou dans le pouls géminé, le second claquement étant produit par la seconde présystole, puisque le ventricule gauche se contracte à vide pour la 2e révolution.

Ce sont là, à peu près, car on n'a jamais fini, les phénomènes produits par l'auscultation dans l'insuffisance aortique.

Inspection. — Elle fournit un signe de grande valeur, le mouvement exagéré des artères, surtout des carotides, d'autant plus remarquable que le cœur bouge à peine si on tient compte de son volume énorme.

Pendant la systole, souvent on voit au cœur des mouvements de retrait accompagnés de battement au doigt, tandis qu'à la diastole l'œil aperçoit un mouvement en avant que le doigt ne sent pas; il y a désaccord entre l'œil et le doigt. Il est donc essentiel de noter si c'est le doigt ou l'œil qui perçoit. Choc, impulsion, battement appartiennent au doigt. L'œil ne voit que des déplacements, des mouvements, mais ne perçoit pas un battement ou un choc. C'est un point important.

Parfois l'œil aperçoit pendant la diastole une ondulation qui répond à la ligne ascendante indiquée par Marey et le cœur paraît être dans un mouvement continuel.

L'inspection indique de plus le flux et le reflux capillaire qui montre le mouvement du sang en avant, puis en arrière dans tout l'arbre artériel. Comment Potain et Franck expliqueront-ils le recul? Le stéthoscope ne presse pas les ongles.

Palpation. — La palpation du cœur donne un double battement, présystolique et systolique, le premier notablement moins fort que le deuxième; beaucoup moins souvent un battement diastolique, assez souvent du frémissement diastolique.

Le pouls artériel est large, développé, vibrant, cinglant, souvent dicrote, à double partie marchant en avant. A la crurale on sent une double poussée en avant au premier temps.

Ce pouls bondissant n'existe pas toujours également dans toutes les artères.

Nous avons insisté sur l'utilité d'examiner la brachiale plutôt que la radiale ; elle est double de celle-ci et se laisse aussi facilement examiner. On est étonné de lire dans Botkin que la brachiale est de toutes les artères la moins envahie par les athéromes. Elle doit cette bonne réputation à la facilité de son examen. Quand on veut bien connaître l'état de la circulation artérielle, il faut explorer toutes les artères et en particulier la brachiale au pli du coude et la crurale, ne pas se borner à un côté, explorer l'un et l'autre côtés.

C'est là ce qui donne à la sphygmographie une infériorité relative. Il est difficile d'appliquer le sphygmographe sur tant d'artères ; et puis les veines lui sont mal accessibles. S'il a un rôle brillant dans le diagnostic de l'insuffisance aortique, il ne faut pas croire qu'il fasse mieux que les autres procédés. Quelques insuffisances aortiques lui échappent quoique très accentuées ; nous avons besoin de tous nos moyens sans en négliger aucun.

Retard du pouls. — Nous revenons sur ce point qui vaut la peine. R. Tripier admet le retard. Fr. Franck dit qu'il est moindre que dans l'état normal. Nous n'admettons pas que R. Tripier ait confondu la systole avec la diastole.

Comment expliquer la méprise ?

R. Tripier insiste dans son travail sur les précautions à prendre pour palper le cœur et la carotide. Il a peur de confondre le pouls de la jugulaire avec celui de la carotide ; il conseille de bien saisir l'artère sous le doigt de façon qu'elle ne glisse pas à côté. Il doit faire pour la radiale ce qu'il fait pour la carotide, appuyer fortement sur l'artère. Or, en s'y prenant de la sorte, on constate un retard net ; tandis que si on ne touche l'artère que superficiellement, on constate la coïncidence des battements du cœur, de la carotide et de la radiale. Pour le cœur, Tripier conseille l'opposé de ce qu'il fait pour les artères, il applique la main sur la région précordiale de manière à l'effleurer.

Marey nous donne l'explication de la différence que nous trouvons, suivant que nous touchons à peine l'artère ou que nous la comprimons.

Il y a dans les artères deux mouvements, un mouvement ondulatoire qui se transmet très rapidement le long de la paroi et un mouvement de translation du sang. On sait que le pouls et la vitesse du sang ne marchent pas ensemble.

Quand nous comprimons c'est la vitesse du sang que nous apprécions ; quand nous ne comprimons pas, c'est le mouvement ondulatoire que nous sentons.

Quoi qu'il en soit, si nous appuyons fortement sur les artères nous constatons un retard que nous ne trouvons plus en effleurant artères et cœur. Le sphygmographe ne fait-il qu'effleurer ? Peut-être. On ne peut pas diagnostiquer l'insuffisance aortique par le retard du pouls carotidien.

En résumé il faut nous servir de tous les moyens de diagnostic ; aucun n'est sans tache. Il faut sonder toutes les artères et tous les coins du cœur. Les souffles se soucient peu de nos petits arrangements et de nos localisations trop commodes, et de nos conventions de timbre, de tonalité. Le souffle de l'insuffisance prend tous les timbres possibles, de même que le souffle chlorotique ; ainsi fait le mime qui de sa voix imite tous les chants, tous les instruments et toutes les voix les plus hétérogènes. Rappelons ici les ventriloques.

L'insuffisance aortique est variable comme largeur,

comme construction, comme complications. Parfois minime elle reste locale comme signes et retentit peu sur le cœur et sur les artères. Il en est de même pour l'insuffisance mitrale.

Le diagnostic : insuffisance aortique n'est pas suffisant. Il faut au moins un qualificatif ; large, moyenne ou faible, simple ou compliquée, dont le double souffle crural nous donnera la mesure approximative.

L'*étiologie* varie depuis le traumatisme jusqu'au rhumatisme articulaire aigu, en passant par toutes les fièvres, toutes les intoxications et l'ataxie locomotrice.

Nous citons plus loin notre travail intitulé : Des lésions chroniques du cœur d'origine traumatique, 20 observations, 1880. Barié qui a repris la question, 1881, ne connaissait pas nos recherches que nous avons dû lui rappeler.

Il est remarquable que dans les insuffisances aortiques d'origine traumatique presque toutes les lésions traumatiques valvulaires portent sur les sigmoïdes aortiques, le souffle du 2e temps est intense.

Obs. I. — Souffle intense, énorme au 2e temps.

Obs. II. — Souffle énorme, sibilant au 2e temps au niveau de l'orifice aortique.

Obs. III. — Le double souffle se fait entendre tout le long de l'aorte jusque dans la crurale. Palpitations jusque dans la verge.

Obs. IV. — Souffle énorme au 1er temps.

Obs. V. — Double souffle au cœur et dans la crurale avec double frémissement.

Obs. VI. — Souffle au 2e temps, très net ; double souffle crural.

Obs. XI. — Souffle sibilant au 2e temps.

Obs. XII. — Souffle énorme au 2e temps. Double souffle crural facile et constant.

Obs. XIII. — Anévrysme de l'aorte ascendante et insuffisance aortique.

Obs. XIV. — Souffle fort et sec au 2e temps.

Obs. XVI. — Double souffle sur toute la surface du cœur, le 2e aigu, vibrant.

Dans un cas observé récemment et où tous avaient pris le 1er temps pour le second, faute de tenir la carotide, nous notons un bruit de mirliton.

Donc ce qui caractérise les bruits d'insuffisance aortique d'origine traumatique, c'est la strideur et l'acuité.

Dans l'ataxie locomotrice, dans le tabes, l'insuffisance aortique n'est pas rare. On trouve des lésions de nutrition des valvules, des sortes de fractures spontanées.

Dans un cas de tabes nous avons trouvé, en même temps qu'un souffle au 2e temps et le double souffle crural, le cœur petit. On niait l'insuffisance aortique ; je ne saisis pas la raison ; il n'y avait pas de claquement crural.

Un confrère est atteint d'insuffisance aortique depuis dix ans et d'ataxie depuis 6 ans. Il va à La Malou, éprouve de grandes fatigues et des crises douloureuses fréquentes ; il prend de l'œdème et me demande avis. Il semble qu'il ne faut pas aller à La Malou quand on a une insuffisance aortique.

Je vois un meunier de 47 ans atteint d'insuffisance aortique, de syphilis à 27 ans et d'ataxie à 45 ans.

Tandis que chez les forgerons frappeurs nous trouvons des anévrysmes de la crosse de l'aorte, nous constatons chez les boulangers des insuffisances aortiques et même des déchirures des valvules. L'effort n'est pas le même chez le forgeron et le boulanger. Le forgeron a des mouvements de tiraillement et de torsion. Chez le boulanger l'aorte n'est pas tiraillée ; les sigmoïdes supportent seules une forte pression.

Bergaud, 53 ans, boulanger. Le pouls bat fort depuis 10 ans.

Palpitations depuis 4 ou 5 ans. Ne travaille pas depuis 4 mois. Pouls régulier vibrant, type. Cœur énorme. Double souffle sur toute la surface du cœur, surtout à droite. Double souffle crural type. En comprimant l'artère au-dessus du stéthoscope, souffle au 1er temps ; en comprimant au-dessous, souffle au 2e temps.

Bullot, 54 ans, boulanger. Il a quitté son métier il y a 12 ans, ne pouvant plus travailler. Depuis quelques années il a des hémoptysies. Douleurs du bras gauche jusqu'au coude. La douleur se fait sentir le soir vers 9 heures, sans gêne de la respiration. Pas de pâleur. Pas de développement des jugulaires. Poumons intacts. Pas de souffle à la pointe. Souffle intense au 2e temps. Il faut tenir la carotide pour ne pas mettre le 2e temps au 1er.

Le *pronostic* est assombri par la crainte de la mort subite qui est plus fréquente dans cette forme que dans toute autre. La mort est subite, mais non *inopinée* ; le malade est sujet depuis longtemps à des accidents graves. L'insuffisance aortique est-elle aussi perfide et insidieuse que l'a fait Mauriac ? C'est la Parque cruelle qui coupe le fil.

Le malade ne meurt pas en pleine santé comme l'individu qui reçoit un coup de couteau. Il ressemble beaucoup à l'angineux de poitrine pour la mort. Il souffre depuis longtemps et est étonné que cela ne finisse pas plus tôt. Il est sévèrement averti.

On trouve dans les autopsies la raison de la mort préparée de longue date. Le cœur est énormément dilaté et dégénéré.

La mort subite, qui en effet existe ici plus qu'ailleurs, est-elle fréquente au point d'en faire une torture pour le malade ? On compte les cas. Qu'on compare le nombre de ces cas au nombre incommensurable des cas d'insuffisance aortique, il est bien minime. Mauriac, qui a terrorisé les malades et les médecins, relate toutes les observations qu'il a pu trouver en France et à l'étranger, dans les XVIIIe et

XIXe siècles. A quoi arrive-t-il? A 15 cas dont il faudrait peut être défalquer un certain nombre dus à des imprudences thérapeutiques.

Ne faisons pas trop peur de l'insuffisance aortique.

Traitement. — Nous savons plutôt ce qu'il ne faut pas faire que ce qu'il faut faire et nous ne devons agir que forcé. La digitale doit être ici rarement employée, tant que le pouls reste régulier et vibrant. A doses modérées elle n'est pas néfaste, mais elle risque de troubler l'estomac.

Si on connaît la diathèse, qu'on agisse contre elle; ainsi on soutiendra les forces de l'individu, c'est le plus important.

On vante la morphine et les préparations d'opium, nous voulons bien, si elles n'endorment pas l'estomac et n'ont pas d'inconvénient. Affaire de dose.

Les bains et les douches sont mal supportés.

Robin-Rachel, 17 ans. Fait remonter son affection à sa naissance. Pas de rhumatisme articulaire aigu. Fièvre typhoïde. Fièvres intermittentes. Elle est pâle comme de juste, est oppressée et a de la céphalée. Cœur très gros. Souffle au 2e temps énorme, sur une large surface. Battements de toutes les artères. Double souffle crural fort, claquement crural simple, fort. Pouls onguéal. Pouls régulier cinglant.

On lui fait prendre des douches. Elle prend en même temps une pneumonie.

§ XIV. — Du rétrécissement aortique.

Le rétrécissement aortique simple, sans insuffisance aortique, est commun ou rare; il est commun si on accepte comme rétrécissement le moindre changement de calibre de l'orifice, si on dit rétrécissement aortique chaque fois qu'on entend un souffle au 1er temps à l'origine de l'aorte ; il est rare si on veut le trouver sans insuffisance aortique ; le plus souvent les valvules sont indurées et insuffisantes à fermer l'orifice. Il vaut mieux étudier le rétrécissement dans sa combinaison avec l'insuffisance.

Le souffle ne s'entend-il qu'au niveau de l'orifice aortique et dans l'aorte ascendante ? Il s'entend à la pointe et peut être confondu sous ce rapport avec tous les souffles du 1er temps.

Plus d'une fois il nous est arrivé d'entendre à la pointe seule un souffle piaulant et de trouver à l'autopsie une mitrale très peu altérée, douteuse comme insuffisance, et des sigmoïdes aortiques crétacées. Le souffle n'existe pas toujours au niveau du sternum. Il y a de nombreuses variétés. Nous ne saurions pas lui imposer une forme qui le fasse sûrement reconnaître ; il est long, il traîne, il va jusqu'au 2e claquement. On s'aidera de l'âge ; c'est dans la vieillesse qu'on le trouve surtout ; on s'aidera de la palpation des artères. La fréquence relative du rétrécissement aortique sans insuffisance s'explique par la disposition de l'induration qui ne touche pas au bord de la valvule ; il reste une bande souple qui s'oppose au reflux. Mais on trouve plus souvent un rétrécissement compliqué d'altération de la mitrale, de la tricuspide, de dégénérescence graisseuse, d'ossification de l'aorte, qu'un rétrécissement simple qui permette une étude facile et décisive.

§ XV. — De la fréquence des lésions des sigmoïdes aortiques chez les enfants.

On dit à tort que l'endocardite se restreint à un seul orifice, variable suivant les âges et les maladies ; que chez l'enfant l'orifice aortique n'est pas touché; que dans le rhumatisme articulaire aigu l'orifice mitral seul est atteint. Si on se base sur l'auscultation, nous répondons que dans l'état aigu elle n'est pas aussi sûre d'elle que dans les états chroniques.

Si on se base sur les autopsies (on nous a opposé celles de R. Blache que nous ne pouvons transcrire ici), nous affirmons que dans toutes les observations, sauf une, qui ont été suivies d'autopsie, nous avons trouvé les valvules sigmoïdes et mitrale, ou saines ou malades ensemble.

CHAPITRE VI

DES LÉSIONS COMBINÉES

Toutes les combinaisons des lésions du cœur sont théo- iques; elles sont toujours plus complexes que nous ne es faisons. Nous ne rejetons cependant pas les lésions imples; nous avons montré la fréquence du rétrécisse- ient mitral pur; l'insuffisance aortique n'est pas rare, lus ou moins compliquée de rétrécissement il est vrai.)u'on mette à égalité les lésions simples et les lésions ombinées, on ne sera peut-être pas loin de la vérité. Jous trouvons la combinaison beaucoup plus fréquente ue ne la font les auteurs.

Pour chaque lésion il faut trouver un signe net et ce 'est pas facile; on ne peut combiner que des éléments éfinis. L'auscultation permet de moins mal connaître uelques-uns de ces éléments; mais à côté des lésions es valvules il y a les lésions du myocarde et des nerfs; y a les lésions des viscères qui peuvent retentir sur l'é- it du cœur, si bien que différents médecins porteront ans beaucoup de cas des diagnostics différents, chacun ortant son attention sur un point différent. L'ausculta- on ne suffit pas; il faut appeler à son secours tous les ıoyens d'exploration; des points nombreux échappent ıcore à notre bonne volonté.

§ I. — Rétrécissement et insuffisance mitrale.

Contrairement à la plupart des auteurs, nous pensons que cette combinaison est rare relativement. L'explication du désaccord est facile.

Les auteurs qui admettent la fréquence s'appuient sur les autopsies ; ils ont trouvé une valvule épaissie et un orifice un peu rétréci ; ils ont admis une insuffisance avec rétrécissement mitral, quels que soient les signes stéthoscopiques perçus pendant la vie.

Ils n'ont entendu que le souffle de l'insuffisance, ils n'ont constaté que les symptômes de l'insuffisance. Est-il juste de conclure à un rétrécissement qui ne se trahit par aucun signe, qui n'oppose aucun obstacle à la circulation.

En clinique les signes constatables pendant la vie, les symptômes perçus ont le pas sur les lésions cadavériques, surtout quand celles-ci n'ont pu avoir évidemment qu'une influence nulle. Quelle importance peut avoir un rétrécissement de quelques millimètres, quand nous voyons des individus atteints de rétrécissement mitral pur, c'est dire très étroit, passer, inaperçus quant à leur rétrécissement, dans la clientèle ou à l'hôpital ?

Nous n'admettons soit le rétrécissement, soit l'insuffisance mitrale que lorsqu'ils se manifestent pendant la vie, qu'ils sont évidents sur le cadavre et qu'il n'y a pas d'autre interprétation plus favorable au malade pour les bruits anormaux, parfois trompeurs, que nous avons perçus. Il faut qu'il y ait entente entre la vie et la mort, ce qui n'arrive pas toujours.

Lorsque le rétrécissement est médiocre, on ne trouve que les signes de l'insuffisance et en effet l'insuffisance seule nporte ; ce sont les plus beaux cas d'insuffisance mitrale.

Lorsque le rétrécissement est très étroit on ne trouve ue les signes stéthoscopiques du rétrécissement, et en ffet, que l'insuffisance existe ou non, le malade n'a aucun es signes généraux de l'insuffisance.

On ne note les signes du rétrécissement et de l'insuffiance que pour un certain état de la valvule qui est le propre e la lésion rhumatismale. La valvule est épaissie, inégale, on en entonnoir, encroûtée. L'orifice dessine un croisant. On croit voir deux paupières chassieuses ; c'est une lépharite ciliaire chronique.

Dans le rétrécissement mitral pur nous ne trouvons jaais la symphyse cardiaque qui est au contraire commune ans le rétrécissement avec insuffisance.

Dans la série de ces observations que nous avons réunies l y a déjà quelques années, nous trouvions un nombre à peu rès égal d'hommes et de femmes, 13 hommes et 15 femnes. — 1 cas à 16 ans — 11 de 20 à 29 ans — 12 de 30 à 9 ans.

Puis les chiffres tombent, 4 de 40 à 49 ans.

Nous notons 4 morts avec autopsie, à 29, 31, 39, 49 ans.

Au-dessus de 50 ans nous notons 3 cas : 1 femme de 51 ns — 1 homme de 52 — 1 homme de 59 ans mort avec dhérence du péricarde.

§ II. Du rétrécissement mitral et de l'insuffisance aortique combinés (sans autre lésion valvulaire).

Nous examinons ici des malades chez lesquels nous trouons réunis les signes du rétrécissement mitral et de l'inuffisance aortique, sans signes d'autre lésion valvulaire ;

nous ne disons pas davantage ; la diversité qu'on remarque dans les observations montre que d'autres éléments nombreux viennent s'ajouter.

On s'est peu expliqué sur le degré de fréquence de cette combinaison. Potain et Rendu disent que cette combinaison est plus rare que l'association du rétrécissement et de l'insuffisance aortique ; que le rétrécissement mitral sans insuffisance est une lésion rare, et que par le fait de l'insuffisance aortique il y a tout lieu de craindre le développement d'une insuffisance mitrale secondaire. — Ces auteurs considèrent rare cette combinaison, puisqu'ils déclarent lésion rare le rétrécissement mitral sans insuffisance. Nous avons montré la fréquence du rétrécissement mitral sans insuffisance. Quant au développement d'une insuffisance mitrale de manière à gêner la circulation, la valvule est épaisse, l'orifice étroit ne prête pas.

Le *diagnostic* du rétrécissement mitral peut être gêné parfois, quand il y a coïncidence d'insuffisance aortique, parce que tous deux peuvent amener un souffle diastolique à la pointe ; mais il est rare que le bruit de rétrécissement mitral prenne la forme soufflante ; nous pourrions cependant en citer quelques exemples : — on entendait un souffle diastolique à la pointe et il n'y avait aucun des signes de l'insuffisance aortique, et à l'autopsie on trouvait le rétrécissement mitral sans insuffisance aortique. — En clinique il ne faut pas compter avec les exceptions. Le bruit diastolique du rétrécissement mitral est roulant, grondant ; le bruit de l'insuffisance aortique est soufflant.

Pour Friedreich la combinaison du rétrécissement mitral et de l'insuffisance aortique n'est pas rare, mais il admet le rétrécissement mitral avec un simple souffle systolique d'insuffisance.

Nous avons recueilli 38 cas, nombre qui dépasse à peine la moitié de nos cas de rétrécissement mitral pur. Le nombre des hommes est à peu près égal à celui des femmes, tandis que pour le rétrécissement mitral pur le nombre des femmes dépasse beaucoup celui des hommes. Jusqu'à 39 ans les chiffres se suivent ; nous ne trouvons plus ensuite que 43, 48, 55, 63, 67 ans. A partir de 40 ans les malades meurent ou les complications qui surviennent les rejettent dans une autre catégorie. A partir de 40 ans nous ne trouvons plus qu'un homme.

L'insuffisance aortique n'ajoute pas un élément favorable au rétrécissement mitral, comme nous l'avions cru. Après 40 ans nous trouvons 22 cas de rétrécissement mitral simple, tandis que nous n'en trouvons que 5 de rétrécissement mitral combiné avec l'insuffisance aortique.

L'*étiologie* diffère de celle du rétrécissement mitral pur, en ce que dans celui-ci le rhumatisme articulaire aigu est l'exception, il est difficile de remonter au début ; tandis que, dans la combinaison, le rhumatisme articulaire aigu est la règle, parfois à peu près continuel, variant entre une et huit attaques, parfois sous la forme chronique, plusieurs fois considéré comme maladie de croissance et n'entraînant pas l'alitement.

L'état général présente peu de signes objectifs ; la couleur de la peau est bonne, le malade est étendu dans son lit ; les œdèmes sont rares et peu marqués ; les malades accusent des palpitations, des étouffements ; mais plus d'une fois l'individu ne se trouve pas malade ; il y a peu de gêne de la respiration sans le moindre symptôme général cardiaque. Quelques pertes de connaissance ; une hémiplégie gauche.

Le pouls radial est en général régulier, dicrote, assez vibrant, développé. On ne trouve plus le pouls de l'insuffisance aortique.

Le pouls de la carotide a une force modérée.

Dans 20 cas sur 22 nous avons trouvé le double souffle intermittent crural. Les variations que l'on rencontre au niveau de la crurale sont intéressantes à noter ; elles indiquent les variations que l'on peut noter dans l'auscultation du cœur qui n'est pas uniforme pour un même malade.

Nous rapportons ici les détails pour ceux qui s'intéressent à l'auscultation et à ses difficultés.

1. Double claquement. — Double souffle vibrant sans compression ; claquement très fort au 1er temps, pas de claquement au 2e ; le claquement artériel s'entend partout, depuis le diaphragme jusqu'au pied.

2. Premier souffle dédoublé, suivi d'un 3e souffle au 2e temps. Double choc en pressant beaucoup. — Sans comprimer, double choc. En comprimant, double souffle en avant, le souffle en retour est douteux.

3. Pas de double souffle.

4. Double souffle. — Claquement au 1er temps sans compression.

5. Claquement. Souffle simple. — Double bruit en avant par pression, au 1er temps, second soufflant. — Souffle simple. Claquement tantôt simple, tantôt double, au 1er temps.

6. Double souffle petit, mais net. — Souffle simple.

7. Double souffle parfois net, parfois difficile à trouver. — Variable. — Très facile à gauche, nul à droite. — Nul. — Nul. — On entend au 2e temps un bruit prolongé, doux, séparé du 1er. — Double souffle net à gauche, par intervalles. — Souffle simple. — Souffle à double courant, ressemblant bien à un double souffle intermittent.

8. Un peu d'impulsion. Double choc au 1er temps. Double souffle intermittent.

9. Double souffle intermittent, aller et retour. Double souffle en avant au 1er temps. Choc au 1er temps, sans compression.

10. Souffle simple. — Double souffle.

11. Double souffle parfois net, parfois obscur. Pour les pulsations etites, intermédiaires, il n'y a qu'un souffle.

Une seule auscultation ne suffit pas toujours. Il faut couter les deux crurales, l'une peut donner ce que ne donne as l'autre. Dans un cas nous avons, quand le pouls se alentissait, entendu le double souffle qui disparaissait uand le pouls s'accélérait. — Nous avons pu diagnostiquer, l'aide du double souffle intermittent crural, l'insuffisance ortique démontrée par l'autopsie, et ne donnant pas de ouffle au 2e temps.

Sur 30 cas, où nous avons noté les résultats de l'auscultation pour la mitrale, nous trouvons 11 fois un simple ruit de roulement au 2e temps à la pointe, sans autre paricularité appartenant au rétrécissement mitral et 19 fois les bruits plus ou moins complexes comprenant le bruit résystolique ou l'éclat du 1er claquement ou le dédoublenent du 2e claquement. Nous ne citons que ces derniers as.

1. Rhythme du rétrécissement mitral (râpement présystolique, remier claquement, deuxième claquement dédoublé, roulement iastolique, fout tata roû) d'autant plus net que la malade palpite.

2. A la pointe bruit présystolique, un peu rude et court, terminé par un 1er claquement très fort, parcheminé, puis roulement au 2e temps.

3. Rhythme du rétrécissement mitral.

4. Rhythme du rétrécissement mitral.

5. 1er claquement fort à gauche, roulement au 2e temps avant la reprise.

6. Rhythme du rétrécissement mitral

7. Bruit présystolique type.

8. Dédoublement du 2e claquement ; roulement au 2e temps.

9. Frémissement au 2e temps, dédoublement du 2e claquement. — Ronflement au 2e temps type, prolongé. — Souffle léger court au

2e temps pour la 1re partie du dédoublement. = Roulement prolongé très fort à la pointe. = Triple claquement sur tout le cœur. A la pointe, 1er claquement parcheminé ; long grondement énorme à gauche avec double frémissement au 1er et au 2e temps.

10. A gauche, rhythme du rétrécissement mitral. = Au niveau de la mitrale, triple claquement, suivi d'un roulement pendant le 2e temps.

11. A la pointe, 1er claquement très net, puis dédoublement du 2e claquement et bruit anormal pendant le 2e temps, bruit circulaire. A droite dédoublement du 2e claquement. = 1er claquement parcheminé, dédoublement du 2e claquement, bruit prolongé à gauche pendant le 2e temps. — Rhythme mitral à gauche.

12. A la pointe, 1er claquement fort, ronflement au 2e temps.

13. A la pointe, rrout-roû.

14. Bruits du rétrécissement mitral.

15. Claquements parcheminés, parfois triple claquement. Un peu de bruit anormal au 2e temps vers l'orifice mitral ; claquements partout très forts, éclatants. — Grondement au 2e temps.

16. Dédoublement du 2e claquement.

17. A gauche, rhythme à 3 temps ; souffle profond ronflant, puis claquement éclatant, puis ronflement pendant le 2e temps. Pas de dédoublement du 2e claquement.

18. Rhythme mitral.

19. Souffle à gauche au 2e temps ; dédoublement du 2e claquement à gauche. Tictac dur. Un peu de rouet au 1er temps. = A gauche trois bruits : ronflement, claquement, ronflement. Rhythme du rétrécissement mitral sauf le dédoublement du 2e claquement qui n'existe pas non plus à droite. = Beau rhythme du rétrécissement mitral, dédoublement du 2e claquement.

Le battement de la pointe et du cœur varie, tantôt énergique, tantôt modéré, rarement nul.

Le volume du cœur varie, tantôt considérable, le plus souvent assez gros, rarement médiocre.

Dans nos 5 autopsies nous ne trouvons pas l'adhérence du péricarde fréquente dans nos autopsies de la combinaison, insuffisance et rétrécissement mitral, insuffisance et rétrécissement aortique.

Les 5 autopsies appartiennent à 4 femmes de 22, 25 et 30 ans, 1 d'âge non indiqué, et à 1 homme dont nous n'avons pas noté l'âge.

Labrosse, domestique, femme de 22 ans. Cette femme n'accuse pas d'autre maladie qu'une rougeole, mais elle a toujours été mal réglée et souffrante ; elle n'a pas eu d'enfant. A 15 ans, à l'époque de l'établissement des règles, elle a eu de fréquentes épistaxis ; elle s'est souvent plainte de grande fatigue, de malaise, de tournoiement. Il nous serait difficile de remonter au début de la maladie. Nous la voyons 4 jours avant sa mort ; elle vomit devant nous des matières vertes ; il n'y a pas de dévoiement. Le pouls est resté fréquent, régulier, développé, dicrote à la brachiale, simple à la crurale et à la radiale. La pointe bat dans le 5e espace en dedans de la ligne du mamelon ; à ce niveau on sent un frémissement au 1er et au 2e temps, et on entend un bruit rude présystolique et systolique, puis un bruit ronflant pendant tout le 2e temps, pas de souffle au 1er temps. On entend les claquements à droite et à gauche ; nous ne signalons pas le dédoublement du 2e, non plus le double souffle crural. A la base souffle au 2e temps, elle crache un peu de sang ; un peu d'œdème des jambes le soir seulement. Elle meurt avec un état typhoïde dont nous ne saisissons pas la raison. A l'autopsie, apoplexie pulmonaire, rétrécissement mitral, insuffisance aortique.

Plus les signes du rétrécissement mitral sont nombreux, plus nous sommes autorisé à l'accepter.

La difficulté se dresse quand nous ne trouvons que le roulement diastolique à gauche, comme signe du rétrécissement mitral. Est-il suffisant ? Il est certain que dans les cas que nous indiquons on entend à gauche un roulement tandis qu'à droite on entend un souffle au 2e temps. Ce roulement peut-il être une modification du souffle de la base ? Le sang après avoir franchi en retour l'isthme de l'orifice aortique, rencontrant une cavité spacieuse et les cordons des valvules, peut-il produire un roulement après avoir produit un souffle ? C'est possible ; mais que de fois dans les grandes insuffisances aortiques nous trouvons le souffle du 2e temps jusqu'à la pointe ! Que de fois de ce souffle à la pointe, diastolique d'insuffisance aortique on a fait un souffle diastolique de rétrécissement mitral ! Or nous ne nions pas la forme soufflante du rétrécissement mitral, mais combien elle est rare en face de la forme roulante, grondante. De même que le rétrécissement mitral prend parfois la forme soufflante diastolique à la pointe, l'insuffisance aortique peut prendre parfois à la pointe la forme roulante diastolique ; nous sommes habitué à ces variations des bruits. Il faut se méfier ; l'auscultation est précieuse, mais un peu traîtresse. Elle a besoin d'un contrôle, comme les meilleures choses du monde.

§ III. — Rétrécissement et insuffisance mitrale, insuffisance aortique.

Cette combinaison est placée entre le rétrécissement mitral avec insuffisance aortique, et l'insuffisance mitrale avec insuffisance aortique. L'orifice mitral est ici rétréci de manière à laisser passer un doigt, mais non deux.

La lésion est plus grave que pour le rétrécissement mitral avec insuffisance aortique.

Si nous comptons 8 cas de 16 à 20 ans, nous n'en trouvons plus que 9 de 21 à 30, et 5 de 31 à 37.

Le chiffre baisse donc beaucoup à partir de 30 ans, tandis que pour la combinaison, rétrécissement mitral et insuffisance aortique, il ne baisse qu'à partir de 40.

Le nombre est égal pour les hommes et les femmes. Sur 23 cas nous trouvons 11 hommes et 12 femmes.

Les cas sont moins nombreux que pour la combinaison, sans insuffisance mitrale.

Nous ne trouvons qu'une autopsie sans retentissement sur la tricuspide.

Nous devons en effet ajouter, comme post-scriptum à ces cas, ceux où est venue s'ajouter l'insuffisance de la tricuspide.

Pour 18 cas de rétrécissement mitral avec insuffisance aortique et insuffisance de la tricuspide : 17 ans, 1 cas — de 20 à 29 ans, 3 cas — de 30 à 39 ans, 7 cas — de 40 à 49, 7 cas.

Cinq autopsies à 23, 28, 37, 43, 48 ans.

Les malades allaient jusqu'à 30 ans sans insuffisance de la tricuspide ; nous les retrouvons à partir de 30 ans ; décidément ils vont jusqu'à 50, mais pas plus loin.

§ IV. — Rétrécissement et insuffisance mitrale, rétrécissement et insuffisance aortique.

Nous trouvons dans nos notes, il y a déjà quelques années, 52 cas. — 35 hommes et 17 femmes.

9 individus de 16 à 20 ans — 27 de 21 à 30 ans — 10 de 31 à 40 — 9 de 41 à 49.

Beaucoup de cas disparaissent à partir de 30 ans.

De 16 à 20 ans, en 5 ans, nous trouvons 9 cas — de 21 à 25, 16 cas — de 26 à 30, 11 cas,

C'est de 21 à 25 ans qu'il se forme le plus de cas d'après notre statistique.

A partir de 50 ans nous ne voyons plus qu'un cas, à 51 ans.

50 ans est la limite extrême de cette combinaison.

Nous notons 6 morts à 23, 24, 28, 29, 34, 49 ans.

Sur 8 autopsies nous notons 6 fois l'adhérence du péricarde. Il faudrait ajouter à la combinaison l'adhérence du péricarde et des plèvres. C'est la grande maladie rhumatismale du cœur.

§ V. — Du rétrécissement de la tricuspide et du rétrécissement mitral combinés.

Nous avons rejeté ici le rétrécissement de la tricuspide parce que presque jamais il n'est isolé ; il est toujours joint à un rétrécissement mitral ou à un rétrécissement pulmonaire ; le plus souvent, dans les deux tiers des cas, la lésion aortique vient s'ajouter. Nous ne pouvons fournir qu'un exemple de rétrécissement tricuspidien isolé ; nous avons vu le malade, mais non l'autopsie dont les renseignements nous ont été fournis par M. Foley, interne à la Charité.

Dans le *Bulletin de la Société de médecine de Paris* pour 1868 nous avons montré la fréquence du rétrécissement de la tricuspide ; nous avions observé 13 cas en peu de temps ; presque tous, 11 sur 13, appartenaient à des femmes.

Bedford Fenwick, dans *Transactions of the pathological Society of London*, 1881, a cité deux cas de rétrécissement très étroit de la tricuspide et étudié 46 cas de rétrécissement qu'il a pu réunir dans les différents recueils de l'Angleterre et de l'étranger. Notre nom figure dans 13 cas sur 46 : nous en avons publié d'autres depuis 1868. Fenwick a le soin d'indiquer le degré du rétrécissement qui laisse passer 3 doigts dans un cas, deux doigts dans 8 cas, un doigt dans 20 cas, le bout d'un doigt dans 8 cas ; le diamètre n'est pas suffisamment indiqué dans 9 cas.

Pour les deux cas qu'il a observés le diagnostic ne paraît pas avoir été posé, ou du moins l'auteur ne le dit pas. Il a noté la distension des jugulaires, mais non le pouls veineux.

Dans le premier cas l'orifice mesurait 51^{mm} ; dans le deuxième 32^{mm} ; ce qui représente moins d'un doigt, si nous admettons 55^{mm} comme circonférence d'un doigt. Dans le premier cas, le bruit présystolique, d'abord distinctement localisé à la pointe, s'est fait entendre à la fin sur une large surface et très nettement au bord du cartilage ensiforme.

Dans le 2e cas, un frémissement présystolique bien marqué se faisait sentir sur la plus grande partie de la surface cardiaque et principalement à droite du mamelon, de plus un bruit présystolique intense, ayant son maximum à droite du mamelon, mais perceptible aussi à gauche, était entendu ; Samuel Fenwick a remarqué que le maximum sautait d'un côté à l'autre, n'étant jamais également fort des deux côtés du cœur en même temps.

Voici les conclusions de l'auteur qui ne diffèrent pas de celles que nous avions données. « Le rétrécissement de la tricuspide n'est pas très rare. Il est beaucoup plus commun chez les femmes que chez les hommes, peut-être dans la proportion de 7 à 8 contre 1. Il est toujours associé au rétrécissement de l'orifice mitral. Dans un quart des cas l'orifice aortique est aussi rétréci. Dans la moitié des cas il y a eu un rhumatisme aigu ou subaigu. Le rétrécissement de la tricuspide, quand on le trouve chez l'adulte, est acquis et très rarement, peut être jamais, il est d'origine congénitale.

Il est remarquable que Fenwick ne dit pas dans ses conclusions que le diagnostic peut être fait sûrement ; nous ne pouvons pas en effet l'affirmer ; il est à craindre que ce soit le bruit du rétrécissement mitral qui se propage à droite. Il reste quelque doute dans l'esprit, quand même le roulement est aussi fort à droite qu'à gauche. On a donné comme signe le pouls veineux présystolique : c'est de la théorie. On trouve les jugulaires distendues, rarement le pouls veineux présystolique : il n'y a pas à compter sur ce signe. On ne trouve plus le rhythme complet du rétrécissement mitral ; on n'entend pas le dédoublement du 2e claquement ; chez une malade nous avons entendu le quadruple claquement. Le roulement de droite est modifié par le souffle de l'insuffisance aortique qui, dans presque toutes nos observations, vient compliquer le double rétrécissement auriculo-ventriculaire. Nous avons pu cependant poser comme conclusion dans notre mémoire de 1868 (*Bull. de la Soc. de Méd. de Paris*) qu'on entend à droite, au 2e temps, un bruit de roulement semblable à celui qu'on trouve à gauche, dans le rétrécissement mitral.

Comme pour le rétrécissement mitral nous divisons les cas en trois catégories : ceux qui admettent deux doigts, ceux qui n'en admettent qu'un, ceux qui n'admettent que l'extrémité du doigt.

Pour la *première catégorie*, rétrécissement de 85^{mm} nous rapportons dans notre mémoire 4 cas. Le cœur est en général très dilaté ; l'oreillette droite est proportionnellement la partie la plus distendue, on devait le pressentir.

Dans le rétrécissement mitral simple, le ventricule gauche présente une hypertrophie concentrique type, c'est-à-dire que la paroi est très épaisse et que la cavité a presque disparu ; l'oreillette gauche est dilatée.

Nous devrions trouver la même hypertrophie concentrique du ventricule droit dans le rétrécissement de la tricuspide ; mais, en raison de la coexistence du rétrécissement mitral qui dilate toutes les cavités placées en arrière de lui, le ventricule droit et surtout l'oreillette droite sont dilatés. Notons que dans cette première série le rétrécissement n'est pas considérable. Nous devrions trouver le ventricule gauche en hypertrophie concentrique ; mais l'insuffisance aortique qui existe presque toujours produit l'hypertrophie excentrique, nous aurons donc un moyen terme. Dans les cas actuels, le cœur est dilaté dans toutes ses parties, même dans son ventricule gauche. Les poumons sont, dans un cas, remarquablement sains ; dans les autres, congestionnés, engoués, hépatisés.

Chez F. 21 ans, les bruits anormaux existent autant à droite qu'à gauche, sans qu'il y ait d'insuffisance aortique. On entend à droite le long du sternum un double bruit de souffle un peu rude. Notons cette tendance du bruit à être soufflant.

Chez G. 44 ans, le bruit râpeux, dur, prolongé que l'on entend à gauche se propage à droite comme s'il y eût, écrivions-nous dans notre observation, la même lésion à droite qu'à gauche ; le diagnostic a été soupçonné, mais non affirmé.

Chez L. 46 ans, nous n'avons pu dégager le bruit pathognomonique du rétrécissement tricuspidien à travers les bruits du rétrécissement mitral et de l'insuffisance aortique.

Chez B., 37 ans, nous n'avons entendu qu'un souffle au premier temps sur toute la surface du cœur.

Dans deux cas sur quatre nous avons donc entendu à droite un bruit rude occupant une partie du 2e temps, mais non le roulement pathognomonique. Le pouls varie, tantôt irrégulier, inégal, petit, tantôt assez égal et régulier. Dans un cas, état général grave des maladies du cœur, cyanose, étouffement, quintes de toux, anasarque considérable. Dans le second, figure violette, injectée ; yeux brillants ; mains violacées, froides et sèches ; jambes peu œdématiées ; décubitus horizontal ; pas la moindre dyspnée. Dans le troisième, pâleur livide, face bouffie, pieds œdématiés, respiration très gênée ; 6 ans plus tard la malade est étendue dans son lit ; la face est peu congestionnée ; assise, étouffement immédiat. Dans le quatrième, œdème des bras, œdème des jambes modéré.

Dans notre *seconde catégorie*, 55^{mm}, nous notons deux cas. Dans ces deux cas, le ventricule droit n'est pas dilaté ; le diagnostic n'est pas posé. Nous notons cependant que chez P., 40 ans, le bruit râpeux du 2e temps remonte vers l'orifice aortique, bruit râpeux qui pouvait être un mélange de souffle d'insuffisance aortique et de roulement. Chez B., 58 ans, on entendait à la base, en même temps qu'un double souffle d'orifice aortique, un double bruit rude que nous pouvions rapporter à une lésion de la tricuspide ; nous n'affirmions que le rétrécissement mitral et l'insuffisance aortique. Chez P. le pouls est régulier, lent, petit et faible. Chez P. la teinte est un peu foncée, violâtre ; les mains ne sont pas enflées, les jambes sont œdématiées. Chez B. orthopnée, œdème des jambes, ascite.

Dans notre *troisième catégorie* nous notons deux cas remarquables ; dans l'un nous avons affirmé le diagnostic, la femme est allée mourir dans le service de Béhier, Bouchard nous a donné les détails de l'autopsie. Dans l'autre nous avons trouvé un véritable érysipèle de l'oreillette droite coïncidant avec un érysipèle de la partie correspondante de la poitrine. Nous renvoyons pour les détails au *Bull. de la Soc. de méd. de Paris*, 1883.

Nous citons dans ce mémoire une observation de rétrécissement supposé de la tricuspide ; la malade ne paraît pas près de sa fin. Il y a complication de rétrécissement mitral et d'insuffisance aortique, comme il arrive presque toujours ; on entend en bas du sternum, au 2e temps, un souffle en même temps qu'un roulement.

Là nous citons le seul fait de rétrécissement isolé de la tricuspide, que nous connaissions. En résumé il est remarquable que presque tous les cas appartiennent à des femmes ; nous parlons ici seulement des cas de rétrécissement où un doigt passe à peine ; il y a 9 femmes pour 2 hommes. Le rhumatisme articulaire aigu, comme coïncidence ou comme cause, tient la première place. Dans le cas où la lésion de la tricuspide est isolée, le rhumatisme n'est pas signalé. Dans 3 cas nous trouvons la chorée.

Les malades atteints de rétrécissement de la tricuspide peuvent atteindre 64 ans, mais c'est une exception. Nous trouvons 64, 58, 38, 34, 31, 30, 28, 23, 15 pour nos propres observations où le rétrécissement laisse à peine passer un doigt. La moyenne de la vie s'élève pour les malades dont le rétrécissement est moins prononcé et permet à deux doigts de passer. Les chances de vie augmentent à mesure que le rétrécissement diminue. La progression va de 32 ans, à 36, à 42. Tandis que la moyenne est 32 ans pour les rétrécissements qui sont plus étroits qu'un doigt, elle monte à 42 pour les rétrécissements permettant à 2 doigts de passer.

L'insuffisance aortique ajoutée aux lésions de la mitrale et de la tricuspide abrège-t-elle la vie ? Nous trouvons 35 ans pour les cas compliqués d'insuffisance aortique, et 34, 5 pour les cas sans insuffisance aortique.

L'asystolie finit par se montrer; mais nous avons été frappé du peu d'accidents que déterminaient des lésions si graves. La femme Thomas nourrissait son enfant; on ne s'occupait pas de son cœur. Les embolies en particulier dans les poumons peuvent terminer la scène. Nous avons vu un érysipèle du ventre, un érysipèle du cœur. La femme Laforest qui prenait de la digitale a été trouvée morte dans son lit le matin sans qu'on s'y attendit : elle n'avait aucun œdème.

Nous voyons le 30 octobre 1884 l'autopsie d'une femme jeune de la Charité (de Beurmann, chef de service, Pignol, interne) sur laquelle nous n'avons pas pris de notes. Elle n'a eu ni rhumatisme articulaire aigu, ni fièvre intermittente ; elle a eu 4 enfants et date les accidents de son 3e enfant ; elle est accouchée il y a 15 mois environ, et a nourri son enfant. Elle passait pour avoir un rétrécissement mitral et une insuffisance aortique ; le rétrécissement de la tricuspide n'a pas été reconnu.

La veine cave supérieure est dilatée, indurée avec des plaques athéromateuses ; le sphincter n'existe pas, non plus que celui de la veine cave inférieure ; l'embouchure de la veine coronaire est dilatée ; on n'aperçoit pas la valvule de Thebesius. L'auricule droite est dilatée et à paroi très épaisse. L'oreillette droite est dilatée. La tricuspide est épaisse ; l'orifice laisse passer un doigt. Le ventricule droit est hypertrophié, peu dilaté. Les poumons sont congestionnés, surtout à l'une des bases ; ils contiennent des marrons d'apoplexie. L'oreillette gauche est hypertrophiée, peu dilatée. La mitrale est très déformée, rugueuse, calcaire ; l'orifice laisse passer un pois. Le ventricule gauche n'est pas dilaté et a une paroi très épaisse. Les sigmoïdes sont déformées et insuffisantes. L'aorte n'est pas dilatée. Dilatation et induration de l'artère coronaire gauche. — Le foie est cirrhotique, granulé. La rate est grosse, ferme avec des plaques, des bandes fibreuses très épaisses ; coulées de feldspath dans du granite.

§ VI. — Du grand cœur rhumatismal.

Le rhumatisme touche à tous les organes, à tout l'organisme. Le cœur n'a peut-être d'autre privilège que celui d'attirer plus vivement l'attention dans le milieu où nous vivons. Dans les pays à dysenterie, le rhumatisme se fixe sur les intestins ; chez nous il se fixe sur le cœur, sans oublier le sang, les poumons, le foie, les reins et parfois le cerveau.

Il faut que le cœur soit prédisposé pour subir la grande atteinte ; chez les rhumatisants nous trouvons, dès le jeune âge, les *épistaxis* et les *hémoptysies*.

Tout cœur n'est pas touché ; beaucoup de cœurs échappent au rhumatisme et parfois ne sont atteints qu'à une seconde, troisième et quatrième attaques. Le cœur peut, comme une jointure, n'avoir qu'une inflammation passagère ; il guérit mais la présence du rhumatisme articulaire aigu n'est pas nécessaire pour que le cœur soit lésé ; une œuvre lente de destruction peut s'opérer comme nous le voyons pour les articulations des doigts.

Admettant la généralisation de la maladie, nous admettons la généralisation de la lésion pour le cœur ; ce n'est pas une seule valvule qui est touchée, ce sont toutes les valvules, c'est tout l'endocarde, le péricarde, le myocarde, ce sont les artères, ce sont les veines.

On ne parle jamais que de l'orifice mitral dans une attaque de rhumatisme articulaire aigu; l'orifice aortique et la tricuspide sont également touchés ; on le constate dans les autopsies qui sont rares pour l'état récent et aigu.

Toutes les valvules, à partir de ce moment, se désorganisent ; insuffisance et rétrécissement, hypertrophie et dilatation, adhérences du péricarde et des plèves se développent ; nous avons plus ou moins vite la grande lésion du cœur avec ses battements, ses palpitations, mais avec un caractère spécial, l'absence de la cyanose, de l'œdème. L'insuffisance aortique pâlit et dessèche le malade ; c'est l'anévrysme actif de Corvisart ; on peut confondre cet état avec l'état chlorotique.

Parfois le jeune malade est rapidement tué, la lésion étant massive. Parfois la lésion se développe lentement et le malade peut aller jusqu'à 40 ou 50 ans.

Il est urgent d'employer au début un traitement actif et d'avoir recours ensuite à un traitement long et prolongé comme pour une lésion des reins ou du foie.

Dans le développement des maladies du cœur et de leur accompagnement, on fait jouer un trop grand rôle à la mécanique et au cœur ; il faut tenir compte des autres éléments. On ne généralise pas assez la lésion. On accepte trop facilement qu'une insuffisance mitrale coïncidant avec une insuffisance aortique, dépend de celle-ci; elle s'est développée en même temps qu'elle. On ne tient pas assez compte des adhérences du péricarde et des plèvres, et des lésions de tous les organes.

Van Hofstadt est âgé de 33 ans lorsque nous le voyons

pour la première fois atteint déjà de sa lésion cardiaque et meurt à 46 ans. Nous l'observons à différents intervalles pendant ces treize années. Il ne meurt pas asystolique; il passe dans une syncope sous l'influence d'une lésion pulmonaire plutôt que de la lésion cardiaque qu'il porte depuis longtemps. Il a un rhumatisme articulaire aigu à 25 ans, puis à 32 ans. Les accidents cardiaques subjectifs datent de l'âge de 30 ans.

A l'autopsie, nous trouvons les lésions de la grande maladie rhumatismale du cœur. Cœur hypertrophié, orifice mitral en forme de croissant ne laissant passer qu'un doigt; sigmoïdes de l'aorte épaissies, déformées, insuffisantes. Adhérence du péricarde, sauf à la pointe. Adhérence des plèvres. Poumon gauche hépatisé. Foie cirrhotique un peu gros. Infarctus rénaux. L'absence d'œdème est remarquable.

La lésion de la mitrale dans ce cas date des premiers jours; nous avons toujours constaté les signes du rétrécissement; l'insuffisance aortique ne s'est développée que plus tard. Nous ne saurions dire à quelle époque a paru l'adhérence du péricarde qui laissait la pointe libre; nous avons en effet constaté la saillie de la pointe pendant la systole. Les étouffements n'ont apparu que pendant les derniers mois. Le pouls a toujours été inégal et irrégulier malgré l'insuffisance aortique, développé. Le roulement du 2e temps nous a toujours indiqué le rétrécissement mitral. Nous avons eu affaire au grand cœur rhumatismal.

Parfois la lésion se développe lentement, parcourt son cycle dans une période de 25 ans; les lésions partielles s'ajoutent; c'est ce qui fait penser qu'il y a extension de la lésion par contiguité; cette extension est peut-être plus difficile à comprendre pour la tricuspide que pour la mitrale et les sigmoïdes de l'aorte.

Marziou, 30 ans, courtier de commerce. Insuffisance et rétrécissement mitral. Insuffisance aortique. Rétrécissement et insuffisance de la tricuspide. Adhérence générale du péricarde et de la plèvre gauche. Mort à 43 ans. Autopsie.

Nous voyons cet homme pour la première fois en 1856 à la Charité où il reste un jour. Violent, il a eu une vie accidentée. Dès sa jeunesse il a une maladie grave et a toujours eu des palpitations. A 18 ans il est alité 2 mois pour un rhumatisme articulaire aigu. A 20 ans il s'engage et reste 4 ans en Afrique où il prend les fièvres, la dysenterie et des douleurs. Il rentre en France et recouvre la santé, mais se fait couper les artères de l'avant-bras droit dans un duel.

Le pouls est régulier. Le cœur ne présente pas de matité anormale. A la pointe on entend un bruit de râpe musical, un jappement, un piaulement qui se prolonge à gauche en arrière. Le premier claquement s'entend à gauche. Le long du sternum on entend les claquements, sans bruit anormal au 2e temps. On ne sent pas de frémissement vibratoire. Les jugulaires ne sont pas dilatées. Voussure de la région précordiale. Impulsion générale assez forte. A cette époque il a une insuffisance mitrale.

Nous retrouvons ce malade 8 ans plus tard en 1864.

Il se plaint de suffocations, de toux, de faiblesse des jambes, de pertes séminales. L'œdème des jambes, peu intense, date de plusieurs années.

Le cœur n'est pas gros; l'impulsion est modérée. Le pouls est inégal, irrégulier. Il est difficile d'analyser les bruits du cœur. Je perçois au 2e temps un bruit de roulement pathognomonique d'un rérétrécissement mitral que nous n'avions pas observé en 1856.

Quelques jours plus tard, je reconnais un souffle au 2e temps au niveau de l'orifice aortique, sans double souffle crural. Puis le pouls s'étant ralenti sous l'influence du repos et de la digitale, nous entendons à gauche un roulement diastolique type, un souffle au 2e temps au niveau de l'orifice aortique et le double souffle intermittent crural. La matité s'avance à gauche.

Un peu plus tard : le pouls radial est assez égal, un peu irréguier, petit. Le pouls crural est peu développé avec double souffle. Les frémissements cardiaques sont faibles ; l'oreille a le pas sur la main. Souffle de l'insuffisance aortique. A la pointe souffle en jet de vapeur, pathognomonique de l'insuffisance mitrale, souffle singulier qui se détache des autres bruits du cœur comme s'il se passait dans un autre organe.

Nous retrouvons notre malade 15 mois plus tard. Il se plaint d'étourdissements. Il a toussé tout l'hiver, sans cracher de sang. Même absence d'œdème et d'ascite. Pas de cyanose. Appétit passable. Urines rouges, chargées d'acide urique. Souvent le malade reste assis sur son lit; nous le trouvons étendu. Respiration calme. P. 64, à peu près régulier et égal, petit. Voussure et matité considérables. La pointe bat dans le 6e espace, à 6 cent. au dessous du mamelon et à 4 cent. en dehors. Impulsion peu considérable. A gauche au 1er temps un peu de frémissement ; au 2e temps, frémissement intense que nous n'avons pas encore constaté. A la pointe souffle en jet de vapeur, s'étendant sur toute la partie du cœur découverte, diminuant vers l'orifice aortique et suivi d'un roulement considérable. Au niveau du sternum souffle au 1er temps suivi d'un 2e claquement dédoublé ; le souffle du 2e temps a disparu. Dans la crurale souffle prolongé, double, pendant la systole, sans souffle au 2e temps.

Nous le retrouvons 2 mois plus tard dans un autre service en septembre 1865.

Pouls peu développé ; quelques irrégularités et inégalités. Souffle au 2e temps peu fort, d'orifice aortique. Le malade a pâli, est étendu, sans oppression ; les jambes et les mains ne sont pas œdématiées. Les bains de vapeur sont supportés.

Quatre ans plus tard, nous retrouvons le malade dans le service de Béhier ; il a 43 ans.

15 janvier 1869. Il est assis dans son lit, il étouffe. La cyanose n'est considérable qu'à la main dont les artères ont été coupées. Aucun œdème. P. inégal, irrégulier, petit, faible. Jugulaires gonflées. Les carotides ne battent pas pour l'œil. Le cœur très gros s'avance à gauche. La pointe ne se détache pas ; impulsion peu forte. Frémissements, le plus long, le plus fin au 2e temps. A la pointe et le long du bord inférieur du cœur, souffle en jet de vapeur intense et bruits sourds. Le souffle aortique du 2e temps a disparu ; le souffle du 2e temps de la crurale n'existe plus. Râles sonores et fins ;

gêne respiratoire extrême. Foie très gros ; rate même grosse. Le malade meurt le 17.

Autopsie le 18 janvier 1869. — Adhérence générale du péricarde. Cœur très gros plus par le développement énorme des oreillettes que par celui des ventricules qui est modéré. L'oreillette droite contiendrait une grosse orange ; parois minces ; trou ovale fermé se détachant à peine comme aspect de la paroi. Tricuspide à bord épaissi comme dans la blépharite ciliaire chronique ; valves diminuées de largeur ; tendons rétractés ; insuffisance ; les valves ne se rapprochent pas lorsqu'on les fait jouer sous l'eau ; un peu de rétrécissement, trois doigts passent avec peine. Ventricule droit peu dilaté, paroi non hypertrophiée. Les sigmoïdes pulmonaires présentent des nodules d'Arantius et à leur surface des stries grisâtres. L'artère pulmonaire un peu dilatée est légèrement athéromateuse. L'oreillette gauche a le même volume que la droite, paroi non épaisse. La mitrale épaissie a conservé à peu près sa forme ; une grande lame se rapproche d'un bord demi-circulaire ; les tendons de la valvule sont gros ; l'orifice laisse à peine passer un doigt ; la valvule est insuffisante sous l'eau. Ventricule gauche un peu dilaté ; paroi un peu hypertrophiée avec sa couleur normale ; muscle non altéré. Sigmoïdes aortiques insuffisantes ; bords bridés, rétrécis. Aorte un peu athéromateuse et dilatée. Poumon gauche adhérent, difficile à arracher de la poitrine à cause de sa friabilité. Poumons gorgés de sang. Foie gros.

Revenaz, 18 ans, passementière. Salle St-Antoine, n° 32. Hôtel-Dieu, meurt le 16 avril 1869.

Le 4 mars, le rhumatisme articulaire aigu date de 5 semaines. Dès les premiers jours elle a eu des palpitations qu'elle n'avait pas auparavant. Elle n'a pas fait d'autre maladie. Souffle énorme en jet de vapeur à la pointe au 1er temps ; souffle au 2e temps à la base. Parfois bruit confus à rhythme péricardique. Souvent la douleur précordiale a été intense. Plus d'une fois la malade a semblé près de sa fin ; plus d'une fois elle s'est remise sans que jamais elle ait pu se lever. Elle avait des douleurs aiguës dans le bras gauche ; on fait des injections de morphine. Le plus souvent elle était assise sur son lit, penchée en avant. Elle conservait un peu de gaîté. Le pouls était assez régulier, peu développé, parfois très fréquent. Aucun œdème. Albumine. Elle veut quitter l'hôpital. Elle s'assied sur une chaise et se fait coiffer. Elle pousse un cri et meurt.

Autopsie. — Péricarde adhérent dans toute son étendue; adhérences en général assez molles. Adhérence de la pointe à la paroi thoracique. Poumons adhérents. Cœur gros. Tricuspide un peu épaissie. Oreillette gauche très dilatée. Ventricule gauche large sans hypertrophie. Mitrale diminuée de largeur, épaisse et bordée de végétations fines et de formation récente ; insuffisance ; orifice modérément rétréci. Sigmoïdes altérées, insuffisantes. Une des végétations contient une grande quantité de noyaux embryo-plastiques. Les fibres musculaires sont couvertes de noyaux. Commencement de cirrhose du foie. Reins congestionnés.

Jacquemin, 16 ans, fleuriste, née à Paris ; entre le 21 août 1857 et meurt le 9 décembre, salle Ste-Madeleine. Charité.

Rhumatisme viscéral généralisé. Péricardite, endocardite, péritonite, amygdalite, bronchite capillaire. Elle a eu il y a 1 an un rhumatisme articulaire généralisé qui a duré 6 mois. Elle était sortie de l'hôpital depuis 4 mois et demi, quand, il y a 10 jours, elle a été prise de nausées, de céphalalgie et d'érysipèle.

Le cœur est très gros ; les jugulaires grossissent facilement ; les lèvres sont un peu violettes. Le pouls est accéléré, flasque. Souffle chlorotique très fort des deux côtés du cou. Souffle rude à la pointe. On prescrit 0,20 de poudre de digitale, du fer et deux portions.

Le souffle devient intense et large couvrant tout le dos avec palpitations et anxiété surtout la nuit. Les claquements tiennent encore.

Des accès de fièvre vers midi apparaissent, puis une amygdalite avec fausses membranes qui guérit, puis une bronchite capillaire.

Autopsie. — Cœur gros plus dilaté qu'hypertrophié. Le péricarde a conservé les traces d'anciennes lésions surtout vers la partie supérieure du sac ; lambeaux de membranes organisés ; péricardite récente en langue de chat, épanchement, flocons de fibrine molle. Dans l'oreillette gauche, l'endocarde est rouge, tuméfié, granuleux ; paroi un peu épaissie, cavité peu dilatée. Mitrale épaisse ; orifice à peine rétréci ; grande lame à peu près saine ; petite lame réduite de largeur avec un bord épaissi ; cordes tendineuses épaissies, diminuées, de longueur ; bord de la valvule garni de végétations récentes.

La face interne des sigmoïdes, celle qui regarde l'axe du vaisseau, présente à un millimètre du bord une petite crête récente ; le bord libre est un peu froncé ; les sigmoïdes gardent mal l'eau. Aorte saine, rétrécie jusqu'à l'abouchement du canal artériel, surtout au niveau de la crosse. Tricuspide couverte à son bord libre de dentelures fines. Cavités droites distendues, valvule d'Eustachi développée, mince, perforée.

Poumons durs, carnifiés, surnageant. Tractus fibreux à leur surface. Péritonite générale légère. Un peu de liquide, un peu de couenne molle. Foie assez gros ; langue de chat à la surface ; la substance rouge a disparu ; il n'y a plus que la substance jaune étranglée par de la substance blanche ; le foie a l'aspect d'une capsule surrénale avec sa matière corticale jaune et sa substance médullaire gris blanchâtre ; cirrhose débutante. Rate à surface de langue de chat ; grains gris à l'intérieur. Reins un peu gros, anémiés, blanc jaunâtres. Ovaires intacts ; l'un d'eux contient un corps jaune. Utérus petit.

Nous trouvons les signes d'une inflammation rhumatismale très aigüe et généralisée ; péricardite, endocardite sur la mitrale, la tricuspide et les sigmoïdes aortiques ; péritonite sur le foie et sur la rate, amygdalite fibrineuse. Cette malade suintait partout la fibrine. La mort est venue vite, déterminée par la bronchite capillaire.

Langrogne, 16 ans, domestique, entre le 6 juillet 1882, et meurt le 13 septembre 1883.

Rétrécissement et insuffisance aortique. Insuffisance mitrale. Rétrécissement mitral, 2 doigts. Insuffisance de la tricuspide. Adhérence générale du péricarde. Insuffisance des sphincters de l'oreillette droite. Tubercules miliaires des poumons. Angine de poitrine sans sténose, arthritique.

Elle a des attaques de rhumatisme poly-articulaire aigu à 5, 7, 8, 15 et 16 ans. Elle n'est pas réglée. Elle est essoufflée depuis les deux dernières attaques ; depuis la dernière elle a de l'angine de poitrine, douloureuse plutôt qu'angoissante ; elle se tient courbée contre son lit, appuyant avec force pour se soulager ; les irradiations ont lieu dans les deux épaules.

Nous la voyons le 19 mars 1883. Pouls régulier, vibrant, fréquent. Cœur très gros, vibrant. Double souffle le long du sternum. Souffle en bas du sternum au 1er temps. On entend en arrière le souffle du 1er temps, moins fort qu'en avant. Douleurs aiguës et continuelles qui empêchent la malade de manger.

3 mai. Pouls radial 92, régulier, cinglant, dicrote, claquant. A la

crurale on entend le 1er claquement à distance. Au cou le claquement du 1er temps est précédé par un ronflement présystolique. A la pointe souffle au 1er temps qu'on retrouve en arrière. Le long du sternum les souffles s'enchevêtrent ; j'ai de la peine à dégager le soufffle du 2e temps du 1er qui est doublé. Douleurs épigastriques très vives. Elle est pâle.

14 juin. Douleurs toujours très vives. Pâle et sèche. A gauche bruit de galop. Battement au 2e temps dans la carotide.

21 juin. Pâle. Pas d'œdème. Pas d'ascite. Râles sous-crépitants à droite en arrière. Pouls 108 régulier, vibrant. Pouls onguéal. Langue violette. Cœur très gros, très battant, septième espace en dehors. Frémissement 1er et 2e temps. Battement présystolique et systolique surtout en haut à gauche. Dans la crurale droite toc artériel ; double souffle crural. Aucun claquement cardiaque ni à droite ni à gauche. Souffles variés à droite et à gauche. En haut du sternum double souffle. En bas du sternum, cela se complique ; souffle aigu au 1er temps jusque vers l'ombilic. A gauche ronflement au 2e temps ; souffle en jet de vapeur à travers les bruits ronflants. En arrière on retrouve le souffle. Rien aux jugulaires ; le foie bat.

13 juillet. A la pointe, deux battements. Quand le doigt est le plus écarté on sent la coïncidence avec la radiale. Mouvement continuel à la pointe. Rhythme à 3 temps. Pâleur.

6 août. P. régulier, vibrant, développé. En avant le double souffle est net. Nulle part un claquement. A gauche souffle au 1er temps mais non en jet de vapeur. Mouvement à 3 temps sous l'oreille. Elle a moins de douleur. Elle est pâle, se tient assise dans son lit. Coïncidence entre le battement de la pointe, celui de la carotide et celui de la radiale, à la condition qu'on ne fasse qu'effleurer le cœur et qu'on ne prenne que l'acmé du battement de la pointe. A la pointe il y a deux battements et ce n'est que le 2e qui coïncide avec le battement de la radiale, l'autre est présystolique. Claquement radial et crural. Double souffle crural et carotidien.

Nous avons été souvent témoin des accès que cette enfant supportait sans mot dire ; elle se tenait debout, la poitrine appuyée contre son lit, recherchant la compression et l'immobilité. C'était plutôt de la douleur que de l'angoisse.

Elle meurt subitement le 11 septembre dans une syncope.

Autopsie. — La dilatation des oreillettes n'est pas considérable.

Le ventricule droit vers sa pointe est atrophié. L'oreillette droite présente une disposition spéciale des sphincters ; il existe un canal commun aux deux veines qui débouche dans l'oreillette par un orifice commun ; les deux entrées ne sont pas séparées. La tricuspide est peu altérée. La mitrale un peu épaissie à son bord paraît suffisante sous l'eau ; l'orifice laisse passer deux doigts. Les sigmoïdes aortiques sont largement insuffisantes. L'aorte n'est pas dilatée. Adhérence générale du péricarde. Cœur très gros, pesant 700 grammes. Tubercules miliaires au sommet des poumons.

Il serait facile d'accumuler les faits qui présenteraient une note distincte ; on n'aurait pas l'auscultation qu'on croirait avoir sous les yeux une simple hypertrophie du cœur.

§ VII. — Pronostic du rétrécissement mitral, pur ou compliqué, à 50 ans et au-dessus.

Nous avons séparé nos observations de maladies du cœur en deux lots, avant 50 ans et à partir de 50 ans inclusivement ; dans ce dernier lot nous avons réuni 193 cas. Nous n'étudions aujourd'hui sur ces 193 individus que ceux qui sont atteints de rétrécissement mitral, pur ou compliqué d'une autre lésion, ils sont au nombre de 35.

Il nous a paru intéressant de rechercher si beaucoup d'individus atteints de rétrécissement mitral dépassent l'âge de 50 ans et vont beaucoup au delà et quelle part de gravité ou d'atténuation est apportée par les autres lésions du cœur ajoutées au rétrécissement mitral ? Pouvons-nous garder pour nos malades l'espoir d'une longévité relative ? Ce pronostic n'a pas été établi par les auteurs. Les autopsies d'individus affectés de rétrécissement mitral et ayant atteint 50 ans y sont très rares ; et les observations non accompagnées de mort n'y sont pas plus communes. Le rétrécissement mitral a la vie plus longue qu'on ne croit. Dans les livres, on montre trop l'asystolie sans mettre en regard les espérances. Sans doute il y a de la gêne, des souffrances plus ou moins cruelles, mais on vit. Pour 50 ans nous trouvons 3 cas ; 51 ans, 3 cas ; 52 ans, 9 cas ; 53, 1 cas ; 55, 4 cas ; 56, 1 cas ; 57, 1 cas, 58, 3 cas ; 59, 4 cas ; 60, 1 cas ; 61, 1 cas ; 63, 1 cas ; 67, 1 cas.

Si nous classons les diverses combinaisons de lésions d'après le nombre des cas et le nombre des années fournis par les individus, nous trouvons :

Le rétrécissement mitral avec insuffisance tient la tête avec le chiffre 554 pour 10 cas, suivi du rétrécissement mitral pur à 487 pour 9 cas.

Beaucoup plus loin, nous trouvons les combinaisons avec l'insuffisance aortique représentées par les chiffres 232 (4 cas), 225 (4 cas), 213 (4 cas). Enfin, quand apparaît la lésion de la tricuspide, les chiffres baissent tout à fait.

L'écart entre les chiffres du rétrécissement mitral pur et du rétrécissement mitral avec insuffisance n'est pas assez grand pour que nous puissions dire que la combinaison soit moins grave que le rétrécissement pur. Nous sommes frappé de la baisse des chiffres par l'intervention des lésions de l'orifice aortique. Nous ne sommes pas étonné de la chute complète des chiffres quand apparaissent les lésions de la tricuspide.

Les lésions de la mitrale permettent d'atteindre 60 ans ; celles de l'orifice aortique accordent tout au plus 50 ; après 40 le chiffre des cas diminue même beaucoup ; celles de la tricuspide permettent à peine 40.

Parmi les 35 individus à rétrécissement mitral pur ou compliqué qui atteignent ou dépassent 50 ans, nous trouvons autant d'hommes que de femmes, 18 hommes et 17 femmes.

Les deux individus les plus âgés parmi ceux qui ont un rétrécissement mitral pur ou compliqué appartiennent à l'insuffisance aortique, une femme de 67 ans, et un homme de 62 (et ces deux individus n'étaient pas morts); mais on en trouve beaucoup moins de cas que de rétrécissement pur, ils paraissent être restés en route avant 50 ans.

Le rétrécissement mitral avec insuffisance vient, sous le rapport de l'âge, en seconde ligne, représenté par une femme qui meurt à 61 ans.

Vient ensuite le rétrécissement mitral pur.

Avant 50 ans nous trouvons dans nos notes 62 cas, 21 hommes et 41 femmes, 5 individus à 18 et 19 ans, 22 de 20 à 29, 18 de 30 à 39, 17 de 40 à 49 sur lesquels 3 morts à 42, 43 et 44 ans. A partir de 50 ans, les chiffres s'égalisent sous le rapport du sexe, nous trouvons 4 hommes et 4 femmes et aucun cas de mort. A 50 ans, 1 homme ; à 52, 3 hommes et une femme ; à 55, 1 femme ; à 57, 1 femme ; à 58, 1 femme. Les femmes vont plus loin que les hommes sur ce terrain. Les hommes ont de la peine à dépasser 52 ans ; les femmes atteignent 58 ans.

L'adhérence du péricarde tue vite. Nous trouvons 2 cas seulement à partir de 50 ans, tous deux à 59. Rétrécissement mitral avec insuffisance, adhérence du péricarde ; cancer de l'estomac chez un homme. Rétrécissement mitral ; adhérence du péricarde chez une femme.

A 58 ans nous trouvons notre cas le plus âgé de lésion grave de la tricuspide ; rétrécissement mitral, rétrécissement de la tricuspide avec insuffisance aortique, mort avec autopsie. Un deuxième cas à 57 ans, rétrécissement mitral avec insuffisance, insuffisance de la tricuspide. Un troisième cas à 55 ans, rétrécissement mitral avec insuffisance, rétrécissement de la tricuspide avec insuffisance, insuffisance aortique légère. Ce sont des cas isolés; nous ne trouvons plus dans nos autres observations au-dessus de 50 ans la lésion de la tricuspide qui aggrave la lésion du cœur. Le rétrécissement aortique apparaît dans 2 cas à 52 ans, dont 1 mort. Rétrécissement mitral avec insuffisance, insuffisance aortique avec rétrécissement.

Le rétrécissement aortique ajoute à la gravité puisque nous ne dépassons pas pour cette combinaison 52 ans.

CHAPITRE VII

DES LÉSIONS DE L'AORTE.

§ I. — Anévrysmes de l'aorte. — Auscultation.

L'auscultation fournit peu au diagnostic. La matité et surtout les battements, dans un endroit où on ne les observe pas à l'état normal, sont les grands signes auxquels on ajoutera, suivant le siège de l'anévrysme, le cornage, l'inégalité des pouls, la tuméfaction de la veine cave. Quant aux bruits ils peuvent manquer ou prennent des formes variées, suivant l'état du cœur, de l'orifice aortique, des artères, de l'anévrysme. On a cru pouvoir régler la marche du sang dans les anévrysmes; nous avons renoncé à comprendre l'idée des auteurs, tant il y a de confusion; nous faisons grâce de cet exposé au lecteur.

Nous avons été frappé de ce fait, que plus l'anévrysme se rapproche de l'orifice aortique, plus on entend un souffle au 2e temps au niveau de l'anévrysme; il y a production d'insuffisance aortique; les mêmes conditions, qui produisent le souffle du 2e temps au niveau de l'orifice aortique, produisent le même souffle à l'orifice anévrysmal. Cornil et Ranvier signalent la disparition de la tunique moyenne, de la tunique qui pourrait chasser le sang de la poche anévrysmale au 2e temps. Les cas cependant ne sont pas rares où l'anévrysme commence par être disséquant, c'est-à-dire que le sang s'insinue entre les feuillets de la tunique moyenne dont une partie résiste ; quand cette partie cède, le sang éclate dans la tunique externe qui n'oppose plus aucune digue.

Il est donc possible que l'anévrysme conserve plus ou moins de ressort et de force expultrice, suivant qu'une couche plus ou moins épaisse de la tunique moyenne est encore valide.

Pour les anévrysmes des membres nous ne connaissons pas d'observation où on ait entendu un souffle au 2e temps.

Lorsqu'il y a communication de l'artère avec la veine, on entend le bruit artérioso-veineux tout différent du double souffle. Si la communication est supprimée, qu'il se forme un anévrysme faux consécutif, on n'entend plus qu'un souffle au 1er temps, aucun au 2e.

Dans un cas d'anévrysme de l'aorte ascendante et de la partie inférieure de la fémorale, avec insuffisance aortique, suivi d'autopsie, on trouve un double souffle pour l'aorte ascendante et un souffle simple pour la fémorale.

Dans les anévrysmes de l'aorte abdominale, le souffle du 2e temps est regardé, d'un commun accord, très rare. Les observations fournies par Stokes confirment la règle. On n'entend pas de souffle au 2e temps dans un cas où les valvules aortiques sont ossifiées. Hope rapporte un cas d'anévrysme au-dessous de l'artère cœliaque, on n'entend aucun souffle. Andral publie un cas d'anévrysme de l'aorte abdominale ; le cœur est sain ; on n'entend aucun souffle.

Dans toutes les observations d'anévrysme de l'aorte thoracique descendante, prises au hasard, non choisies, que nous avons rapportées dans notre mémoire, nous trouvons constamment la même relation : anévrysme soit abdominal, soit de l'aorte thoracique descendante, pas d'insuffisance aortique, pas de souffle au 2e temps.

Nous arrivons aux anévrysmes du sommet de la crosse qui se développent souvent à gauche. Anévrysme de la portion transverse de la crosse développé à gauche, H. Bennett. A la base, à gauche, au milieu du sternum, bruits tout à fait normaux, cœur sain, valvules saines.

Anévrysme de la crosse développée à gauche, double choc, pas de souffle; pas d'insuffisance aortique, cœur énorme (Duroziez).

Dans nos autres observations d'anévrysme soit de la crosse, soit de l'aorte ascendante, non compliqué d'insuffisance aortique, nous n'entendons pas de souffle au 2e temps, nous n'entendons qu'un ou deux claquements, purs ou à timbre argentin.

Même résultat pour les faits cités par Popham. Le second souffle ne se rencontre-t-il qu'avec l'insuffisance aortique? Si l'aorte est en communication avec la veine cave supérieure, avec l'artère pulmonaire, avec les oreillettes, avec les ventricules, ne peut-il pas en résulter une insuffisance de la paroi aortique qui reproduise les conditions de l'insuffisance aortique? Nous n'avons pas trouvé le souffle du 2e temps dans ces lésions où on pouvait s'attendre à le rencontrer, à moins qu'il y eût insuffisance aortique.

Dans les cas de persistance du canal artériel, nous n'avons noté le souffle du 2e temps que lorsque l'insuffisance aortique venait compliquer la persistance. La communication de l'aorte et de l'artère pulmonaire se fît-elle à leurs origines, nous n'avons pas vu signaler non plus le souffle du 2e temps à moins qu'il y eût insuffisance aortique.

Communication de l'aorte et de l'artère pulmonaire, souffle au 1er temps. Pas de double souffle (Smith).

Dans l'observation de Monro d'Edinburgh (rupture d'une dilatation de l'aorte dans l'artère pulmonaire), au premier temps souffle intense sur toute la partie antérieure de la poitrine avec maximum au milieu du sternum ; second bruit court et très obscurci ; pouls large, dur et frémissant ; les valvules aortiques sont épaissies et l'aorte depuis son origine jusqu'à la crosse est dilatée en un sac large et irrégulier.

L'observation de Wade est plus compliquée (anévrysme aortique communiquant d'abord avec l'artère pulmonaire puis avec le ventricule droit). On trouve un double souffle *à forme particulière* qui se transforme en bruit de souffle continu à double courant.

Quand l'anévrysme aortique communique avec le ventricule droit, on observe le bruit artérioso-veineux continu à double courant, mais non le double souffle.

Quand l'anévrysme communique avec l'oreillette quel signe stéthoscopique trouve-t-on ? L'observation de Reid aide mal à trancher la question. On entendait un double souffle très sensible au niveau de la région précordiale et du sternum et surtout vers la partie supérieure de celui-ci ; le murmure qui accompagnait le premier bruit du cœur était plus prolongé que celui qui accompagnait le second bruit, lequel était sec et court. On voit que le souffle du deuxième temps n'était pas considérable. L'aorte se dilate immédiatement après son origine en un sac capable de contenir le poing ; d'après les détails il est difficile de ne pas admettre l'insuffisance aortique.

Enfin, quand la communication de l'aorte anévrysmale se fait avec la veine cave supérieure, y a-t-il un souffle au deuxième temps ?

Thurnam a prétendu qu'on trouvait le pouls bondissant de l'insuffisance aortique et le bruit artérioso-veineux. Tripier a montré que rien n'est moins vrai. Law a cité un cas et insiste sur ceci : son malade n'offrait à la percussion et à l'auscultation aucun signe qui pût déceler la présence d'un anévrysme; le malade a été examiné un grand nombre de fois et par plusieurs médecins dans l'espoir de découvrir un anévrysme, on n'a jamais rien trouvé, si ce n'est la propagation des bruits du cœur au delà des limites ordinaires. A l'autopsie, sigmoïdes aortiques intactes.

Dans l'observation de Cossy, les orifices sont sains ; on n'entend qu'un souffle au 1er temps au niveau de l'anévrysme, le pouls est faible, étroit et régulier.

Dans l'observation de Mayne, les valvules sont normales. Le bruit normal était systolique, rien que systolique.

L'observation de Goupil présente un double souffle ; or, immédiatement après son origine, l'aorte se dilate beaucoup et le maximum des bruits est sur le bord droit du sternum au niveau du troisième espace ; tandis que la déchirure est immédiatement au-dessous du point où se jette la veine azygos, c'est-à-dire très haut. Goupil admet pour le second souffle le passage du sang de l'oreillette dans l'aorte, Tripier pense qu'il ne passe rien.

Dans l'observation de Tripier, toutes les valvules sont saines, le pouls est petit; les bruits du cœur n'offrent rien de particulier ; du côté droit on entend un souffle systolique très faible et très doux ; le malade a été examiné un grand nombre de fois par plusieurs médecins.

D'après Tripier il ne faut pas confondre les phénomènes de l'anévrysme artérioso-veineux spontané, avec ceux de la communication traumatique.

Nous n'insistons pas et terminons par une observation d'anévrysme avec insuffisance aortique et double souffle.

Chambrin, 44 ans, cordonnier. Depuis 9 mois, douleur à la nuque, à l'épaule droite, à l'épaule gauche. Double souffle au niveau de la tumeur aortique ; double battement, le second correspond au 2e claquement; souffle au 2e temps au niveau de l'orifice aortique. Voix très altérée, cornage. La tumeur est après le tronc innominé, plus à droite qu'à gauche ; l'articulation sterno-claviculaire droite est plus soulevée que la gauche. On perçoit tantôt un choc, tantôt un double choc au 1er temps.

§ II. — Anévrysme disséquant (1).

Nous avons observé deux cas d'anévrysme disséquant remarquables à cause de la longueur du trajet qui faisait de l'aorte un double canon de fusil. Pennock le premier a établi la véritable situation de l'anévrysme disséquant entre les feuillets de la tunique moyenne ; dès 1835 il a observé le fait et produit sur une aorte un anévrysme disséquant en poussant de l'eau, au moyen d'une seringue, à travers les lamelles moyennes ; il a fait la publication en novembre 1838, dans *American Journal of. Méd. sciences* et non en 1848, Peacock n'a fait que reproduire les expériences de Pennock en 1862 et a reconnu dans son travail la priorité de Pennock. Mandron a observé en 1864 un fait d'anévrysme disséquant à propos duquel il a écrit sa thèse sur les anévrysmes spontanés (1866). Nous lui avons procuré le mémoire de Pennock. Déjà en 1864 nous avions reconnu la réalité du fait observé par Pennock dans une observation.

Nous rapportons l'autopsie :

Le cœur est hypertrophié ; les cavités droites sont dilatées sans

(1) Voir *Bulletin de la Soc. Méd. de Paris*, 1876.

hypertrophie des parois. La branche gauche de l'artère pulmonaire est comprimée. L'oreillette gauche est normale. Le ventricule gauche est hypertrophié. Les valvules sont à peu près saines. L'orifice aortique ne présente rien de particulier ; pourtant l'eau ne tient pas ; à peine voit-on un pertuis. L'aorte ascendante n'est pas dilatée ; l'aorte descendante est un peu rétrécie. Au-dessous du diaphragme, après l'émergence des rénales, l'aorte prend un diamètre triple ou quadruple et se rétrécit au niveau de sa division en iliaques.

Parallèlement à l'aorte descend un autre vaisseau. La communication se fait à 1 décimètre au-dessous de l'abouchement du canal artériel, par un trou de la grosseur d'une lentille. L'anévrysme est placé en dehors de l'aorte et s'étend depuis le sommet de la poitrine qu'il remplit à gauche jusqu'au diaphragme ; en haut il remplace presque complètement le poumon qu'il a comprimé et atrophié. La partie supérieure de la poche est remplie par un caillot gros comme le poing qui commence à 1 ou 2 centimètres au-dessus du trou de communication, point où la tunique moyenne disparaît et où le sang se creuse une poche dans la tunique externe et dans le tissu cellulaire environnant. La cavité anormale diminue de diamètre à mesure que l'on descend ; elle dépasse le diaphragme et communique avec l'aorte par un second orifice. L'anévrysme disséquant a frayé sa route à travers les lamelles de la tunique moyenne.

Un autre anévrysme en voie de formation existe vers la mésentérique inférieure ; la tunique moyenne a été dédoublée et contient dans ses feuillets l'anévrysme.

Les intercostales ne sont pas comprises dans l'anévrysme.

L'artère diaphragmatique se détache de l'anévrysme en même temps qu'elle tient encore par un point à l'aorte où on voit son orifice.

L'âge de cette femme, 20 ans, mérite d'être noté. Sur 68 cas on a noté 17 ans, 1 cas ; de 21 à 24, 5 cas ; de 30 à 40, 6 cas ; de 40 à 50, 11 cas ; de 50 à 60, 18 cas ; de 60 à 70, 10 cas ; de 70 à 80, 10 cas ; à 84, 1 cas ; à 88, 1 cas ; à 95, 1 cas.

Sur 72 cas on a noté 39 hommes et 33 femmes.

D'après Peacock la rupture s'est faite 55 fois dans la porion ascendante, 7 fois à l'origine ou près du tronc innominé, fois au commencement de l'aorte descendante, 3 fois sur l'aorte abdominale. Ici nous sommes à peu près vers le milieu de l'aorte descendante. Ce doit être la même distribution que pour les anévrysmes ordinaires de l'aorte ; les uns et les autres ne diffèrent que par la longueur du décollement. Tout anévrysme faux commence par être disséquant, c'est-à-dire par disséquer les lames de la tunique moyenne entre lesquelles il s'insinue.

Nous avions déjà observé en 1857 un anévrysme disséquant chez une femme de 66 ans, mais notre attention n'était pas fixée à cette époque sur le siège de l'anévrysme dans les feuillets de la tunique moyenne.

Autopsie. — Les sigmoïdes aortiques et pulmonaires sont très fines et présentent presque toutes des trous. A 1 centimètre et demi au-dessus des sigmoïdes aortiques, on voit une déchirure des tuniques interne et moyenne, irrégulière, large, faisant presque le tour de l'artère, et ne correspondant pas à la déchirure du péricarde. Le sang s'est infiltré le long de l'aorte, de l'artère pulmonaire et de la partie adjacente du cœur. Le péricarde contient une masse énorme de caillots.

L'aorte descendante présente une autre lésion très intéressante ; elle est double ; un second tube s'étend du sommet de la poitrine au diaphragme. La communication est établie par un trou de la grosseur d'un pois ; il y a là un bourrelet produit par le renversement de la tunique moyenne déchirée. A la limite inférieure de l'anévrysme on trouve du tissu fibreux qui empêche de disséquer facilement les tuniques moyenne et externe. Les intercostales placées au niveau de la tumeur sont oblitérées.

§ III. — Rétrécissement de l'aorte au niveau du canal artériel.

Il est intéressant de constater la résistance de l'homme aux lésions, et en particulier aux rétrécissements. Ici la santé relative se maintient au moyen des anastomoses.

Les cas sont rares, nous en citons un que nous avons observé dans le service du professeur Laboulbène à la Charité.

B. 38 ans, tonnelier. Dès sa jeunesse, c'est un nerveux, somnambule ; il a des peurs folles et ne peut rester seul. Il a la fièvre typhoide et des fièvres intermittentes. A 26 ans il a des palpitations plus fortes et est renvoyé de l'armée comme atteint d'anévrysme. A 28 ans, à l'hôpital de Lyon, on diagnostique une névrose, on prescrit des douches et du quinquina qui améliorent le malade.

Le cœur a ses limites normales. On aperçoit des battements considérables de l'artère sous-clavière et de l'artère axillaire, de la mammaire et des intercostales gauches. Les radiales sont un peu battantes. On sent à peine les crurales et l'aorte abdominale.

Les claquements du cœur sont normaux. Souffle au 1er temps au niveau de la sous-clavière et de l'axillaire. Souffle veineux au 2e temps au niveau du cou. En arrière souffle lointain.

Pas d'œdème. Rien aux poumons. Les mains sont bleues. Le petit doigt est exsangue. Malade pâle.

Souffle entre les deux claquements, localisé au niveau du bord inférieur du cœur et du creux épigastrique.

Le souffle de la sous-clavière est moins fort qu'à l'entrée. Le souffle se cantonne, peu intense, en bas du sternum ; il est nul au-dessous du creux épigastrique. Battements cruraux très faibles ; on a de la peine à trouver la crurale. Le cœur est petit. On ne sent pas les battements et on ne les voit pas. Le malade sent des battements dans la tête, et se plaint de douleurs vers l'épaule gauche. En haut, en arrière à gauche, la respiration est rude, froissante, pure partout ailleurs. Les mains sont cyanosées, les doigts des pieds à peine. La peau est pâle. La malade se plaint peu. Les digestions sont assez bonnes.

Souffle en deux points, aigu au niveau du creux épigastrique, fort autour de l'épaule gauche. On entend du souffle sur toute la surface du foie. Il y a exagération du souffle au-dessous du scrobicule.

Le malade a bonne physionomie et supporte bien les douches.

Qu'est-ce que ce souffle de l'épigastre et ces mains cyanosées ? Il y a quelqu'autre lésion congéniale.

§ IV. — Des lésions et des bruits vasculaires au niveau du 2e espace intercostal gauche.

Nous avons publié, dans la *Gazette médicale de Paris*, 1877, un article avec observations importantes que nous ne pouvons reproduire ici.

La région du 2e espace intercostal gauche est pleine de surprises et de difficultés d'auscultation. Pendant les premières semaines de la vie intra-utérine, l'organisation du cœur et des vaisseaux peut être modifiée ; plus tard des tumeurs de toutes natures, anévrysmes, ganglions hypertrophiés ou dégénérés peuvent apparaître ; des thromboses se forment sur place dans l'artère pulmonaire, plus souvent des embolies y pénètrent, les rétrécissements, les insuffisances, les dilatations apportent leur contingent d'erreurs. Là, nous trouvons les bruits extra-cardiaques que nous plaçons dans les vaisseaux et non dans les poumons. Enfin, n'est-ce pas vers ce niveau que nous rencontrons le trou de Botal, le canal artériel ? Quand on croit être sur le trajet de l'artère pulmonaire, celle-ci a changé de place, c'est l'aorte que l'on a sous l'oreille.

La première place est au rétrécissement pulmonaire congénital ou acquis ; nous citons 4 faits, non suivis d'autopsie, par conséquent douteux. Chez un garçon de 6 ans, chez un homme jeune tuberculeux, chez une femme de 27 ans tuberculeuse, enfin chez une femme de 46 ans, cyanosée où la lésion paraît congénitale et associée à une autre lésion, à une persistance du trou de Botal ; étant enfant elle montait difficilement, on ne la laissait pas battre le blé ; elle n'est réglée qu'à 22 ans ; la cyanose ne date que de 3 ans ; nous la suivons de près pendant 1 an. Où est-elle allée mourir? Elle s'appelle Pialat.

Nous trouvons ensuite les anévrysmes de la crosse qui se développent à gauche.

1° Anévrysme de l'aorte ascendante et de la crosse, développé aux dépens de la paroi gauche ; tumeur au niveau du 2e espace gauche. Compression de l'artère pulmonaire. Pas de souffle. Pas de cyanose. Pas d'œdème. Homme de 48 ans. Autopsie.

2° Anévrysme de la crosse de l'aorte, développé à gauche ; souffle au niveau du 2e espace gauche ; pas de cyanose. Homme de 54 ans. Autopsie.

3° Anévrysme probable de la crosse de l'aorte, choc au 2e temps ; compression de la trachée et de la veine cave supérieure ; voussure des espaces supérieurs gauches. Pas de bruits anormaux. Cyanose.

Puis viennent les communications anormales entre l'aorte et les vaisseaux ou cavités auriculaires ou ventriculaires qui l'approchent.

1° Poche anévrysmale de l'aorte s'ouvrant dans le ventricule droit. Insuffisance pulmonaire. Bruit continu (Hope et Thurnam).

2° Poche anévrysmale de l'aorte s'ouvrant dans l'artère pulmonaire, puis dans le ventricule droit. Double souffle, puis bruit continu. Homme de 35 ans. Wade.

3° Cas analogue de H. Bennett.

Ces auteurs n'ont pas mis en relief la différence des signes stéthoscopiques avant et après la déchirure du ventricule droit. Lorsque l'artère pulmonaire et l'aorte seules communiquent à travers l'anévrysme, on note un double bruit de souffle, le 2e ayant un timbre sifflant, se propageant pendant toute la durée du grand silence et s'accompagnant d'un frémissement cataire très marqué. Lorsque le ventricule droit est déchiré, on entend un souffle continu à double courant dans toute l'étendue de la région cardiaque, intense surtout à la base du cœur et dans la direction de l'aorte ascendante. Wade admet que la communication entre l'aorte et l'artère pulmonaire donne naissance au bruit continu artérioso-veineux ; il n'en est rien.

Nous citons deux cas qui nous appartiennent ; l'autopsie manque ; les malades n'étaient pas près de mourir.

Carrier, 31 ans. Bruit continu avec renforcement au niveau du 2e espace gauche. Double souffle crural. Peu de cyanose. Communication entre l'aorte, l'artère pulmonaire et le ventricule droit.

Legal, 19 ans. Bruit de diable au niveau du 2e espace gauche. Double souffle crural. Pas de cyanose.

La persistance du canal artériel ne produit pas de bruit continu. Nous rappelons pour le prouver une observation de persistance du canal artériel que nous donnons plus loin.

La communication entre l'aorte et l'artère pulmonaire à leur origine ne produit pas davantage le bruit continu.

1° Communication de l'aorte et de l'artère pulmonaire. Pas de bruit continu. Souffle au 1er temps. Pas de double souffle. Dilatation de l'aorte. Pâleur, lèvres bleues. Smith.

2° Rupture d'une dilatation de l'aorte dans l'artère pulmonaire. Pas de bruit continu. Teinte un peu livide. Pouls large et frémissant de l'insuffisance aortique, David Monro, d'Edinburgh.

Les souffles que l'on entend au niveau des côtes supérieures gauches peuvent-ils dépendre de thromboses ou d'embolies engagées dans l'artère pulmonaire ? Probablement ; les observations à l'appui ne sont ni communes, ni décisives. Le problème ne se présente pas toujours simple ; dans les faits que nous rapportons plus loin, la présence des caillots est compliquée d'autres lésions qui peuvent expliquer les bruits qu'on a perçus. Au nombre de ces lésions est l'hypertrophie des ganglions qui entourent l'artère pulmonaire.

« La branche gauche de l'artère pulmonaire, dit Barety, un peu plus courte que la droite, se porte obliquement en haut et en dehors, croise en avant la bronche gauche, à sa partie moyenne, et à 1 centimètre et demi plus haut se divise en deux rameaux dont l'inférieur plus considérable descend derrière la bronche et en avant des premiers ganglions interbronchiques qui quelquefois exercent sur lui une compression de degré variable. La branche pulmonaire gauche, au moment où elle se divise, se trouve en rapport, et avec l'aorte qui peut la comprimer et dont elle est séparée par le récurrent gauche, et avec des ganglions qui unissent les ganglions prétrachéo-bronchiques gauches aux ganglions mammaires interne du côté gauche. »

Dans les observations suivantes nous trouvons l'application de ces données.

Scrofule, ganglions bronchiques, sus-claviculaires et post-cervicaux ; atrophie des poumons ; cyanose, caillots anciens de l'artère pulmonaire, athéromes, artérite, hypertrophie du ventricule droit, insuffisance et rétrécissement modérés de la tricuspide.

Pinseau 28 ans. Les ganglions, ont subi l'altération mélanique ; nous les voyons à la fin se développer dans le creux sus-claviculaire ; nous en trouvons à la nuque dès le début. Y a-t-il eu compression par les ganglions ? Nous le pensons sans pouvoir l'affirmer ; si les bruits vasculaires remarquables que nous avons constatés ne sont pas dus à la compression par les ganglions, à quoi pouvons-nous les rapporter? L'aorte et les cavités gauches sont nettement hors de cause. La péricardite que nous trouvons à la fin ne peut être invoquée comme ayant produit les bruits constatés au commencement; ceux que nous signalons à la fin n'ont pas la forme péricardique. Nous sommes embarrassé par le rétrécissement de la tricuspide qui, bien que moyen, peut avoir produit ce bruit de roulement du 2e temps entendu parfois. Sans doute, le rétrécissement est moyen, mais l'oreillette est dilatée, le sang est à une pression forte dans les veines caves, et le rétrécissement qui est médiocre d'une façon absolue ne peut-il pas être étroit relativement?

Parfois nous n'hésitions pas à mettre le bruit que nous entendions au compte d'un rétrécissement de la tricuspide, et nous n'oserions pas dire que nous nous trompions. L'insuffisance de la tricuspide n'était pas douteuse. L'orifice pulmonaire était-il le siège d'une partie des bruits? Les sigmoïdes étaient saines; il faudrait donc admettre que les valvules ne pouvaient pas se joindre à cause de la dilatation de l'anneau ; c'est possible; il nous semblait par moments entendre un double souffle de rétrécissement et d'insuffisance pulmonaire. Mais certainement il se passait dans l'artère pulmonaire et dans ses branches des bruits qui bien que difficiles à expliquer n'en sont pas moins réels et en particulier ceux du 2e temps qui ont pris des formes si variées; tantôt c'était un souffle simple, tantôt un souffle segmenté, tantôt un grondement. Le souffle du 1er temps est facile à expliquer par le rétrécissement que nous avons trouvé avant la bifurcation, mais le bruit du 2e temps? Il faut accepter que les branches de l'artère pulmonaire, malgré leur altération, avaient conservé assez de force rétractile pour chasser le sang en arrière avec bruit ; les obstacles agglomérés sur le passage du sang, caillots, ganglions, athéromes, produisaient le souffle simple, le souffle segmenté, le roulement, suivant la force d'impulsion.

Dans l'observation suivante nous constatons des bruits à rapprocher des précédents.

Fièvre typhoïde, ictère, souffle au 2e temps, au niveau du 2e espace gauche ; caillots de la branche gauche de l'artère pulmonaire ; ganglions bronchiques.

Dans un autre cas de convalescence de fièvre typhoïde on entend au 2e temps également un souffle plus habituellement à la fin de l'expiration, mais, aussitôt que le cœur palpite, on le trouve constamment, quel que soit le moment de la respiration, au niveau du poumon gauche et de la partie découverte du cœur. Ce souffle nous paraît veineux et l'analogue des souffles qu l'on entend au cou. Dans bien peu de cas nous avons pu conclure d'une façon certaine. En insistant sur les difficultés que nous avons rencontrées nous avons voulu contribuer à l'étude dont les lésions des médiastins ont été l'objet. Parmi les travaux récents nous signalerons ceux de Guéneau de Mussy et de Baréty. Rendu a publié aussi, dans les *Archives générales* d'octobre et de décembre 1875, une étude critique sur les tumeurs malignes des médiastins, étude dans laquelle il insiste sur l'importance des développements ganglionnaires auxquels il faut songer à l'égal des anévrysmes lorsqu'il faut expliquer la présence de souffles et de matités au niveau des premières côtes gauches.

§ V. — Persistance du canal artériel.

Oblitération congéniale prématurée du trou de Botal ; hypertrophie du ventricule droit, dilatation de l'artère pulmonaire, atrophie relative du ventricule gauche, cyanose, sclérème surtout des parties inférieures ; pas de signe stéthoscopique perçu. (Le cœur est déposé au musée Dupuytren.) (*Gaz. méd. de Paris*, 1863.)

Soufflet, âgé de 40 ans, orfèvre, né à Paris, entre le 1er février 1857 et meurt le 21. Salle St-Jean de Dieu n° 6. Hôpital de la Charité.

Vacciné, non variolé, il a la scarlatine et la rougeole avant l'âge de 10 ans. A 20 ans il a des hémorrhagies abondantes pendant 8 jours. Depuis qu'il se connaît, il tousse pendant l'hiver. De tout temps il est faible, jaspé et ne travaille pas beaucoup. Il ne se sent malade que depuis 2 ans, à la suite d'un effort pour soulever un sac de charbon dans sa cave. La faiblesse devient plus grande, l'oppression augmente, il est plus sensible au froid. Il peut à peine travailler depuis 18 mois, s'endort sur son établi et est dans un assoupissement continuel. En janvier 1856 il est malade pendant un mois ; il ne travaille pas et ne s'alite pas. Cependant, les jambes enflent et sont bleues. Depuis 6 mois il perd presque connaissance aussitôt qu'il fait un peu froid. Il est plus malade depuis 2 mois ; l'oppression est plus forte, les cuisses deviennent dures comme du bois ; une céphalalgie intense a lieu pendant la nuit. Il y a 5 semaines il est pris de dévoiement et de flux de sang ; il est obligé d'arrêter le travail, il ne s'alite pas. Depuis 3 ou 4 jours, quelques légères épistaxis. Jamais il n'a quitté Paris. Ni chancre, ni blennorrhagie. Son père est mort à 30 ans d'une fièvre typhoïde, sa mère âgée de 70 ans n'a jamais été alitée, est sujette à la diarrhée. Il est marié depuis 14 ans. Il a eu deux enfants ; une est morte à 9 mois de convulsions internes, la seconde âgée de 12 ans ne présente rien au cœur, n'a pas de coloration violette. Sa femme est enceinte. Il vient en voiture à l'hôpital ; il ne peut pas marcher.

1er février. Le malade est blond, presqu'imberbe, pâle, d'aspect lymphatique ; sa voix est celle d'une femme ; les organes génitaux bien conformés ont un volume convenable. La muqueuse des lèvres est légèrement violacée ; la peau des jambes est cuivrée, tendue, luisante ; quelques taches ecchymotiques. 36° 75 à l'aisselle. 15 respirations. Pouls variable. Peu de résonnance en arrière aux sommets ; pas de souffle. Râles sibilants, craquements secs ; aux bases râles sous-crépitants. Bruits du cœur secs ; 2e claquement éclatant ; pas de souffle. La pointe bat dans le 5e espace. Matité de la rate augmentée. Un peu d'ascite. Urine albumineuse.

2 février. Second bruit tintant. P. 96 petit. Résonnance exagérée du dos. Quelques froissements secs imitant une crépitation fine, sous l'oreille, pendant l'inspiration, plus marqués à gauche. Respiration pure en avant ; quelques bruits bronchiques. Le foie dépasse le rebord des fausses côtes. Un peu d'ascite. L'urine mousse peu et est albumineuse ; rien autre que l'albumine.

Le sang obtenu par une piqûre d'épingle à la pulpe d'un doigt est très noir ; il contient quelques globules blancs de plus qu'à l'état normal. Les globules rouges sont un peu pâles, mous, se déforment facilement. *La matière colorante teint la sérosité en brun foncé.*

Dureté de la partie déclive des cuisses. Espèce de sclérème.

La pointe du cœur bat dans le 6e espace. Pas de souffle proprement dit ; les bruits sont durs, parcheminés.

3. Urine limpide, peu colorée, peu mousseuse. L'acide nitrique n'y détermine qu'un précipité insignifiant.

5. Quelques intermittences. Vers le rebord des fausses côtes gauches, en un point seulement, les bruits du cœur prennent un timbre métallique.

9. Râles sous-crépitants dans toute la poitrine. Peu de son aux sommets, surtout au sommet gauche, demi-asphyxie. On entend les bruits du cœur jusque dans la région lombaire. Pas de souffle au cœur. Cœur gros. Claquements forts. Froissements sous le sternum. Dureté à la partie déclive des jambes et des cuisses.

10. Claquements dédoublés qui prennent au niveau de l'estomac le timbre amphorique. Foie gros. Peu de résonnance au niveau de la rate.

12. Claquements dédoublés. Froissement péri-cardiaque presque général. Craquements pleuraux à la surface du cœur.

14. Bourses violettes, œdématiées. Lèvres violettes. Obstruction

générale des bronches. Crachats muqueux. Bruits du cœur bien frappés.

17. Pouls petit. Mains froides, face violette, yeux brillants. Albumine abondante ; on a mis deux vésicatoires.

18. Peu de son au sommet droit. Pas de souffle au cœur. Pouls 96 irrégulier. Asphyxie. Claquements assez nets, l'oreille à distance ; de la dureté s'y mêle quand on applique l'oreille.

19. Râles fins à gauche. Pouls 120 petit, irrégulier.

20. Pouls 120 irrégulier. Second claquement fort.

Pendant les derniers jours il tombe dans l'assoupissement ; on a de la peine à le réveiller. Il meurt le 21.

Autopsie. = Congestion des membranes du cerveau et du cervelet ; substance grise violette. Adhérence générale des poumons. Poumons engoués ; noyaux d'apoplexie. Au sommet droit une cavité qui semble être une dilatation plutôt qu'une excavation. Foie congestionné, gros, épais. Rate un peu grosse, ferme, congestionnée. Reins gros, congestionnés. Un lobule est hépatisé. Capsules surrénales noires, congestionnées. Peu d'ascite.

Cœur gros, rond, dodu ; peu de graisse ; muscle puissant. Pas d'adhérence du péricarde ; une cuillerée ou deux de liquide. Plaques péricardiques saillantes, surtout vers le bord droit, sous le sternum. Veine cave inférieure large ; oreillette droite dilatée. Le ventricule droit occupe toute la surface antérieure du cœur. L'artère pulmonaire saute aux yeux. La pointe du cœur est formée par le ventricule droit très hypertrophié. Un peu d'atrophie du ventricule gauche, oreillette gauche à peu près normale. Tricuspide probablement suffisante, à trois lames nettes. Sigmoïdes pulmonaires un peu épaissies. Mitrale intacte. Sigmoïdes aortiques normales. La capacité du ventricule gauche est celle d'un petit œuf ; le ventricule droit contiendrait une bille de billard. La capacité de l'oreillette gauche est à peu près la même que celle du ventricule gauche ; la capacité de l'oreillette droite est un peu moindre que celle du ventricule droit.

C'est l'artère pulmonaire et la branche gauche qui ont fourni à la dilatation. La branche droite s'ouvre au fond de la poche par un orifice agrandi de 30 à 40 millimètres. La circonférence de l'artère pulmonaire au-dessus des sigmoïdes est de 80 mm. En haut de la poche, à une distance de 50 à 60 mm du bord supérieur des sigmoïdes, s'ouvre le canal artériel par un trou que traverserait un gros pois ; l'orifice est dur, ossifié. Presqu'immédiatement à gauche de cet orifice se voient les orifices des subdivisions de la branche gauche de l'artère pulmonaire. Des plaques athéromateuses sont disséminées sur la surface interne de l'artère. Aorte au-dessus des sigmoïdes, 55 mm de circonférence ; avant l'abouchement du canal artériel elle ne mesure que 45 mm ; et dans la partie descendante 50 mm.

Avons-nous des faits authentiques d'occlusion prématurée du trou de Botal? Vieussens cite chez un enfant de 30 heures l'oblitération prématurée du trou de Botal (*Structure du cœur,* chap. VIII, p. 35). Benezerd Smith a trouvé chez un enfant de 21 heures *l'occlusion prématurée du trou ovale avec rétrécissement mitral considérable,* atrophie du ventricule gauche et persistance du canal artériel (*London méd. gaz.* décembre 1846. *Arch. gén. de méd.* mai 1848).

L'occlusion prématurée nous est acquise pour le trou de Botal.

Dans les derniers temps de la vie intra-utérine, il y a déjà des modifications importantes en vue de la respiration : développement des branches de l'artère pulmonaire, des veines pulmonaires, diminution des communications fœtales et surtout du trou de Botal. Le poumon, qui est rouge et ressemble au foie, contient plus de sang qu'on ne le dit ; à mesure qu'il se développe, il modifie la circulation cardiaque. Selon Duverney « le tronc de l'artère pulmonaire a 4 lignes 1/2 de diamètre, le canal artériel 3 1/3, les veines pulmonaires gauches 2 1/2, les droites 3, l'aorte 4, le trou ovale 4 ». Les veines pulmonaires approvisionnent donc déjà largement l'oreillette gauche qui pourrait presque se passer du trou de Botal. Mais si déjà pendant la vie fœtale les communications tendent à se former, pendant la vie extra-utérine elles peuvent rester ouvertes plus ou moins longtemps ; les auteurs donnent des chiffres très différents, desquels il résulte que les ouvertures peuvent se fermer prématurément ou tardivement.

Dans le cas de Vieussens nous admettons la persistance du canal artériel, mais elle n'est pas prouvée. Comment expliquer la cyanose ? L'hydrothorax (1 livre de sérosité) et la lésion des poumons avaient-elles produit la persistance du canal artériel et la cyanose en empêchant le développement des branches pulmonaires ? Ou bien faut-il invoquer l'occlusion prématurée du trou de Botal ? On peut objecter que les 30 heures d'existence ont suffi à l'occlusion.

Chez l'enfant de Benezerd Smith nous trouvons à 21 heures d'existence le trou de Botal fermé par une membrane solide et réticulée qui adhérait fortement au bord de l'ouverture et qui formait une espèce de poche ; et, en rapport avec cette occlusion prématurée, le rétrécissement de l'orifice mitral, l'atrophie du ventricule gauche et le rétrécissement de l'orifice aortique.

Y a-t-il des faits semblables au nôtre ou du moins analogues ?

Luys montre un exemple de persistance du canal artériel chez une femme de 52 ans (XXXe vol. bull. 6, Société anatomique).

Persistance du canal artériel sans autre communication anormale et sans lésion des orifices. (Présentat. à la Soc. Méd. chir. d'Édimbourg par Sanders. *Édim. med. journ.* July. 1860. Traduit dans la *Gaz. hebd.* du 23 nov. 1860.)

Dilatation fusiforme, anévrysme du canal artériel. Enfant trouvé. 19 jours. Endurcissement du tissu cellulaire ; valvules saines, trou de Botal fermé, permettant l'introduction d'un stylet porté obliquement. Le canal artériel a 10 lignes de long, 4 lignes de diamètre,

2 lignes à l'entrée dans l'aorte, 2 lignes 1/2 à l'entrée dans l'artère pulmonaire. (PARISE, *Bull. Soc. Anat.* XIIe vol.).

Puis viennent des observations plus compliquées.

Cyanose avec perméabilité du canal artériel sous la forme d'un trou ; lésion des valvules aortiques et occlusion du trou de Botal. (BABINGTON, *London méd. gaz.* mai 1847. *Arch. gén. de méd.* juin 1848).

Observation de persistance du canal artériel avec lésion de l'orifice aortique et occlusion du trou de Botal (BERNUTZ, *Arch. gén. de méd.* août 1849.

Persistance du canal artériel ; hypertrophie énorme du cœur ; rétrécissement considérable de l'orifice aortique ; occlusion du trou de Botal (ALMAGRO, thèse 1862).

Anévrysme de l'aorte communiquant avec l'artère pulmonaire et occupant exactement la position du canal artériel ; (JOHN REID, *Edimb. med. and. surg. journ.*, t. IV, 1840, p. 101.

En décembre 1858, Lemaire, ancien chef de clinique, nous emmène voir à la préfecture de police un enfant cyanosé de 2 mois. La mère ne s'en est pas inquiétée ; ses autres enfants ont présenté à la naissance quelque chose d'analogue ; nous les voyons âgés de 7 et 8 ans ; au cœur ni sur la peau on ne trouve rien de particulier. L'enfant est cyanosé ; il a de la pneumonie. En avant on entend un souffle au 1er temps avec du frémissement. A l'autopsie de l'enfant âgé de 3 mois, on trouve le canal artériel persistant, la valvule du trou de Botal en partie percée à jour (la communication est peu considérable), le ventricule droit hypertrophié, l'artère pulmonaire un peu dilatée.

Dans plusieurs cas la mort est rapide ; dans d'autres elle est tardive. L'enfant de Benezerd Smith vit 21 heures ; celui de Vieussens 30 heures ; celui de Parise 19 jours ;

celui de Sanders 4 mois ; celui de Lemaire 3 mois ; tandis que le malade de Almagro vit 19 ans, celle de Bernutz 23 ans, celle de Babington 34 ans ; le nôtre 41 ans, la malade de Luys 52 ans, celui de Reid 60 ans. De quelle époque date la communication dans ces derniers cas ? Il est probable que, pour un certain nombre de cas, elle est acquise.

Nous avons cherché chez les nouveau-nés quelque signe stéthoscopique qui nous indiquât si le canal artériel était ou non oblitéré, nous n'avons pas réussi.

Un bruit de souffle est noté dans le cas de Sanders et dans celui que nous avons vu avec Lemaire ; or il n'y avait dans ces deux cas d'autre lésion que la persistance du canal artériel qui pût expliquer le souffle. Dans le cas de Luys, et dans le nôtre, on n'a pas entendu de souffle. Plus les lésions vont se compliquer, plus les bruits anormaux seront considérables. Babington parle d'un double bruit de scie ; or il y avait rétrécissement et insuffisance aortique, et de plus insuffisance de l'orifice pulmonaire. De Almagro diagnostique un rétrécissement de l'artère pulmonaire avec communication probable des cavités droites et gauches. Bernutz croit avoir été plus heureux ; le diagnostic a été : rétrécissement de l'aorte et persistance du trou ovale ; cependant il y avait un souffle qui reprenait une nouvelle intensité au niveau de la tumeur du cou, sur le trajet de la carotide gauche, tandis qu'il était moins marqué sur le trajet de la carotide droite.

L'hypertrophie du ventricule droit et la dilatation de l'artère pulmonaire se rencontrent dans presque toutes les observations.

Le pouls est en général petit, irrégulier, intermittent, inégal.

On trouve de l'oppression, de la dyspnée, des accès de suffocation ; le malade ne peut prononcer deux mots sans reprendre haleine ; les palpitations sont presque rares.

La cyanose peut ne pas exister. L'enfant de Sanders ne présente aucune trace de cyanose ; la peau loin d'avoir une teinte bleuâtre, est d'une pâleur remarquable, malgré la largeur du canal artériel. — Le plus souvent la cyanose existe, mais à des degrés variables, avec des formes différentes et avec des sièges parfois localisés. Nous avons examiné au microscope le sang d'un doigt de notre malade ; nous avons trouvé la sérosité colorée en rouge brun. — L'enfant de Lemaire était cyanosé, celui de Vieussens avait une teinte plombée générale. L'enfant de Benezerd Smith vint au monde avec une couleur ordinaire ; 5 minutes après la première respiration, la face devint d'un bleu foncé, le corps ne tarda pas à prendre aussi la coloration violette ; 8 ou 10 heures après, l'enfant tomba dans un état apoplectique ; la cyanose était universelle. — Notre malade était ecchymosé, l'œdème des jambes était noir et dur comme du bois. — Celle de Luys avait une cyanose très prononcée, surtout au visage ; celle de Babington avait la face pâle, bouffie et parcourue par de nombreux vaisseaux capillaires noirâtres. Chez le malade de Bernutz la teinte violette et l'œdème n'apparurent que dans les derniers temps. — Chez la malade de Almagro les membres supérieurs non infiltrés ont une teinte bleuâtre très légère vers la partie antérieure de l'avant-bras et dans la main ; cette couleur disparaît momentanément par la pression et augmente beaucoup au moment de l'accès de suffocation ; les membres inférieurs sont infiltrés dans toute leur longueur ; cette infiltration qui date seulement de quelques mois est pâteuse, blanche et conserve l'empreinte des doigts ; les pieds sont œdématiés, mais sans coloration bleue.

Jusqu'ici la communication par le canal artériel n'a jamais été diagnostiquée, tous les signes peuvent manquer, la cyanose même ; le souffle peut faire défaut.

La marche de la maladie est très variable ; elle peut être précipitée par les efforts de toute espèce et par toute maladie qui touche à la circulation et à la respiration. Plusieurs fois les malades ont vu les accidents s'accroître tout d'un coup, comme si la communication datait de ce moment. Notre malade 2 ans avant que nous le vissions fut pris d'accident graves en soulevant un sac de charbon.

Conclusions. — Le trou de Botal peut être oblitéré avant la naissance. — L'oblitération prématurée du trou de Botal peut produire l'atrophie du ventricule gauche, l'hypertrophie du ventricule droit, la dilatation de l'artère pulmonaire, la substitution de cette artère à l'aorte comme grande artère, la persistance du canal artériel. — Toute lésion qui empêchera le développement des poumons après la naissance peut produire la persistance. — La maladie peut se localiser dans le canal artériel. — La persistance du canal artériel peut n'être décelée par aucun signe ; la cyanose même peut manquer. Les signes varieront. — La persistance a pour signes : la cyanose, presque toujours, les accès de suffocation, la torpeur, la faiblesse, la sensibilité au froid, l'hypertrophie des cavités droites, l'atrophie des cavités gauches, la dilatation de l'artère pulmonaire, parfois un souffle au niveau de la communication. — Au mélange des deux sangs comme cause de la cyanose, il faut joindre la dissolution de la matière colorante du sang dans le sérum. — Le diagnostic de la persistance du canal artériel n'a jamais été fait avec certitude. Les cas ne manquent pas où on l'a supposé, non trouvé. La vie a été possible jusqu'à 56 et 60 ans.

Gilbert nous a montré le cas suivant : Une femme pâle, qui a eu des épistaxis, est enceinte de 8 mois. Le cœur n'est pas gros ; on trouve de la résonnance sous le sternum, les cavités droites ne sont pas dilatées. On entend au cou des souffles au 1er et au 2e temps. En haut du cœur, on perçoit un double frémissement très fort, en même temps qu'un souffle très fort au 1er temps et du roulement au 2e temps. Le souffle passe en arrière. La malade meurt un mois après d'infection puerpérale. A l'autopsie, le cœur est un peu augmenté de volume, plus à gauche qu'à droite. A droite il est à peu près normal. Persistance du canal artériel, sous forme d'un trou gros comme un pois. Artère pulmonaire dilatée. Deux des sigmoïdes pulmonaires fenêtrées et très larges. Sigmoïdes aortiques fenêtrées. Mitrale et tricuspide saines.

§ VI. — Maladie bleue (cyanose). Bruits cyano-anémiques.

« J'emploie, dit E. Gintrac, de préférence aux autres noms, celui de cyanose, parce qu'il est court et qu'il a le droit de priorité. » Le terme cyanose est l'équivalent de maladie bleue ; nous n'aurions pas d'objection à faire s'il n'avait pas été détourné de son sens et si on n'avait pas appelé bleu ce qui ne l'est pas.

Les théories ont changé sur la cause de la modification de la couleur ; on n'a plus admis que la cyanose dépendît du mélange des deux sangs ; elle serait produite, même pour Corvisart, par la lésion du cœur née de la perforation de ses cloisons. Le terme cyanose s'élargissait comme la lésion et s'appliquait à tous les cas où il y a gêne de la circulation. La maladie bleue avait vécu ; elle mérite de vivre.

Il y a une maladie constituée par le passage du sang noir dans le sang rouge, qui a pour signe le plus habituel une coloration particulière de la peau, facilement reconnaissable, se rapprochant de la teinte bleue. La gêne de la circulation survient, augmente ; la couleur perd sa pureté primitive ; mais à l'état simple, pur, la couleur bleue existe, signe pathognomonique d'un même ordre de lésions. Le terme cyanose, excellent, mérite d'être conservé, à la condition d'être employé comme synonyme de maladie bleue, avec le mélange des deux sangs comme représentation anatomique.

La vivacité et l'ingéniosité des critiques faites à cette théorie si simple dépassent le prévu. « La théorie du mélange des deux sangs croûle, dit Alvarenga ; mais l'extrême fréquence de la cyanose dans la communication anormale des cavités cardiaques, fréquence beaucoup plus grande ici que dans tout autre état pathologique, doit avoir sa cause, cela est évident ; mais cette cause n'est pas le mélange des deux sangs ». Vous reconnaissez tout cela et vous allez chercher le rétrécissement de l'artère pulmonaire, qui, à lui seul, comme C. Paul l'a démontré, ne produit pas la cyanose. On a en face de soi l'extrême fréquence, et on épilogue sur quelques cas exceptionnels ; c'est bien peu clinique.

On ne voit, dans le passage du sang veineux dans le sang rouge, qu'un simple mélange ; il y a en plus des réactions difficiles à spécifier, une intoxication complexe.

« Dans l'anévrysme variqueux, dit Morvan, le trouble de la circulation se révèle par la teinte bleuâtre de la partie malade, quand elle est dans une position déclive ». Morvan n'admet pas que le sang veineux puisse passer dans le sang artériel, comme le pensait Breschet. « Le sang veineux, dit Breschet, reflue dans l'artère lors de la diastole artérielle. (Ici Breschet confond certainement la diastole avec la systole.) Et, s'il n'en est pas ainsi, d'où vient que le membre s'engourdit, que sa chaleur et sa mobilité diminuent, et qu'enfin il finit par être frappé d'une atonie comparable à une paralysie? D'où vient que, peu à peu, cette artère se dilate et qu'elle perd tous ses caractères pour revêtir ceux d'une veine? »

Morvan croyait que tous les bruits de la chlorose se passent dans les artères. Il trouve ces bruits au niveau de l'anévrysme artérioso-veineux ; il ne met pas en doute qu'ils se passent dans l'artère. Or, quand on comprime une artère, on produit le souffle du premier temps, mais non un bruit continu. Le bruit continu de la varice anévrysmale peut donc être dû à la veine dont le sang passe dans l'artère, la veine devenant artérielle et l'artère devenant veineuse. Nous expliquons ainsi la teinte bleuâtre.

Quelle est l'altération du sang? Elle est complexe ; ce ne sont pas seulement l'oxygène et l'acide carbonique qui sont en moins et en plus ; c'est trop simplifier ; il y a autre chose que de l'oxygène et de l'acide carbonique dans le sang ; le sang n'est pas le même que celui d'un emphysémateux ou d'un asystolique ; la couleur de la peau doit être spéciale, et elle l'est. C'est une chloro-anémie particulière, de la cyano-anémie ; et nous trouvons des bruits chloro-anémiques spéciaux, des bruits que nous proposons d'appeler cyano-anémiques.

Tout dans la maladie bleue est spécial, la lésion comme les symptômes. Où trouver cette couleur qui va de la lividité, au plomb, à la suie, à l'encre, en passant par l'ardoise et le bleu ? Où trouver cette prostration, ce refroidissement? Dans les lésions ordinaires du cœur, il y a de l'œdème ; ici il est exceptionnel. On admet des signes et des symptômes particuliers pour la maladie bleue et on ne veut pas que le sang prenne une couleur particulière. Le sang n'a-t-il pas une couleur spéciale dans la chlorose, dans le cancer, dans l'infection palustre, le choléra ?

Or, non seulement le sang a une couleur spéciale, mais encore il vibre d'une façon spéciale, il a des bruits spéciaux. On entend, au niveau du cou, des bruits intenses qu'on retrouve au-dessous de la clavicule, vers les premiers espaces gauches, le long du sternum ; on entend un souffle au 2e temps jusque vers l'épigastre et jusqu'au niveau de l'aine. Quelques médecins attribuent ces bruits à la persistance du canal artériel, dont l'autopsie démontre l'absence, peut-être à une insuffisance aortique dont l'autopsie démontre aussi l'absence.

Nous citons trois faits observés par nous, remarquables sous ce rapport.

Thiercelin, 37 ans, maréchal ferrant. Maladie bleue. (Cyanose.) Une sœur du malade a la maladie bleue. Le 10 novembre 1884, 37°. Le 11, pouls à 44, 37°. Le 12 pouls à 56, 38°. La maladie bleue date de la naissance. La langue est bleue ainsi que les lèvres ; les yeux le sont moins, comme les ongles. La peau est pâle. Il a pu faire son métier de maréchal ferrant sans gêne, jusque dernièrement ; il n'a jamais été à l'hôpital. On n'aperçoit pas les mouvements du cœur. Le pouls jugulaire est présystolique. Pas de dilatation des veines. Pas d'œdème. Pouls radial régulier, vibrant, développé, dicrote. Pas d'impulsion du cœur. Pas de frémissement. Résonnance normale sous le sternum. Matité s'avançant en dehors du mamelon, ne descendant pas. Le sphygmographe donne le tracé de l'insuffisance aortique. Souffle doux, non vibrant, non râpeux, sur toute la surface du cœur au 1er temps. Pas de souffle au 2e temps. Deuxième claquement sonore pour l'aorte, un peu ronflant pour l'artère pulmonaire. Double souffle crural.

Le 21 décembre. Il s'affaiblit, garde sa raison, mais parle à peine. Couché, étendu sur le dos, il respire lentement ; on a de la peine à découvrir les mouvements respiratoires. Pouls développé, régulier. On ne sent pas le cœur. Le cœur n'est pas gros. Pas de développement des jugulaires. Les claquements sont normaux à droite et à gauche ; pas de souffle au premier temps. En haut et à gauche, au-dessus et au-dessous de la clavicule, en haut du sternum et au niveau de la partie découverte du cœur, on entend un souffle au deuxième temps, constant, mais plus éclatant à la fin de l'expiration et au commencement de l'inspiration, plus fort au niveau de la partie interne du premier espace où on entend un bruit continu vague qu'on ne retrouve pas au niveau du cœur. La pâleur plombée est très accentuée. Les lèvres sont les plus foncées. Sur le reste du corps la couleur est d'un bleu gris terne. L'auscultation ne nous donne pas d'autre signe que le souffle qui vient après le deuxième claquement ; le rhythme est à trois temps.

Le 5 janvier 1885, il s'est levé dans la journée et mange.

Le 28 janvier, pouls régulier, faible à 60. Pas d'impulsion du cœur, pas de développement. A gauche claquements nets. Premier bruit ronflant à droite et en haut, au niveau du ventricule droit ; moins de résonnance à droite qu'à gauche. Second claquement fort à droite. Même couleur bleue. On empêche le malade de se lever. Il est impatient. La température a oscillé entre 36° 8 et 37° 4, montant deux fois à 38° 8 et 38° 4.

Le 15 juin, eschares, coma.

Le 24. Le malade est étendu sur le dos, sans manifestation d'intelligence. Même couleur bleue. L'abdomen est distendu ; le cœur et les poumons sont refoulés ; je n'entends au cœur aucun bruit anormal, aucun souffle.

Autopsie le 29 juin. Le cœur est légèrement augmenté de volume ainsi que l'aorte dont les parois sont un peu épaissies et athéromateuses. Les valvules sont intactes, tricuspide, mitrale, pulmonaires, aortiques. Les sphincters de l'oreillette droite sont bien dessinés. On aperçoit derrière le sphincter moyen formé par la valvule d'Eustachi et l'anneau de Vieussens la membrane ovale épaissie traversée par un canal oblique que masquent les valves ; il n'y a pas de trou en emporte-pièce.

Remarques. — Il n'y a pas d'autre lésion que la persistance du trou ovale, minime, peut-être moindre qu'elle n'a été, et cependant la maladie bleue est nette avec tous ses symptômes. A chaque mouvement du cœur il entre du sang noir dans le sang rouge.

Sauvaget, 36 ans, terrassier. Maladie bleue, 2 juin 1877. Il a toujours été bleu et cependant il est terrassier depuis son enfance. Comme le précédent malade il a une sœur de 27 ans qui est bleue. Malaises fréquents et toux. Les forces diminuent. Névralgie faciale. Il entre pour des douleurs des genoux et des poignets. Palpitations de tout temps, surtout quand il travaille fort. En général le pouls est régulier ; ce matin j'assiste à une crise d'irrégularités. P. 76 petit, mou. La pointe se détache vivement dans le 4e espace un peu en dehors du mamelon. Le cœur n'est pas gros.

Bruits chlorotiques. Bruit musical au 2e temps, cou et 2e espace intercostal gauche. Premier claquement net à droite et à gauche ; 2e claquement net, assez fort. Pas de souffle en jet de vapeur, ni autre. Bruit ronflant roulant au 1er temps jusque dans l'aisselle. L'état chlorotique domine.

5 juin. Cœur 10 cent., 5 sur 16 cent.; la matité envahit le 2e espace gauche. Claquements à gauche. Bruit ronflant au 1er temps. Céphalalgie.

6 juin. Pouls 52 régulier, faible. 1er claquement net à gauche et à droite. Ronflement à la pointe jusqu'en haut. 2e claquement à peu près normal. Au cou bruit musical au 2e temps, souffle léger au 1er temps. La pointe bat derrière le mamelon dans le 4e espace. Le cœur mesure 9,5 sur 15,5. Matité dans le 2e espace gauche. Couleur bleu foncé. Rien pour la respiration, pas de râles. Pas de souffle cardiaque en arrière.

Remarques. — Encore ici nous trouvons les bruits chlorotiques associés à la maladie bleue.

Dans l'observation suivante la maladie bleue existait,

mais non intense, variable. Le diagnostic n'était pas le même pour tous ; l'un admettait la persistance du canal artériel, l'autre celle du trou ovale.

Gueffier, 18 ans. Maladie bleue.

15 juillet 1885. Réglée à 16 1/2, bien. Elle n'a jamais pu courir. Elle est malade depuis 6 ans. Agitation continuelle. Ongles bleus. Souffle à double courant passant en arrière. Double souffle crural. Pas de pouls veineux. Pouls régulier. Cœur un peu gros. On entend des claquements partout. Pas de souffle d'insuffisance mitrale, ni aortique.

19 juillet. Elle se trouve mieux levée que couchée. Agitation continuelle, choréique. Teint pâle. Claquements normaux. Cœur normal. Double souffle chlorotique très fort au-dessous de la clavicule gauche s'entendant en arrière à gauche, au niveau de la poitrine, ne s'entendant ni aux reins, ni à la tête. C'est la forme chlorotique exagérée. Pas de frémissement. Pouls régulier, développé.

20 juillet. Double souffle crural. Souffle à forme chlorotique au niveau du 2e espace gauche ; le souffle n'est pas continu ; il est tantôt simple, tantôt double entre les deux claquements. Couleur plombée en ce moment.

21 juillet. Pouls régulier, assez développé. Peu de cyanose ; peu d'agitation. Le cœur n'est pas gros. A gauche et à droite, claquements forts. Souffle au 2e temps en bas du sternum. Au cou ronflement comme au niveau du cœur, au 1er et au 2e temps. Double souffle crural,

22 juillet. Anesthésie du bras droit. Bruits chlorotiques au cou. Double souffle crural.

Remarques. — Comme dans les cas précédents nous trouvons des bruits anémiques intenses ; nous sommes frappé de la production facile d'un souffle au 2e temps en bas du sternum qui ferait croire à une insuffisance aortique, mais que nous assimilons au souffle du 2e temps chlorotique du cou.

N'y a-t-il pas quelque chose de spécial dans les cas que nous avons rapportés ? La note dominante n'est pas la gêne de la circulation. Nous avons affaire à une altération profonde du sang, à une chlorose grave, à un état scorbutique, disaient quelques anciens, et nous avons la prétention, quoi qu'on dise, de doter cet état particulier du sang d'une pathologie nouvelle. Qu'on étudie les différentes chloro-anémies et peut-être on trouvera des bruits différents ; les bruits de la chlorose ne ressemblent pas à ceux de l'anémie et de la chloro-anémie. Les bruits de la cyanose diffèrent de ceux de la chlorose et se rapprochent de ceux du choléra et de l'intoxication saturnine. Il y a lieu d'étudier les bruits vasculaires comme on le fait des bruits cardiaques.

Un fait remarquable dans l'histoire des vices de conformation est le non mélange des sangs malgré l'ampleur des ouvertures anormales, quand il n'y a pas d'obstacles à la marche du sang en avant. Une ouverture à passer le pouce peut exister entre les oreillettes sans occlusion possible par une valvule ou un sphincter et le sang veineux ne passera pas à gauche ; il semble que les deux sangs se fassent barrière. On a imaginé pour un certain nombre de cas que le sang rouge passe à droite ; nous n'avons pas le droit de contester le bien fondé de cette interprétation qui ne s'applique pas toutefois à tous les cas. Les cas cités par les auteurs de ventricule unique sans cyanose sont rares et nous n'avons pas eu l'occasion de vérifier le fait.

Godefroy, cartonnière, 72 ans. Large communication inter-auriculaire sans cyanose. Pas d'enfant, pas de fausse couche. Non vaccinée, non variolée. Elle ne sait pas depuis quand elle est malade ; plus souffrante depuis 15 jours. Pouls 106, irrégulier. Toute la face à l'exception des lèvres est envahie par l'érysipèle. Rien au cœur ni aux poumons. Le pouls reste inégal et irrégulier. Frémissement au niveau du cœur. Gros frottement dur au niveau du sternum. Aucune cyanose. La femme meurt 15 jours après son entrée.

Autopsie. — Poumon droit intact. Poumon gauche adhérent. Aucune trace de tuberculisation. Foie normal. Péricarde intact. Cœur dilaté. L'oreillette droite dilatée a des parois hypertrophiées. On est frappé de la largeur du trou ovale ; la valve inférieure est considérable ; la valve supérieure, celle qui dépend plus de l'oreillette droite, est diminuée, tirée en haut ; rien n'est déchiré comme on eût pu le croire ; le doigt passe à travers l'orifice béant. La tricuspide est intacte, le ventricule droit un peu large ; la valvule élevée et abaissée dans l'eau joue bien ; les valves soulevées par l'eau ressemblent aux sigmoïdes tant elles se gonflent et font saillie dans l'oreillette. Les sigmoïdes pulmonaires sont suffisantes. L'artère pulmonaire est dilatée très modérément. Le canal artériel est oblitéré. L'oreillette gauche ne présente rien d'anormal que l'ouverture du trou de Botal. La bicuspide est épaisse, adhérente par quelques points, l'orifice à peine rétréci ; l'insuffisance est probable. Le ventricule gauche n'offre rien de remarquable. On trouve dans le fond des poches sigmoïdales de l'empierrement.

Remarques. — Malgré l'ampleur du trou ovale et le frémissement perçu, nous ne trouvons pas de cyanose ; le sang veineux ne se mêlait pas au sang rouge.

Nous assistons à l'Hôtel-Dieu à l'autopsie d'un individu âgé de 60 ans, mort à la suite d'une pneumonie avec un kyste hydatique du foie. Le cœur est gros ; le trou ovale mesure 3 centimètres de diamètre ; l'orifice de la tricuspide 16 cent. ; l'orifice pulmonaire 10 cent. La mitrale est un peu épaissie. Rien de notable à gauche. Aucun degré de cyanose.

Foucaud, 60 ans. Courtier en librairie. Fosse ovalaire percée d'un trou gros comme un pois. Pas de cyanose. Tuberculisation.

Autopsie. — Aorte dilatée ; plaques athéromateuses. Un peu d'hypertrophie du cœur. Mitrale épaissie, granuleuse au bord. Tricuspide épaissie à bord inégal. Artère pulmonaire un peu dilatée. Plèvres très épaisses, surtout à droite. Adhérence résistante aux deux sommets. Caverne considérable au sommet gauche, moindre au sommet droit. Poumon gauche hépatisé en arrière du haut en bas. Granulations tuberculeuses. Foie dur, granulé, cirrhotique ; peu d'ascite. Capsules surrénales altérées ; grains jaunes développés.

Morin, 49 ans, teneur de livres. Pas de cyanose. Persistance du trou ovale. Cœur un peu gros. Nombreuses plaques laiteuses. Ventricule gauche un peu concentré. Bicuspide épaisse, froncée en anus. Tricuspide épaisse. Sigmoïdes presque normales. Caverne au sommet du poumon droit ; infiltration tuberculeuse dans les deux poumons, disséminée. Tubercules intestinaux.

Lachenal, 27 ans, domestique f. Pas de cyanose. Cavernules abondantes disséminées dans toute la hauteur des poumons. Pneumonie. Large ouverture du trou ovale ; le petit doigt y passe ; la valvule ferme l'ouverture.

Brocco, 36 ans. Pas de cyanose. Quelques granulations tuberculeuses. Cirrhose du poumon droit. Cœur attiré à droite. Large persistance du trou ovale.

X. Pas de cyanose. Persistance du trou ovale. Tubercules.

Hyacinthe, 20 ans. Cœur petit. Valvules saines. Persistance du trou ovale large. La valvule ferme l'ouverture. Tubercules.

Buza, 19 ans, hydro-pneumothorax. Tubercules. Cœur refoulé à droite. Persistance du trou ovale.

Poussin, 50 ans. Cœur un peu gros. Tricuspide et mitrale hypertrophiées. État chagriné et plaques de l'auricule droite. Poumon gauche cirrhosé. Valvule d'Eustachi incomplète et perforée. Tubercules.

Constantin Paul a montré la fréquence de la tuberculisation dans le rétrécissement pulmonaire acquis ; nous la retrouvons un peu atténuée dans les lésions congénitales. Sur 48 autopsies de tuberculeux nous appartenant, nous trouvons 7 fois la persistance du trou ovale et une fois la lésion de la valvule d'Eustachi. Sur 9 cas de persistance, nous en notons 7 chez des tuberculeux.

Nous avons noté l'absence de la cyanose avec une large

perforation de la cloison des ventricules et un rétrécissement de l'artère pulmonaire. On entendait au premier temps un souffle avec maximum le long de l'artère pulmonaire; au deuxième temps un souffle léger; enfin un double souffle crural. L'artère pulmonaire était placée à droite de l'aorte. Au niveau du 2e espace intercostal gauche on percevait un frémissement considérable au premier temps. Il n'y avait que deux sigmoïdes aortiques.

La mort arrive parfois rapidement dans les cas de communication inter-ventriculaire. Polaillon rapporte l'observation suivante :

Enfant à terme pesant 3.500 grammes, bien conformé; accouchement naturel et facile. Teinte bleuâtre de tout le corps. Le lendemain de la naissance, la cyanose n'a pas diminué; respiration fréquente. L'enfant meurt le 3e jour. A l'autopsie rien autre qu'une communication inter-auriculaire et inter-ventriculaire. Polaillon se demande si la communication des ventricules peut à elle seule produire la cyanose et la mort.

Nous retrouvons la même idée dans la thèse de Ch. Fournier (*Étude sur les perforations de la cloison inter-ventriculaire dans l'endocardite ulcéreuse*, 1884). Il invoque plutôt l'obstacle au cours du sang que la communication anormale pour expliquer la cyanose. Il cite une observation dont nous avons vu le sujet. La face présente une teinte bleuâtre plus accusée aux ailes du nez, aux paupières supérieures et surtout aux lèvres; la pulpe des extrémités des doigts est violacée. Le malade est froid, cyanosé, noir et meurt. A l'autopsie teinte bleuâtre des lèvres et des ailes du nez. Communication inter-ventriculaire. Nous ne pouvons citer toute l'autopsie.

Il est naturel d'expliquer la cyanose noire par la communication, mais non; la théorie de Gintrac doit être fausse. M. Fournier note la présence d'une masse végétante flottant dans l'infundibulum droit et embarrassant la sortie du sang dans l'artère pulmonaire, en somme tout ce qu'il faut pour faire passer le sang noir à gauche. Il préfère supposer que l'obstacle subit apporté au fonctionnement d'un cœur déjà malade et altéré à un de ses orifices a suffi à la production rapide de la cyanose.

M. Fournier rapporte un autre cas que nous lui avons communiqué. La cyanose était considérable, nous avions diagnostiqué une communication anormale. A l'autopsie on trouva entr'autres lésions un trou rond à bords lisses, du diamètre d'une grosse lentille à la partie supérieure de la cloison inter-ventriculaire. Nous rapportons la cyanose à cette communication.

Parfois la cyanose est due à la persistance du canal artériel. Nous voyons un enfant de 2 mois cyanosé des pieds à la tête; il a un peu de pneumonie; en avant on entend un souffle au 1er temps avec frémissement. Il meurt à 3 mois. A l'autopsie nous trouvons la persistance du canal artériel; la valvule du trou ovale est en partie percée à jour; la communication n'est pas considérable; le ventricule droit est hypertrophié, l'artère pulmonaire un peu dilatée sans rétrécissement.

Nous avons noté la cyanose dans le cas de persistance du canal artériel sans autre lésion que nous avons relaté plus haut chez un homme de 45 ans.

La persistance du canal artériel sans autre lésion s'expliquerait dans un certain nombre de cas par l'occlusion du trou ovale pendant la vie fœtale; l'orifice mitral se rétrécit, le ventricule gauche s'atrophie, l'orifice aortique se rétrécit; les cavités droites et l'artère pulmonaire chargées de toute la circulation gardent la prépondérance, le canal artériel reste ouvert.

Dans cette occlusion prématurée du trou ovale, nous trouvons peut-être une explication du rétrécissement mitral pur dont l'origine laisse tant à désirer et que nous rapportons à la vie fœtale. Il ne reste plus qu'à savoir pourquoi le trou ovale se ferme prématurément.

§ VII. — Absence de cloison inter-ventriculaire sans cyanose.

Meichez, 39 ans, tailleur, entre à la Charité le 26 décembre 1862. Nous le voyons le 23 janvier 1863. Il a une attaque d'épilepsie, il écume ; nous le soulevons tout d'une pièce en le prenant par les talons. Il n'est pas cyanosé.

La matité du cœur est peu considérable. Frémissement le plus fort au niveau du 2e espace intercostal gauche. Souffle au 1er temps sur toute la surface du cœur, avec maximum sur le trajet supposé de l'aorte. Souffle court au 2e temps au niveau de l'orifice aortique. Double souffle crural. Pouls irrégulier. Aucun des signes généraux des maladies du cœur. Il succombe à une affection cérébrale.

Autopsie en juin 1863. — L'aorte est située en avant et à gauche de l'artère pulmonaire, elle ne la croise pas : elle n'a que deux valvules.

Pour l'artère pulmonaire à la place des sigmoïdes on observe un cône tronqué en haut ; les nids n'existent pas ; c'est une sorte de rigole. L'orifice est rétréci et insuffisant.

Les deux ventricules sont réunis ; la cloison inter-ventriculaire manque.

Les valvules auriculo-ventriculaires sont normales.

Remarques. — Cet homme, avec une absence complète de cloison inter-ventriculaire et un rétrécissement de l'orifice pulmonaire, n'a pas eu de cyanose et a vécu jusqu'à

39 ans. L'aorte a pris la place de l'artère pulmonaire ; cependant nous trouvons le frémissement le plus intense au niveau du 2e espace intercostal gauche, le souffle existe au niveau de l'artère pulmonaire qui a pris la place de l'aorte.

CHAPITRE VIII

VARIA

§ I. — Des maladies organiques du cœur et de l'aorte d'origine saturnine (1).

Le cœur, le système vasculaire entier, sont altérés par le plomb qui ne localise pas son action et s'en va attaquant tous les organes et tous les tissus. Beau a décrit l'état passager, l'état fonctionnel ; nous décrivons l'état chronique, l'état organique. « Dans l'intoxication saturnine, dit Beau, dans son *Traité d'auscultation*, on trouve la céphalalgie pulsative, les vertiges, la dyspnée, les battements des carotides, les palpitations, qui augmentent d'intensité après l'action de monter, de marcher, etc... mais surtout il y a des bruits artériels, et le pouls des individus affectés présente plus de volume pendant la durée de la cachexie qu'après sa terminaison. Stoll insiste, à plusieurs reprises, sur la tension, la plénitude, la vibration du pouls. Tanquerel des Planches reconnaît aussi du volume et de la largeur au pouls, mais il lie ce symptôme à l'existence de la colique seule, les individus exposés à absorber une grande quantité de plomb ayant le pouls petit et grêle. Nous accorderons à Tanquerel des Planches que la colique, en s'ajoutant à la cachexie, puisse élever le volume du pouls à un degré plus considérable que si la cachexie exis-

(1) *Bulletin de la Société de Méd. de Paris*, 1867.

tait seule ; mais la cachexie, même isolée de toute autre complication, a pour symptôme un pouls très développé, à condition, toutefois, qu'elle soit assez marquée pour donner lieu à la production des bruits artériels. En même temps que les bruits artériels existent, que le pouls est plein, on constate, à la région précordiale, une matité dont l'étendue, plus considérable qu'à l'état normal, indique une augmentation dans le volume du cœur. Cette matité se rétrécit à mesure que la cachexie se dissipe, que le pouls s'abaisse à son volume normal et que les bruits disparaissent ».

Or la cachexie disparaît-elle toujours complètement pour le cœur et les artères ? Ne laisse-t-elle jamais aucune trace ? L'état passager indiqué par Beau ne passe-t-il pas parfois à l'état chronique ? Une maladie chronique organique n'est-elle pas constituée ? Enfin, dans l'état pléthorique décrit par Beau, n'y a-t-il pas altération de l'endocarde et de la membrane interne de l'aorte, en même temps que la dilatation du cœur ; n'y a-t-il pas un état organique décidé, analogue à celui que nous trouvons dans l'alcoolisme, par exemple ?

Marey, comme Beau, n'a étudié que la forme passagère de la maladie, et a négligé ce qui pouvait rester après elle ; il a rencontré, un très grand nombre de fois, une forme singulière du pouls dans la colique de plomb ; mais il ne donne qu'un seul tracé qui ne peut évidemment pas représenter toutes les formes de la lésion à ses différents degrés.

Beau et Marey diffèrent en ceci, que le premier ne trouve rien de spécial au pouls de l'intoxication saturnine, c'est le pouls de ses maladies à bruits artériels, tandis que pour Marey le pouls de la colique de plomb est caractéristique, pathognomonique. Marey paraît être de l'avis de Tanquerel des Planches qui lie le volume et la largeur du pouls à l'existence de la colique seule. C'est une erreur; la vibrance du pouls accompagne l'intoxication aiguë, qu'elle se manifeste par des coliques, de l'arthralgie ou de la céphalalgie. Marey n'a pas parlé de lésion organique; il a seulement signalé le tracé du pouls.

Garrod a remarqué qu'à Londres la goutte est fréquente chez les individus qui travaillent au plomb ; il suppose que l'acide urique s'accumule dans le sang. L'influence du plomb sur la tunique artérielle est admise depuis longtemps.

Dans l'intoxication saturnine, nous passons par des degrés successifs de l'état chlorotique à l'état organique, sans qu'il soit possible de fixer le point où finit l'un, où commence l'autre ; et ceci n'est pas particulier à l'intoxication saturnine. Tantôt la lésion organique est évidente, la forme chlorotique n'est pas douteuse ; mais souvent l'esprit est hésitant ; nous avons l'état chloro-organique. Parfois nous saisissons la succession de ces formes chez un même sujet que nous avons pu étudier à deux époques suffisamment éloignées, des bruits organiques évidents succédant à des bruits chloro-organiques ou chlorotiques. Par un effet contraire, des bruits chlorotiques remplacent les bruits organiques, la maladie perdant de sa gravité et guérissant. Plus souvent chez des individus différents nous étudions les différentes formes, les malades ne restant pas assez longtemps en observation, et la maladie marchant trop lentement pour qu'il nous soit facile d'étudier sur place toutes les transformations de la maladie.

La lésion du cœur est variée, elle peut toucher le péricarde et s'adresser à tous les orifices ; mais le plus souvent l'orifice aortique et l'aorte sont atteints.

L'attention n'a pas été fixée sur le cœur et sur les artères dans l'intoxication saturnine ; beaucoup d'autopsies nous servent peu sous le rapport que nous étudions. On était trop imbu de l'idée que l'intoxication plombique ne laisse pas derrière elle de lésions organiques. Tanquerel des Planches apprécie mal la valeur des autopsies. Sur 49 cadavres d'individus qui ont succombé à la colique saturnine 20 présentent quelques traces de congestion ; 5, des ramollissements partiels ; 6, le tube digestif épaissi ; 7, un développement considérable des glandes de Brunner ; 3, un développement considérable des glandes de Peyer ; 16, le tassement ou le retrait du paquet intestinal ; 4, une couche de mucus épais comme coagulé ; 1, les ganglions du grand sympathique très hypertrophiés. Or, dit Tanquerel des Planches, ces lésions peuvent appartenir à une autre maladie que l'intoxication saturnine ; donc dans la colique de plomb il n'y a pas de lésions.

Pour l'arthralgie et la paralysie saturnines, Tanquerel dit n'avoir trouvé aucune lésion appréciable ; on a été plus heureux. Pour l'encéphalopathie, il reproduit le même raisonnement que pour la colique ; il cite néanmoins de nombreuses lésions. A. Ollivier a montré la lésion rénale dans l'intoxication saturnine aiguë ; elle n'est pas douteuse dans l'intoxication chronique. Les expériences faites sur les animaux, à l'aide de doses élevées, ne peuvent nous éclairer : on ne donne du reste aucun renseignement sur l'état du cœur dans les autopsies. Il y a donc l'élément d'un travail important dans la recherche des lésions produites par le plomb sur le système vasculaire. Sans doute nous n'avons pas résolu la question, nous aurons du moins fixé l'attention des médecins sur ce point. Notre but a été de généraliser l'influence du plomb sur l'économie, de l'étendre au système vasculaire : 55 malades ont présenté des lésions du cœur et de l'aorte.

Sous le rapport des professions nous trouvons 34 peintres en bâtiments, 1 peintre sur verre, 1 peintre de voitures, 1 polisseuse en caractères, 1 fondeur en caractères, 1 typographe, 1 plombier, 1 lampiste, 1 fondeur de capsules pour bouteilles, enfin 10 ouvriers ayant travaillé à la fabrique de céruse de Clichy.

Pour les symptômes qui se sont manifestés en dehors du cœur, nous trouvons : coliques, 46 fois — arthralgies, 18 fois — œdème ou anasarque, 13 fois — céphalée, 10 fois — hémoptysie, 4 fois — bronchite spécifique, 3 fois — tremblement des bras, 3 fois — amaurose, 3 fois — puis exceptionnellement, hémiplégie, aphasie, délire, hallucinations, démence, paraplégie, eczéma, ictère, vomissements, salivation.

Nous renvoyons à notre travail pour les observations et les divisions que nous avons établies d'après la forme des bruits. Nous nous contentons ici de reproduire les conclusions.

L'intoxication saturnine produit des bruits tantôt chlorotiques, tantôt organiques du côté du cœur et des vaisseaux. Au cœur on peut trouver les signes des différentes maladies organiques, rétrécissement et insuffisance aortiques ou mitraux, insuffisance de la tricuspide, péricardite. Souvent les bruits du cœur sont altérés, rudes, parcheminés, séniles ; les claquements, surtout le second, se dédoublent ; les bruits sont successivement soufflés, parcheminés, dédoublés ; le double souffle crural accompagne souvent cette forme des bruits. Plus rarement le double souffle crural existe avec des bruits du cœur normaux. Le double souffle crural est lié à l'intoxication saturnine.

L'augmentation de volume du cœur dans l'intoxication saturnine est évidente. A l'autopsie on trouve la paroi du ventricule gauche hypertrophiée et des altérations athéromato-fibreuses des valvules et des artères. Le plomb peut être employé comme agent thérapeutique dans les affections du cœur, mais il importe de savoir qu'il peut les produire. L'intoxication saturnine peut attaquer directement le cœur sans avoir produit les coliques. Le plomb qui agit thérapeutiquement sur les poumons peut produire la bronchite, l'hémoptysie et l'asthme. Dans l'intoxication saturnine on trouve surtout un double bruit rude ou soufflant au niveau de l'aorte et des sigmoïdes aortiques et le double souffle crural.

§ II. — Rétrécissement mitral et intoxication saturnine (1).

L'étiologie du rétrécissement mitral pur est si pauvre, qu'on nous excusera de risquer celle-ci. Nous avons montré le plomb produisant des lésions des vaisseaux et du cœur. Kussmaul et Mayer, Malassez et Renaut ont insisté sur la rigidité des parois vasculaires, sur la diminution du calibre des artères dans presque tous les organes, sur l'épaississement de la membrane celluleuse des artérioles. Renaut de Lyon rappelle la ténosite que l'on observe quelquefois dans les extenseurs paralysés. Le rein est sclérosé et contracté par le plomb. Tout cela éveille l'idée du rétrécissement mitral d'origine plombique. On est poussé à rechercher la profession des individus atteints de rétrécissement mitral, et on est étonné, dans un nombre respectable

(1) *Bull. Soc. de Méd. de Paris*, 1885.

de cas, de rencontrer des peintres en bâtiments, des compositeurs d'imprimerie, des polisseuses de caractères.

Le plomb produit des lésions généralisées du cœur; il peut produire le rétrécissement mitral pur. Les malades ne meurent pas pendant que nous les tenons; nous ne pouvons pas conclure ferme; il faut attendre.

Taillard, 28 ans, peintre en bâtiments, 1885. Rétrécissement mitral pur. Il n'a pas eu de rhumatisme articulaire aigu; il a eu de l'impaludisme. Colique de plomb en septembre 1884. La gêne pour monter date de cette époque. Le malade se plaint de ses yeux, non de son cœur. Rien n'attire l'attention de ce côté. En septembre 1890 rhythme de rétrécissement mitral pur.

Degasne, 44 ans, fondeur de balles de plomb depuis 7 ans. Rétrécissement mitral pur. Chorée à 9 ans. Coliques de plomb à 39; 4 mois à la Pitié; anasarque.

Lajoye, 52 ans, peintre en bâtiments depuis sa jeunesse. Coliques à 19, 43, 48, 51 et 52 ans. Rétrécissement mitral et insuffisance aortique.

Faure, 38 ans, peintre en bâtiments. Rétrécissement mitral.

Muidebled, 39 ans, fondeur en caractères depuis l'âge de 14 ans. 1867. Rétrécissement mitral. Coliques à 27 ans, rechute tous les ans. Aux coliques a succédé la paralysie des extenseurs. Dédoublement du 2e claquement et roulement diastolique.

Lurette, 27 ans, fondeuse en caractères depuis l'âge de 12 ans, 1882. Elle n'a pas été malade étant jeune; elle jouait comme les autres enfants. Réglée à 11 ans, elle ne l'a jamais été bien. Elle a cessé de manier le plomb depuis 2 ans. Hémoptysie il y a 3 ans. Elle a eu des fausses couches de 4 mois et de 6 semaines, il y a 2 ans et 1 an, ayant encore des coliques de plomb. Elle a eu 3 fois des coliques de plomb, il y a 3 ans, 2 ans et 1 an. Elle ne peut pas monter sans avoir des battements de cœur depuis un an. Chorée droite il y a 1 an, venue lentement et ayant duré 6 semaines. Nouveaux accidents il y a 2 mois à la suite d'une chute dans l'eau.

Hémichorée droite. Bras droit toujours en mouvement; jambe droite parfois. Douleur du côté droit de la face. P. 72 régulier. On n'a pas examiné le cœur. Nous trouvons un rétrécissement mitral pur ou du moins les signes. La chorée disparaît. La malade ne peut pas parler ; la langue est convulsée, on saisit le commencement de chaque mot. Même rhythme du cœur. Dédoublement du 2e claquement ; roulement diastolique. Pas de souffle.

Buisson, 44 ans, polisseuse de caractères depuis l'âge de 13 ans, 1885. Elle a eu des coliques de plomb il y a 5 ans et 2 ans. Dès son enfance elle ne pouvait ni courir ni monter. Rhumatisme articulaire aigu de trois mois l'an passé. Elle avait de la gêne, des palpitations avant son rhumatisme. Rétrécissement mitral. Nous trouvons de l'insuffisance aortique que personne n'accepte. Septembre 1890 rétrécissement mitral et insuffisance aortique.

Courdova, 40 ans, peintre en voitures depuis 20 ans, 1885. Pas de rhumatisme. Un peu de paralysie des extenseurs. Urine un peu albumineuse. Premières coliques il y a 3 ans, les secondes en janvier 1885, les troisièmes il y a 3 semaines. P. 62 régulier, dicrote. Artères dures. Cœur gros ; pointe dans le 6e espace. Bruit strident et soufflant, sternal, au 2e temps. Double souffle crural, sans claquement. Les carotides battent peu. Insuffisance aortique.

§ III. — De l'influence des maladies du cœur sur la menstruation, la grossesse et son produit, de l'accouchement et de l'avortement provoqués (1).

Le 11 octobre 1873, dans la séance de la Société de médecine de Paris, nous avons fait une communication résumée au procès-verbal de la façon suivante: « L'existence d'une maladie du cœur retarde l'établissement des règles. Celles-ci sont irrégulières et prennent souvent la forme de pertes. La stérilité se montre dans un certain nombre de cas. Les fausses couches sont fréquentes. Souvent le fœtus naît à 7 mois 1/2. Souvent l'enfant meurt en nais-

(1) *Bulletin de la Société de médecine de Paris*, 11 octobre 1873, présenté à l'Académie de médecine en 1873 pour le prix Capuron (*Archives de tocologie*, 1875).

sant ou dans les premiers jours. En somme, par le fait de la maladie du cœur de la mère, la vie de l'enfant est très compromise. La mère court moins de danger que celui-ci; dans un grand nombre de cas, elle n'éprouve pas les accidents que l'on pourrait redouter ; cependant il existe des cas de mort avant l'accouchement, immédiatement après la délivrance et dans les jours qui suivent. Sans être effrayé des suites d'une grossesse survenant chez une femme atteinte d'une maladie du cœur, on ne peut cependant pas être complètement rassuré et si l'on est consulté sur le mariage d'une jeune fille portant une lésion cardiaque grave, on ne doit pas porter un pronostic absolument mauvais, mais on ne peut pas s'affranchir de craintes sérieuses. En face d'accidents graves on peut penser à pratiquer l'accouchement prématuré à 7 mois 1/2, et même l'avortement dans le cas surtout où la famille serait constituée par un ou plusieurs enfants ».

Voilà ce qui était consigné dans le procès-verbal du 11 octobre 1873, donnant à peu près la substance d'un travail que nous présentions quelques jours plus tard à l'Académie de médecine pour le prix Capuron.

A cette date, le professeur Peter n'avait encore produit que son observation, de 1864, d'une dame prise à 5 mois de grossesse de phénomènes asphyxiques graves et éprouvant les mêmes symptômes dans une seconde grossesse. Il trouva une insuffisance mitrale, donna du kermès, saigna la malade et arrêta chaque fois les accidents qui semblaient devoir être mortels.

On n'est occupé que de l'action sur les poumons ; il n'est pas question de l'utérus non plus que de son contenu.

Après notre communication du 11 octobre 1873, tout change. M. Peter dans son mémoire de 1875 signale la fréquence des avortements. Il fait suivre une observation recueillie le 19 mars 1874 des réflexions suivantes ; « Ce qu'il y eut de remarquable dans ce cas, c'est d'une part que cinq premières grossesses se terminèrent par l'accouchement à terme, mais que, si ces grossesses furent heureuses pour la mère, il n'en fut pas ainsi pour les enfants qui tous moururent. C'est d'autre part que les trois grossesses ultérieures se terminèrent, la sixième et la septième par un avortement à 5 mois et demi, et la huitième par un accouchement prématuré aux environs du 7e mois. De sorte que cette femme, atteinte depuis longtemps de maladie du cœur, a été huit fois grosse sans pouvoir être mère.

Il ne nous semble pas douteux que la lésion cardiaque n'ait été pour beaucoup dans ces accidents qui frappèrent surtout le fœtus. Il est à noter que c'est cette succession de fausses couches qui conduisit le médecin à rechercher et à découvrir la lésion du cœur. »

On voit le chemin parcouru depuis 1873. « C'est un fait tellement important, dit Porak, que cette succession d'avortements et d'accouchements prématurés chez des femmes qui ne sont pas incommodées outre mesure par leur lésion cardiaque, que dans ces cas il ne faut jamais oublier d'ausculter le cœur. »

Nous avons en effet montré, dans notre rétrécissement mitral pur, l'action de cette lésion sur la grossesse, et c'est parce que le fait est important que nous réclamons la priorité qui ne peut pas nous être contestée.

Avant notre travail nous trouvons peu de chose sur l'influence des maladies du cœur.

Lebert en 1872 s'occupe surtout de l'endocardite suraiguë. Il insiste sur l'existence méconnue des lésions valvulaires qui ne se manifestent par aucun trouble. Il mentionne l'abondance de la menstruation dans ces cas.

Devilliers et Regnauld disent que l'accouchement spontané avant terme soulage la malade et arrête les progrès de l'asphyxie.

Les médecins en général discutent plutôt l'utilité de l'avortement et de l'accouchement provoqués que la fréquence de l'avortement et de l'accouchement avant terme spontanés.

Enfin le docteur Budin, professeur agrégé, publie dans le *Progrès Médical* du 18 octobre 1873 (notre communication est du 11) une observation intitulée : *Maladie du cœur ; grossesses, avortements* qu'il fait suivre des réflexions suivantes : « En présence du fait qui précède et de quelques autres que nous rappellerons plus tard, n'est-il pas permis de se demander si les affections cardiaques n'ont pas à leur tour une action réciproque sur le développement de la grossesse et si dans certains cas, rares sans aucun doute, elles ne sont pas la cause de l'avortement et de l'accouchement prématuré ? »

M. Budin et moi marchions à ce moment dans la même voie : seulement j'avais résolu le problème qu'il commençait à résoudre. Nous avons établi notre étude sur des lésions des orifices qui sont dans un certain nombre de cas plus faciles à fixer que les lésions du myocarde.

Nous nous représentons bien l'état de la mitrale quand nous entendons les bruits du rétrécissement mitral, ou de l'orifice aortique quand les signes de l'insuffisance aortique sont très accentués, mais quand il nous faut séparer, de manière à n'avoir aucun doute, l'insuffisance mitrale de la chloro-anémie, nous commençons à éprouver quelque hésitation. L'insuffisance mitrale n'est pas si facile à distinguer de l'insuffisance de la tricuspide ! Enfin viennent les plaques laiteuses du péricarde et les fameux bruits extra-cardiaques qui achèvent de tout embrouiller.

Avant de diagnostiquer les différentes lésions d'orifices, il faudrait savoir s'il en existe. Ce diagnostic nous paraît délicat dans la grossesse où les souffles prennent facilement une grande intensité. Il faut donc donner des observations détaillées qui permettent de juger du bien fondé du diagnostic.

Nous regrettons que, à propos de maladie ou de lésion du cœur, M. Porak ait parlé de l'hypertrophie du cœur de la grossesse ; c'est un état physiologique. Les auteurs ont discuté sur la réalité du développement du cœur, et ont eu peut-être le tort de ne s'adresser et de ne pouvoir s'adresser qu'à des femmes mortes. Il fallait examiner des animaux.

Pour nous, nous avons constaté par la percussion les différences de volume du cœur suivant les époques de la grossesse, de l'accouchement, de l'allaitement, etc. (*Bulletin de la Société de médecine de Paris*, 1868). Nous n'avons pu conclure qu'à la dilatation du cœur ou même qu'au développement de la matité cardiaque, que ce développement fût dû à l'hypertrophie ou à la dilatation.

Dans quel état est le muscle cardiaque de la femme enceinte physiologique ? Ce n'est évidemment pas avec des autopsies qu'on pourra répondre ? Les animaux seuls peuvent fournir la solution. Quelle variation suivant les auteurs ! Pour quelques-uns la dégénérescence graisseuse semblerait normale.

L'état graisseux ou scléreux du cœur joue un rôle de premier ordre dans la question des lésions du cœur ; malheureusement le diagnostic n'en est pas toujours facile quand les accidents ne sont pas encore graves. Il nous paraît difficile de ne pas faire entrer la maladie de Bright, la néphrite interstitielle surtout, dans les lésions du cœur; il y a là une hypertrophie du ventricule gauche qui passe vite à l'état scléreux.

Dans les tableaux fournis par Marty et par Porak on n'indique pas de cas de lésion du muscle sans lésion des valvules.

Ici nous résumons notre travail déposé en 1873 à l'Académie de médecine de Paris pour le prix Capuron.

Menstruation. — Pour les *mères* qui paraissent avoir eu leur maladie du cœur dès l'enfance, nous trouvons que la menstruation s'est montrée pour la première fois à 11 ans, 4 cas = 12 ans, 3 cas = 13 ans, 5 cas = 15 ans, 5 cas = 16 ans, 2 cas = 18 ans, 5 cas = 20 ans, 1 cas = 22 ans, 1 cas. Cette statistique de 27 cas nous donne exactement comme moyenne 15 ans, c'est-à-dire un peu plus tard que l'époque habituelle.

Si nous examinons la menstruation chez 18 femmes qui dès leur jeunesse paraissent avoir eu des lésions du cœur et *n'ont pas eu d'enfant*, la moyenne de la première apparition n'est plus 15 ans, mais 17 et une fraction, le maximum étant 23 ans.

Quant à l'*irrégularité des règles*, elle est remarquable surtout chez les femmes qui, atteintes de maladie du cœur. *n'ont pas eu d'enfant*. Tandis que toutes ces femmes, sauf une, ont été mal réglées, la moitié seulement des femmes qui, malgré leur maladie de cœur, *ont eu des enfants*, ont été mal réglées ; ce qui est en rapport avec la possibilité de la grossesse.

L'irrégularité des menstrues se lie aux *hémoptysies* que nous trouvons dans la plupart des observations.

Chez 8 femmes nous notons d'abondantes *épistaxis*, qui

souvent précèdent le rhumatisme articulaire et les maladies du cœur.

Dans plusieurs cas, *les règles persistent* pendant une partie de la grossesse ou du moins des écoulements sanguins apparaissent qui n'entraînent pas immédiatement ou nécessairement la fausse couche.

Nous remarquons une disposition particulière aux hémorrhagies sous toutes les formes.

Les *métrorrhagies* ne sont pas rares, soit au moment des règles, soit provoquées par des fausses couches, soit enfin à l'époque de la délivrance.

Nous avons noté la *ménopause* à 21 ans, 25, 26, 27, 35, 44, 46, 47, 48, 49, 52.

Pour les *fausses couches et accouchements à 6 mois*, chez 41 femmes atteintes de maladies du cœur, nous trouvons 21 fausses couches et accouchements à 6 mois.

Les accouchements à 7 mois 1/2 sont assez fréquents au grand avantage de la mère, qui ainsi se préserve de l'asphyxie et au grand détriment de l'enfant.

Pour 40 femmes nous trouvons 5 *mort-nés à terme.*

Le nombre des enfants *morts de bonne heure* (avant 5 ans) serait assez considérable, 37 pour 40 femmes.

D'un autre côté 40 femmes n'élèvent que 14 enfants au delà de 5 ans.

A ce chiffre de 14 il faut ajouter les enfants qui, n'ayant pas encore atteint 5 ans au moment où nous examinions les femmes, ont pu non seulement atteindre mais dépasser les 5 ans. Malgré cette compensation, si, à la série des femmes qui ont perdu leurs enfants avant ou peu de temps après la naissance, nous ajoutons les femmes qui n'ont pas *eu d'enfant* (en partie parce qu'elles étaient atteintes de maladie cardiaque), nous arrivons à cette conclusion que du côté des enfants la perte est énorme.

Tandis que du côté des enfants, soit par la *stérilité* des femmes, soit par la mort prématurée, nous trouvons une perte considérable, nous voyons au contraire la *plupart des mères échapper à la mort prématurée*, pendant la grossesse du moins, car nous ne prétendons pas que la lésion ne puisse pas être aggravée. *Les cas de mort pour la mère* sont beaucoup moins fréquents qu'on serait tenté de le croire. Tantôt les femmes meurent avant d'avoir été délivrées, tantôt immédiatement après l'accouchement.

Le nombre des morts rapides, quelques jours après l'accouchement, est assez restreint. Un intervalle plus ou moins long peut séparer la mort et le dernier accouchement. L'accouchement chez une femme atteinte de lésion des valvules du cœur est donc loin d'être toujours immédiatement funeste.

Ce n'est pas sans étonnement que nous voyons des femmes atteintes de maladies graves du cœur traverser plusieurs grossesses et des allaitements, sans accidents trop sérieux et sans aggravation trop grande.

Ce serait donc une grande erreur que de croire que toute femme atteinte de maladie du cœur, devenant enceinte, soit menacée de mort prochaine.

La maladie du moins est-elle aggravée ?

N'ayant vu un certain nombre des malades que plus ou moins longtemps après leur accouchement, il nous est difficile de faire une réponse bien nette. Toutefois on est surpris de voir des femmes que l'on juge frappées mortellement revenir à une santé presque complète, d'en voir même qui se doutent à peine qu'elles portent une grave maladie du cœur, et peuvent travailler et allaiter leurs enfants, et devenir enceintes tandis qu'elles nourrissent. Quelques-unes ne sont pas œdématiées, et n'ont éprouvé aucune gêne pendant leurs grossesses.

L'accouchement a-t-il offert quelque chose de particulier ? Nous ne pouvons insister ici sur les différents cas qui se sont présentés ; mais en général on a été frappé de la rapidité de l'accouchement.

Bailly, professeur agrégé d'accouchements, nous dit avoir été étonné de la promptitude de l'accouchement (deux heures) chez une dame atteinte de maladie du cœur depuis longtemps, enceinte pour la première fois après 10 années de mariage, mais ne présentant aucun des signes de l'asystolie ; elle n'a pas eu de perte. Il y aurait chez elle une stérilité relative.

Les *suites de couches* sont importantes à étudier, puisque, comme nous l'avons montré, la mort peut frapper la femme quelques heures, quelques jours après la délivrance. L'accouchée est exposée, comme toute autre non cardiaque, aux lésions de l'état puerpéral ; mais ce qui surprend c'est que des œdèmes, des épanchements qui n'existaient pas pendant la grossesse surviennent lorsque la circulation paraît devoir être plus facile, la femme étant délivrée, et ces cas ne sont pas rares.

On voit des cardiaques *donner le sein* à leur enfant ou à des nourrissons étrangers plus souvent que nous l'aurions cru.

Pronostic. — Quelque forte que soit notre tendance, guidée par les seuls faits, à rassurer les esprits sur les suites d'une grossesse compliquée de lésion du cœur, nous ne pouvons dissimuler la gravité réelle du pronostic. Sous l'influence de cet état morbide, la menstruation est troublée, la stérilité est possible, les fausses couches sont nombreuses, les accouchements avant terme fréquents, les enfants exposés à mourir soit en naissant, soit peu de mois après ; la mère est menacée de mort plus ou moins rapide. Mais prenons garde de charger le tableau de couleurs trop sombres. La femme atteinte de maladie du cœur peut accoucher sans accidents graves et se rétablir à peu près complètement. Parfois la maladie ne semble pas aggravée par la grossesse et reste ce qu'elle serait sans cette complication.

Prophylaxie. — Nous disions : « Quant au conseil à donner à une jeune fille atteinte de maladie grave du cœur, bien qu'elle ait quelques chances de ne pas aggraver par le mariage sa maladie et d'avoir des enfants bien portants comme la femme du pasteur dont nous parlait Depaul, nous appuyant sur une observation faite à nous par Constantin Paul que dans les couvents les malades du cœur vivent longtemps, nous lui donnerions le conseil de vivre dans le célibat. »

S'il peut être question de *mariage* pour une jeune fille, c'est probablement parce qu'elle ne se sent pas malade et qu'elle ne présente pas les signes généraux des maladies du cœur. Comment lui dire qu'elle a une maladie du cœur qui peut devenir grave ? Si on le lui dit, elle ne vous croit pas. On le dit aux parents, mais ceux-ci ne savent que répondre à leur fille qui les presse. Dans cette discussion il ne s'agit donc que d'individus n'ayant pas de maladie du cœur à proprement parler et n'ayant encore qu'une lésion du cœur.

Nous n'acceptons pas la proposition de Porak disant que si la jeune fille a une lésion mitrale *quel que soit son degré...* etc... Il faut d'abord être certain qu'on a devant soi une lésion mitrale, ce qui n'est pas toujours facile à établir d'une façon certaine, et vous êtes tenu d'être sûr de votre diagnostic quand de pareils intérêts sont en jeu. D'un autre côté admettons la lésion mitrale ; vous ne tiendrez aucun compte du degré ? ce n'est pas possible, si vous pouvez calculer ce degré.

Porak est d'avis que l'insuffisance aortique *bien compensée* permet le mariage ; pourquoi pas la lésion mitrale peu grave ? Nous conclurions que le médecin n'a pas d'avis à donner dans ce cas, parce qu'on ne viendra le consulter que dans les cas douteux ; la jeune malade n'en fera jamais qu'à sa tête et le médecin n'aura gagné qu'une chose, dire des choses désagréables qui se retourneront contre lui.

Si la jeune fille est mariée, dit Peter, il faut l'engager à ne pas être mère. La recommandation est facile à faire, sera-t-elle suivie ?

La femme est enceinte. L'enfant n'est pas encore viable; nous sommes dans les 6 premiers mois. Quelle conduite tenir ? Nous disions : « Il est bien difficile de proposer l'avortement s'il n'y a pas d'accidents généraux, en vue d'accidents généraux qui peut-être ne viendront pas ; mais même en l'absence d'accidents, si la femme avait déjà un ou plusieurs enfants pour constituer la famille, nous croyons que la discussion serait autorisée. » La discussion en est au même point. Porak ne nous fournit qu'un exemple de femme à 6 mois d'une seconde grossesse, atteinte depuis 2 ans de mal de Bright, d'hypertrophie du cœur et d'insuffisance mitrale avec accès de suffocation redoutables. Injections d'eau chaude dans l'utérus, amélioration et accouchement d'un enfant mort. La santé de la mère se rétablit et un an après elle est dans un état satisfaisant. C'est le seul cas d'avortement provoqué, et il y avait des accidents graves. Nous ne trouvons donc rien qui réponde à notre question. On paraît en général d'avis, comme Porak, d'attendre, de surveiller et de prévenir les accidents par le traitement et les conseils prophylactiques appropriés.

Les cas où on est forcé par l'imminence des accidents à pratiquer l'avortement sont très peu fréquents ; d'après Porak, rarement les accidents sont assez graves au début de la grossesse pour légitimer cette opération dont Porak ne cite qu'un cas à 6 mois.

La grossesse est à 7 mois et demi, et au delà? Les cas d'intervention sont rares ; la nature s'en charge. Mais à cette époque le médecin a plus de liberté. Nous sommes surpris que Porak n'ait pas rencontré un plus grand nombre de cas.

Faut-il attendre pour faire l'accouchement prématuré que la malade soit mourante ? Peut-on se décider un peu plus tôt ? Il y a là un point de pratique important. Dans l'observation de Verardini, l'enfant pesait 3000 gr. ; nous ne savons pas si la malade était à terme. Elle était dans la stupeur. C'est un peu tard.

AMATO. Accouchement forcé d'une femme enceinte de 7 mois, atteinte d'une grave affection du cœur ; incisions sur le col et application de forceps ; l'enfant meurt une heure après sa naissance et la femme 6 jours après.

GUELMI. 1885. Accouchement forcé. Succès pour la mère. Enfant vivant ; suites non indiquées. (Renseignements incomplets.)

BELLUZZI. 1886. Accouchement forcé d'une femme considérée comme agonisante qui succombe 3 mois après. État de l'enfant non indiqué. (Renseignements incomplets.)

AHLFELD. Femme à terme en travail ; attaques probablement éclamptiques. Enfant macéré. Mort de la mère le jour même.

On ne peut considérer ce cas comme appartenant aux maladies du cœur.

Le procédé a-t-il été mauvais ? A-t-on agi trop tard ? Peut-être. Les détails sont vraiment insuffisants.

ARAN. Grossesses successives avec accès d'oppression graves. Actuellement au terme de sa troisième grossesse ; congestion pulmonaire grave avec bronchorrhée et hébétude. L'enfant est mort depuis plusieurs jours. Accouchement artificiel. Fœtus macéré. La femme succombe le troisième jour. (Quelle lésion du cœur ? Action trop tardive.)

THORENS. Femme et enfant meurent le lendemain. Accouchement prématuré artificiel. A quelle époque ?

GRASSI. Insuffisance mitrale et rétrécissement aortique. Pas d'autopsie. On se décide à agir vers la fin de la grossesse. Anasarque monstrueuse. Albuminurie. La femme meurt subitement 3 mois après.

N'était-il pas permis d'agir un mois plus tôt ?

Cohen a été plus heureux dans un cas où il a provoqué l'accouchement au commencement du 9e mois. Souffle de lésion mitrale. Orthopnée. Puis apnée. Succès pour la mère et pour l'enfant.

Dans l'observation de Dubreuilh, de Bordeaux, que nous avons citée, l'accouchement est provoqué à 8 mois au plus. La mère et l'enfant sont sauvés.

Nous ne croyons pas que nous ayons beaucoup à retrancher de ce que nous avons dit : « En général les graves accidents et la mort n'apparaissent pour la mère que lorsque celle-ci a dépassé sept mois et demi. Il y a donc une limite qui nous est en quelque sorte indiquée. L'enfant a-t-il beaucoup à gagner dans le sein de la mère atteinte de maladie du cœur à partir de cette époque ? C'est contestable pour le plus grand nombre des cas. La mère a-t-elle à gagner à la séparation ? Nous le pensons puisque la délivrance a lieu le plus souvent avant terme. Donc chez toute femme atteinte de maladie grave du cœur, n'y eût-il pas de symptômes généraux et à plus forte raison s'il y en a, l'accouchement provoqué à 7 mois et demi doit se dresser devant la responsabilité du médecin qui ne peut se dérober à ce grave moyen ».

Il y a là une question que le médecin ne peut trancher à lui seul et résoudre d'avance. La famille intervient divisée elle-même en intérêts divers. Il serait curieux d'avoir la relation complète d'un cas d'accouchement forcé avant terme en ville et d'entendre les divers avis des différents membres de la famille. Heureusement ce sont là des cas bien rares et je ne suis pas désireux de fournir la relation.

Nous donnerons comme exemple de la réserve que l'on doit apporter quand il s'agit de déconseiller le mariage à une jeune personne le fait suivant.

Mademoiselle R. vient nous consulter accompagnée de son père et de sa mère qui veulent savoir s'il est raisonnable de la marier. Elle est âgée de 20 ans. A 4 ans elle a eu la scarlatine et, 4 mois après, des palpitations. De 7 à 10 ans elle a des épistaxis dont 2 très fortes. Réglée à 14 ans elle l'est toujours bien. Le pouls est régulier, développé. Le cœur est gros. On entend un souffle énorme en jet de vapeur, entre les deux claquements, perçu sur toute la poitrine en arrière. On entend le 1er claquement à droite. Le foie n'est pas gros. Pas de râles. La jeune fille ne se trouve nullement gênée et ne comprend pas qu'on s'occupe de sa santé. Elle est fraiche et rosée. Sa mère s'étant mariée à 23 ans, nous disons à la fille qui du reste est très mignonne et ne paraît pas avoir vingt ans, d'attendre un ou deux ans. Nous l'avions vue un an auparavant dans le même état.

La jeune fille se marie quelques mois après la dernière visite de mars 1880. En février 1882 elle est enceinte de 7 mois et accouche à terme avec des accidents très graves. En septembre 1883, seconde couche sans accidents. Pour une troisième couche, mort.

La malade habitait la province ; nous n'avons pas pu la

suivre. Elle était très délicate. Heureusement la mort ne survient pas toujours. Il ne faut cependant pas affronter trois grossesses. La seconde s'était bien passée.

§ IV. — Rétrécissement mitral pur et grossesse (1).

Nous ne pouvons pas imposer au rétrécissement mitral pur de s'être développé pendant la première enfance, sinon pendant la période intra-utérine. En clinique, il faut un peu plus de largeur ; nous devons admettre que le rétrécissement mitral pur se forme plus tardivement.

Toutefois, il faudrait citer des cas où le cœur, ayant été examiné avant la grossesse par une oreille suffisamment exercée, n'aurait manifesté aucun des signes importants du rétrécissement mitral, signes qu'on rencontrerait plus ou moins loin après l'accouchement, sans qu'il soit intervenu de maladie capable de produire la lésion. Il ne suffit pas que la malade ne se soit pas plainte; le rétrécissement peut exister sans gêne considérable, sans appeler l'attention. Ces cas existent peut-être ; nous ne les connaissons pas.

Que le rétrécissement puisse ou non être produit par la grossesse, examinons l'influence du rétrécissement mitral sur la grossesse. Les uns affirment que l'influence est très mauvaise, les autres qu'elle est à peu près nulle.

Cette divergence est due à la divergence des diagnostics. Les uns admettent le rétrécissement mitral sans signes suffisants, chez de simples chlorotiques ; les autres le confondent avec les autres lésions du cœur, et ce qu'ils met-

(1) *Bull. de la Société de médecine de Paris,* 1887.

tent sur le compte du rétrécissement mitral devrait être attribué aux lésions de la mitrale en général.

Ainsi la plupart des cas donnés par Macdonald au rétrécissement mitral ne lui appartiennent pas. Les autopsies mêmes sont mal interprétées. Il accepte comme signe de rétrécissement un souffle au 1er temps qui indique une insuffisance ou une insuffisance avec rétrécissement large sans valeur.

Bouquet Labrange a fait sa thèse en 1885 sur l'influence réciproque de la grossesse et des maladies du cœur, sous l'inspiration de son maître Porak. Nous avons été appelé pour plusieurs des cas ; nous y prenons un double intérêt. Nous ne nous occupons que des cas de rétrécissement mitral pur.

Quatre malades meurent à la 3e grossesse, à la 3e, à la 5e, à la 2e. La 5e accouche à 7 mois et se rétablit. La 6e est dans un état assez satisfaisant à la suite de 4 grossesses. La 7e accouche pour la troisième fois. La 8e pour la 5e fois.

Quatre femmes meurent, quatre sortent indemnes. Vingt-deux accouchements n'entraînent pas la mort ; quatre sont suivis de mort.

La léthalité des enfants est considérable comme nous l'avons montré le premier ; l'accouchement se fait presque toujours à 7 mois et demi ; nous avons été le premier à le dire.

Dans aucun de ces cas de mort, à diagnostic indiscutable puisqu'il y a eu autopsie, nous ne pouvons faire remonter à une grossesse le début de l'organisation du rétrécissement mitral.

Après avoir relu les observations insérées par Porak dans sa thèse de concours, nous persistons dans l'opinion que le rétrécissement mitral pur n'est presque jamais dû à une grossesse ; aucun auteur ne peut s'inscrire contre cette opinion.

Nous citons néanmoins deux faits nous appartenant, qui n'ont rien de décisif.

Jacquiot, 42 ans, blanchisseuse, présente le type du rétrécissement mitral avec hémiplégie droite et aphasie. Jamais il n'y a doute sur le rétrécissement. Elle courait comme les autres enfants. Ni rhumatisme, ni chorée, ni fluxion de poitrine, ni rougeole, ni scarlatine. Elle n'a jamais été couchée deux jours. Ni épistaxis, ni hémoptysie.

Réglée à 15 ans, bien, elle l'est encore. Elle a à 20 ans un enfant à terme qui vit 10 mois. Elle est malade pendant sa grossesse et reste alitée 5 mois. Elle a des palpitations depuis cette époque.

Nous ne trouvons pas d'autre étiologie que la grossesse. Elle a plus tard une paralysie labio-glosso-laryngée. Nous ne la voyons pas mourir.

On voit tout ce qui manque pour démontrer que le rétrécissement mitral pur avait ici son origine certaine dans une grossesse.

Soulé, 32 ans, brunisseuse. Réglée à 12 ans, bien ; ne l'est plus depuis 18 mois. Epistaxis abondantes étant enfant jusqu'à 16 ans. Une grossesse bonne à 22 ans. Péritonite 15 jours après sa couche. Pas de fausse couche. Fièvre typhoïde à 30 ans. Palpitations depuis sa couche. Le rétrécissement mitral peut remonter à l'accouchement.

Aug. Ollivier, étudiant les maladies du cœur d'origine puerpérale nous montre dans la Xe observation la nommée N. qui n'ayant eu ni rhumatisme, ni chorée, ni fièvres éruptives, ni manifestations syphilitiques, est prise vers la fin de sa 3e grossesse de palpitations. L'étouffement persiste, et 5 ans plus tard, au commencement de sa 4e grossesse, elle a une attaque de paralysie ; il ne survient aucun autre accident, elle accouche à Beaujon. Aug. Ollivier la voit 3 ans plus tard à la Charité où elle entre pour une nouvelle attaque de paralysie ; il constate un double souffle.

§ V. — Des lésions des valvules du cœur d'origine palustre (1).

En lisant les relations des fièvres intermittentes pernicieuses et rémittentes, nous ne serions étonné que d'une chose, c'est que l'endocarde ne soit pas touché. On admet un rapport intime entre ces fièvres et l'hépatite, la dysenterie, la pneumonie, la méningite ; et on n'ajouterait pas l'endocardite.

Les médecins des pays chauds ont signalé des lésions du cœur, des hypertrophies, des atrophies, des congestions, des ramollissements.

Maillot en 1835 constate, dans les 13 autopsies de fièvre paludéenne qu'il peut pratiquer, tantôt la dilatation, tantôt l'hypertrophie du cœur.

Faure (1833-1837) rencontre également le cœur flasque, dilaté et hypertrophié.

En 1846, Kalther note l'hypertrophie d'une cavité, la flaccidité du tissu musculaire, l'épaississement des valvules.

En 1849, Hamernjk dit que le caractère spécial de l'endocardite liée à l'impaludisme est la lésion de la mitrale. Il cite 1 autopsie.

Dutroulau en 1861 trouve des lésions du cœur dans la moitié des autopsies de fièvre intermittente qu'il fait, altération du muscle, épanchement de sérosité dans le péricarde, hypertrophie, atrophie.

Enfin Griesinger (*Traité des maladies infectieuses*), 1864 note, outre des bruits chlorotiques vasculaires et cardiaques, certains cas où, dans le cours d'une véritable fièvre intermittente, des accidents se manifestent du côté de l'endocarde, et l'on peut alors rapporter à la fièvre intermittente

(1) Voir *Bull. de la Soc. de Méd. de Paris*, 1869.

le début de quelque affection chronique, spéciale. Il y a d'autres cas où l'on voit l'endocardite se développer au milieu d'une série de phénomènes assez réguliers de fièvre intermittente. L'apparition d'un souffle au cœur doit porter notre attention sur le développement de ces états morbides. Dans la grande majorité des cas, ils ont trait à l'anémie.

Les auteurs ont donc peu insisté sur l'endocardite et les lésions des valvules dans la fièvre intermittente.

Dans une première série nous rapportons les observations dans lesquelles nous n'avons trouvé comme antécédents que des fièvres intermittentes pour expliquer la lésion du cœur.

D., 38 ans, a été soldat et a contracté en Afrique des fièvres tierces et quartes qui ne l'ont pas quitté depuis qu'il est au service. Il reprend les fièvres en Turquie ; rentré en France depuis 10 ans, il a encore les fièvres qui reparaissent irrégulièrement tous les 3 ou 4 jours. Il n'a pas fait d'autre maladie qu'une fièvre typhoïde, il y a 10 ans ; nous constatons les signes d'un rétrécissement mitral et d'une insuffisance aortique.

V., 38 ans, soldat pendant 14 ans, comme zouave et comme voltigeur de la garde, n'accuse pas d'autre maladie qu'une fièvre tierce qui a duré 3 mois, à l'âge de 30 ans. Les palpitations datent de 5 ans. Aujourd'hui il est atteint d'insuffisance mitrale et aortique avec anasarque et albuminurie abondante.

Nous avons pu rassembler dans notre seule pratique 20 cas de lésion grave des valvules du cœur qu'il nous est loisible de rapporter à des fièvres intermittentes, puisque nous ne trouvons pas d'autre maladie dans les antécédents. Dans 7 cas la lésion observée est le rétrécissement mitral, simple ou compliqué d'insuffisance aortique. Dans 3 cas, l'insuffisance mitrale est ajoutée à l'insuffisance aortique. Dans 3 cas, l'insuffisance aortique est pure. Dans 1 cas, nous trouvons l'insuffisance mitrale simple. Dans 3 cas, c'est une insuffisance de la tricuspide ou un rétrécissement de l'orifice aortique. Sans doute il y a des causes d'erreur; les malades ont pu nous donner des renseignements incomplets. L'âge, la sénilité suffisent à produire des insuffisances et des rétrécissements aortiques. Il y a là cependant un ensemble de faits qui s'impose à notre esprit, 11 sur 20 de nos malades n'atteignent pas 40 ans; notons que 5 d'entre eux ont été soldats et ont conctracté la fièvre intermittente en Afrique, dans la Dobrutscha et en Crimée.

Dans une seconde catégorie, 24 cas, nous trouvons pour les antécédents le rhumatisme articulaire aigu avec la fièvre intermittente, plus ou moins espacés; parfois les accès de fièvre intermittente et les attaques de rhumatisme s'enchevêtrent comme dans le cas suivant.

R., 34 ans, journalier, a été soldat au Sénégal où il a contracté une fièvre intermittente tierce; les récidives ont été nombreuses. La fièvre a reparu en France pendant 8 mois, tierce. Puis est venu un rhumatisme articulaire aigu qui a duré 5 mois, suivi de plusieurs autres En 1852, attaque de paralysie. Il entre à la Charité en 1858 pour des douleurs dans les genoux et pour des accès de fièvre.

Dans 20 cas la fièvre intermittente a précédé le rhumatisme; dans 4 cas le rhumatisme articulaire aigu se manifeste avant la fièvre intermittente.

T., 26 ans, matelot depuis l'âge de 12 ans, est réformé pour une maladie de cœur. A 15 ans il a un rhumatisme articulaire aigu à la Martinique, comme beaucoup d'autres camarades. A 18 ans, au Sénégal, fièvre quotidienne pendant 5 mois. A 24 ans, au Mexique, nouveau rhumatisme articulaire aigu. Il n'est gêné que depuis 7 mois dans son service de matelot; au mois de janvier dernier il a eu de nouveaux accès de fièvre pendant un mois; céphalalgie violente, frisson intense, sueurs abondantes, durée de 2 heures; il a eu un accès dernièrement; il a un rétrécissement mitral.

Dans plusieurs cas, des accès de fièvre intermittente viennent se mêler au rhumatisme articulaire aigu pendant le séjour des malades à l'hôpital.

L., 34 ans, gendarme, à la suite d'un rhumatisme poly-articulaire aigu, est retenu à l'hôpital par une arthrite du genou gauche, le cœur est intact. Pendant son séjour dans les salles, il a, à plusieurs reprises, des accès de fièvre intermittente quotidienne.

Une fleuriste de 16 ans avait eu un rhumatisme articulaire aigu. Elle entre à la Charité pour une lésion cardiaque grave. 3 jours de suite, vers midi, elle a un accès de fièvre d'une heure. Quelques semaines plus tard elle est prise d'angine ; les amygdales sont couvertes de fausses membranes ; puis vient une bronchite généralisée, capillaire et la malade meurt. La rate est couverte de petites papilles comme le foie et le péricarde.

Chez le nommé A... 16 ans, à la suite d'un rhumatisme articulaire aigu nous constatons des accès de fièvre intermittente. Toutes les séreuses sont atteintes l'une après l'autre, retentissant sur les organes qu'elles recouvrent ; endocarde, péricarde, méninges, plèvres, péritoine sont successivement touchés ; quand c'est le tour de la rate, la fièvre intermittente se manifeste.

Le rhumatisme articulaire aigu ne serait-il parfois qu'une fièvre intermittente larvée? Tous deux cèdent au sulfate de quinine.

Conclusions. — Les lésions des valvules du cœur peuvent dépendre des fièvres intermittentes. On note souvent la fièvre intermittente dans les antécédents des malades atteints de rhumatisme articulaire aigu. On observe quelquefois des accès de fièvre intermittente dans le cours du rhumatisme. Le miasme palustre peut produire le rhumatisme articulaire. Le rhumatisme de la rate produit la fièvre intermittente.

Dans la *Revue de médecine* de juillet 1890, G. Rauzier, chef de clinique à la Faculté de Montpellier, publie de certaines localisations cardiaques de l'impaludisme aigu, et conclut : « On trouve fréquemment, chez les sujets atteints de la forme légère de l'impaludisme aigu, des manifestations cardiaques qui passent inaperçues lorsqu'on ne les recherche pas ; elles se traduisent par un souffle au 1er temps et à la pointe qui peut s'accompagner d'œdème, et qui doit être attribué à une insuffisance mitrale fonctionnelle, déterminée elle-même par l'action du poison palustre sur la musculature valvulaire ».

Il est probable qu'il y a des cas légers, effleurants et des cas graves, creusants. Le rhumatisme n'agit pas sur les valvules toujours d'une façon intensive. Comme pour l'ictère nous admettons dans les cas légers le souffle chlorotique et nous rejetons l'insuffisance fonctionnelle dont on abuse. Qu'on nous montre donc dans ces cas l'insuffisance fonctionnelle de la tricuspide, on ne pourra pas le faire ; de ce côté-là nous avons les veines jugulaires comme réactif et contrôle.

§ VI. — Des lésions chroniques du cœur d'origine traumatique (1).

Notre mémoire de 1880 a précédé celui de Barié. On niait l'existence et la possibilité de la rupture de valvules saines ; nous répondions que, dans les lésions produites par des chutes de lieux élevés, par des coups de pied de chevaux, par des instruments contondants, il pouvait venir à la suite de déchirure, de l'endocardite ; il ne nous paraissait pas nécessaire que l'endocardite existât pour que la valvule pût se déchirer. Mais notre but était celui-ci : une maladie du cœur existe ; peut-elle être rapportée à une chute,

(1) Voir *Bull. de la Soc. de Méd. de Paris,* 1880.

à un coup datant de plusieurs années? Maurice Raynaud dit qu'il est certain que les coups, les chutes portant sur la région précordiale ont pu produire l'endocardite avec toutes les conséquences ultérieures qu'elle comporte. Nous ne demandons pas davantage, n'ayant pas eu l'occasion de constater l'existence d'une insuffisance aortique chez un individu venant de subir un traumatisme et indemne de cette insuffisance avant son traumatisme. Il serait bon que les chirurgiens auscultassent avec soin les individus qui viennent de subir un choc violent. Les ruptures traumatiques sont assez rares d'après Raynaud qui ne parle que des oreillettes et des ventricules, et portent presque toujours sur le ventricule droit.

Dans toutes nos observations, l'orifice aortique est intéressé, le plus souvent seul. Nous avons été frappé de l'intensité du second souffle qui plusieurs fois devient piaulant: il y a toujours insuffisance aortique. Nous ne pouvons pas reproduire ici nos 20 observations ; mais nous tenons à répéter nos conclusions : les valvules saines peuvent être déchirées par la pression soit extérieure, soit intérieure. L'orifice aortique est le plus souvent atteint. L'origine traumatique doit être examinée dans l'étiologie. Les lésions chroniques du cœur et de l'aorte d'origine traumatique contondante (coup de pied de cheval, chute, compression) ne sont pas rares.

Sur les 20 observations que nous rapportons, 15 nous appartiennent.

Dans la *Revue de médecine*, 1881, Barié publie un travail intitulé : Ruptures valvulaires du cœur. Il sépare les ruptures spontanées (par effort) des ruptures d'origine traumatique (les seules que nous ayons examinées) et fait des expériences qui démontrent la pression énorme qu'il faut exercer à l'aide de l'eau sur des valvules saines pour les déchirer.

Il ne connaissait pas nos observations. Il cite 13 cas, nous en fournissions 20.

Les maladies du cœur peuvent avoir une origine traumatique.

§ VII. — De l'épistaxis rhumatismale et cardiaque. De l'hémoptysie cardiaque (1).

Les épistaxis souvent sont la première manifestation, chez l'enfant, de la diathèse rhumatismale ou des affections cardio-vasculaires que nous n'observerons qu'à un âge plus avancé. Si le fait est vrai, comme nous cherchons à l'établir, il ne manque pas d'intérêt pour le médecin obligé de voir dans l'épistaxis un signe peut-être menaçant pour l'avenir de son jeune malade.

Quoique banale, l'épistaxis mérite d'être notée dans les observations ; nos anciens lui montraient moins de dédain.

L'arbre vasculaire joue un grand rôle dans la constitution rhumatismale qui aboutit aux maladies du cœur. Nous ne sommes pas étonné de trouver dans ces cas les épistaxis abondantes et fréquentes, surtout pendant l'enfance et la jeunesse.

L'épistaxis apparaît avant, pendant ou après l'attaque de rhumatisme articulaire.

Quant aux *épistaxis dans les maladies du cœur*, elles ne sont même pas mentionnées dans les leçons de Gendrin. Maurice Raynaud en tient compte.

Chez 26 individus nous trouvons les épistaxis et les lé-

(1) Voir *Tribune Médicale*, fév. 1880.

sions du cœur sans l'intermédiaire du rhumatisme articulaire aigu. Tantôt les épistaxis précèdent les lésions du cœur, à des intervalles plus ou moins éloignés, tantôt elles ne se montrent qu'après l'établissement bien décidé de celles-ci. Elles n'existent pas seulement pendant l'enfance; on les trouve au moment de la menstruation et plus tard, à 20, 30 ou 40 ans.

Nous avons noté des épistaxis abondantes et fréquentes chez 74 sujets (nous pourrions en ajouter beaucoup d'autres), 32 hommes et 42 femmes, atteints 47 fois de rhumatismes articulaires aigus avec ou sans lésion du cœur, et 27 fois de lésions du cœur sans rhumatisme articulaire aigu.

L'épistaxis fait place aux autres hémorrhagies à mesure que l'âge avance ; nous avons passé celles-ci sous silence, voulant mettre seulement en saillie les épistaxis dont on s'est peut-être moins occupé. *Nous examinerons plus tard les hémoptysies* et les autres flux sanguins.

L'épistaxis nous fait toucher des yeux la congestion que parfois nous ne faisons que soupçonner, et par son intermittence et ses variations nous fait comprendre les albuminuries passagères, par exemple, que plus d'une fois nous avons constatées à travers le rhumatisme articulaire aigu. N'aiderait-elle pas à expliquer les accidents subits que nous attribuons volontiers à des embolies ?

A cette époque nous tenions grand compte des *hémoptysies* cardiaques et rhumatismales.

Dans notre travail sur le Rétrécissement mitral pur (*Arch. génér. de méd.*, 1877) nous notons parmi les signes du rétrécissement mitral l'*hémoptysie*.

Dans notre travail intitulé : *De l'influence des maladies du cœur sur la menstruation, la grossesse et son produit*

(1875), nous écrivons ceci : « L'irrégularité des menstrues se lie aux *hémoptysies* que nous trouvons dans la plupart des observations. » On ne peut pas dire davantage. Or, ce travail a été déposé en 1873 à l'Académie de médecine pour le prix Capuron.

Avant nous, M. le professeur Peter n'a parlé que d'une dame prise, à 5 mois de grossesse, de phénomènes asphyxiques graves et éprouvant les mêmes symptômes à une seconde grossesse. Une saignée arrêta chaque fois les accidents qui semblaient devoir être mortels.

Nous réclamons notre bien ; nous n'en avons pas trop.

Mouzon, l'un de nos élèves, dans sa thèse inaugurale : *Étude sur la valeur séméiologique des hémoptysies principalement dans certaines formes de maladies du cœur*, 1885, écrit ceci : « Pendant que le professeur Peter s'attachait le *premier* à faire ressortir la connexité pathologique des *hémoptysies* chez les cardiaques dans le cours de la grossesse, question qui devait être reprise et étendue plus tard par le docteur Duroziez, etc. ».

La première observation de sa thèse nous appartient, bien que nous n'y soyons pas cité. Personne ne se doutait du rétrécissement mitral que portait cette jeune fille. On croyait à de la tuberculisation. L'observation est intéressante, nous la donnons telle que nous l'avons recueillie.

Le 9 juillet 1878 je vois dans le service de M. Gérin Roze, à l'Hôtel-Dieu, la jeune Droulin, âgée de 15 ans au plus, qui y est couchée depuis plusieurs semaines pour des cavernes du côté gauche. Personne ne peut se douter en la voyant de la lésion qu'elle porte. Elle est pâle, chétive, rachitique, couverte de taches de rousseur, lymphatique au suprême degré, à cheveux rouges. Elle n'est pas réglée, a eu des épistaxis abondantes, n'a jamais pu courir, n'a jamais eu de rhumatisme articulaire aigu.

Le cœur n'est pas gros. Le 1er claquement est éclatant. En la faisant coucher sur le côté droit on entend un bruit roulant qui paraît présystolique ou diastolique ; le bruit est circulaire, sans césure. Le 2e claquement se dédouble et le ferait encore mieux si le pouls était ralenti. Nous reverrons cette malade qui offre le plus grand intérêt et qui présenterait cette circonstance assez rare de la combinaison d'une maladie du cœur avec la tuberculisation.

10 juillet. Gérin Roze nie le rétrécissement mitral. On entend très bien, tac-roû. Le cœur est petit.

11 juillet. Gérin Roze admet le rétrécissement mitral.

Mouzon, qui était élève dans le service où j'allais souvent, n'a connu que par nous ce rétrécissement mitral nié même par le chef de service à qui je le montrais. Il a trouvé des hémoptysies dans les antécédents.

Nous avons accepté le diagnostic du service pour les poumons.

Mouzon rejette la tuberculisation, il n'y a pas d'autopsie pour régler le différend. Il note des doigts hippocratiques, la poitrine peu développée, moins à droite qu'à gauche, le poumon droit très sonore. En avant et à gauche des râles humides, disséminés et en assez grand nombre pour gêner l'auscultation du cœur. Dans la fosse sus-épineuse du même côté, respiration un peu soufflante, indiquant un peu de congestion du lobe supérieur. Rien à l'auscultation du poumon droit.

Quoi qu'il en soit l'hémoptysie dépend aussi souvent d'une maladie du cœur et de l'hystérie que de la tuberculisation.

CHAPITRE VIII

TRAITEMENT

Les maladies du cœur étant aussi nombreuses et aussi variées que la pathologie entière, il nous faudrait passer en revue tous les médicaments ; nous sommes obligé de nous restreindre à ceux qui sont plus spécialement applicables au cœur, aux médicaments cardiaques, en tête desquels reste la digitale, la plante au cœur, qui a le privilège d'être employée à la fois dans les états aigus et dans les états chroniques. Chaque médecin a la prétention plausible de guérir les états aigus du cœur et de prévenir les lésions chroniques organiques. Bouillaud plus que tout autre avait cette conviction et, si quelqu'un devait réussir, c'était mon illustre maître ; il ne reculait devant aucune audace, devant aucun sacrifice ; il n'atteignait pas la fureur de Botal. Hâtons-nous de dire qu'il n'a jamais tué aucun de ses malades atteints de rhumatisme articulaire aigu, quoi qu'il les saignât fort ; dans ce temps-là nous savions saigner.

§ I. — Maladies aiguës.

Il faut commencer l'étude du traitement des maladies du cœur par les moyens qui peuvent s'opposer à leur naissance, et nous n'en connaissons aucun qui ait plus de chance de succès que les saignées coup sur coup de Bouillaud.

La réaction est trop vive après une période d'enthousiasme exagéré. On ne saigne plus. Nous ne pouvons pas admettre, et nous ne sommes pas fanatique, qu'une saignée ou une application de ventouses scarifiées soient inutiles et dangereuses en cas d'endo-péricardite. On peur des émissions sanguines et on prodigue les poisons à large dose. Nous n'avons jamais vu d'accidents produits par les saignées de Bouillaud dans le rhumatisme articulaire aigu ; nous ne pourrions pas en dire autant des poisons. Il faut avoir pratiqué le traitement de Bouillaud pour admettre son innocuité. Les malades restaient moins longtemps à l'hôpital que pour les autres traitements. Étaient-ils mieux à l'abri des maladies du cœur ? Ici est la vraie difficulté. La lésion des valvules ne se fait pas au moment de la crise ; il s'établit une désorganisation lente qui mine sourdement les valvules. On déclare guéris des malades qui ne le sont pas ; la diathèse reste et travaille. C'est là le point de l'attaque qu'on peut diriger contre le traitement de Bouillaud ; les autopsies de rhumatisme articulaire aigu chez nous sont exceptionnelles. Pourrait-on apporter quelque modération à l'emploi des saignées coup sur coup ? Nous sommes de cet avis, sans pouvoir l'affirmer ; mais les supprimer, c'est un tort. On ne fait pas mieux aujourd'hui avec le salicylate de soude qui rend des services dont nous ne nous passerions pas, mais qui ne guérit pas mieux, ni plus vite ; il ôte la douleur, c'est énorme.

Bouillaud n'est pas le seul à imposer l'énergie et la rapidité comme condition de succès. Hope avait recours à une médication non moins énergique et non moins rapide, mais qui diffère de celle de Bouillaud par l'emploi des préparations mercurielles à haute dose. Le lecteur ne sera pas fâché de voir quelle frayeur inspirait à Hope la péricardite.

« Dans la péricardite aiguë le traitement antiphlogistique doit être aussi énergique et prompt que possible. Le retard de quelques heures peut être irréparable; l'hésitation peut compromettre le malade.

Si l'attaque est récente, si la force le permet, le sang doit être tiré rapidement par une large incision, le malade debout, presque jusqu'à la syncope. De 25 à 40 sangsues, suivant la force, doivent être appliquées sur la région précordiale aussitôt que la faiblesse dépendant de la saignée disparaît et que la réaction commence, ce qui arrive généralement au bout de 10 minutes, d'une heure ou deux.

Si la douleur n'est pas supprimée, l'application de sangsues, et dans quelques cas la saignée générale peuvent être répétées 2, 3 fois ou plus, suivant la force, à des intervalles de 8 ou 12 heures ; ou, ce qui est une règle meilleure, aussitôt que le pouls et l'impulsion du cœur indiquent un retour de réaction.

Tous les cas ne réclament pas un traitement aussi énergique. J'ai vu une application de sangsues abondante ou de ventouses scarifiées abattre subitement des symptômes formidables.

Quand le malade en raison de l'âge, de la faiblesse de la constitution ou de l'état avancé de la maladie ne peut pas supporter une déperdition considérable, la saignée locale est préférable à la saignée générale ; on retire par les ventouses 500 gr. ou plus, ou on applique 20, 30, 40 sangsues ; je préfère les ventouses.

Les émissions sanguines ne suffisent pas ; il faut employer le mercure, l'ancre de salut. Je ne vais à la salivation que si je suis contraint. J'administre 0,30 à 0,50 de calomel ; ou mieux 0,25, 0,35 de masse de pilules bleues, associé à 0,06 ou 0,08 d'opium pour éviter l'effet purgatif, 3 fois par jour, après la première saignée et un purgatif.

On peut même employer 0,60 de calomel avec 0,10 d'opium pour la première dose et 0.15 avec 0,03 d'opium chaque 3 heures.

On peut ajouter des frictions mercurielles ou les substituer au mercure pris à l'intérieur, s'il est mal supporté : soir et matin de 8 à 30 grammes d'onguent mercuriel double. Pour éviter une salivation inutile, la quantité de 30 grammes ne sera pas employée plus de 3 à 4 fois à moins qu'elle remplace complètement les préparations internes. La sédation des symptômes suit immédiatement l'action sur les gencives, qu'on entretiendra 8 ou 10 jours ou même plus ; si la douleur continue et que la période des sangsues soit passée, on a recours aux vésicatoires coup sur coup. Parfois il en a fallu 3 ou 4.

C'est au médecin à choisir suivant les cas entre tous ces moyens. — Quand on emploie le mercure, on tire peu de sang ; l'indication des émissions sanguines cesse vite.

L'énergie des remèdes doit être proportionnée à l'état du malade ; le but est toujours le même, abattre rapidement le cœur et le tenir abattu pendant quelque temps. Si, au bout de 40 heures, on a vaincu la maladie, souvent elle ne se relève pas.

Cette énergie qui peut paraître excessive est une économie pour les forces du malade.

On emploiera les boissons délayantes, 5 grammes de bitartrate de potasse ou 3 grammes de nitre par litre de tisane en quantité illimitée.

La diète consiste en eau d'orge, eau de gruau, thé léger, arrow-root.

Quand l'agitation, l'insomnie sont grandes, on ordonnera

avec avantage 6 à 8 grammes de teinture de jusquiame avec la même quantité de teinture de digitale (il faut remarquer que la teinture de digitale anglaise est moitié moins forte que la nôtre) dans une potion qu'on renouvellera 3 ou 4 fois par jour. Il faut s'arrêter avant les accidents toxiques.

Les récidives sont communes ; mais elles sont moins dangereuses que la première atteinte, et cèdent plus promptement. Là le danger est dans une action trop vive.

Un usage modéré des émissions sanguines et du mercure suffit ; l'application des sangsues ou des ventouses scarifiées est plus efficace et moins épuisante que la saignée. Les vésicatoires sont dans ce cas particulièrement utiles et peuvent être répétés à court intervalle.

Dans les cas où les souffrances sont accompagnées d'insomnie, on donne de 2 à 4 centigr. d'extrait de jusquiame au moment de se coucher et des doses modérées de teinture de digitale pendant le jour, obviant à l'effet toxique de la dernière en la supprimant pendant 2 jours, chaque 3 ou 4 jours. Une hydropisie générale peut survenir s'il y a beaucoup d'obstacle à la circulation et doit être combattue par les diurétiques usuels ».

Une grande atténuation est apportée par Hope à l'énergie de sa médication ; le médecin reste juge de l'application.

La pratique de Hope différait de celle de Bouillaud surtout par l'emploi du mercure. Serait-il possible que l'intoxication mercurielle détruisit les microbes du rhumatisme articulaire aigu et par conséquent de la péricardite et de l'endocardite ?

Bouillaud employait les vésicatoires plus tôt et plus énergiquement que Hope. Il les appliquait largement sur les ventouses scarifiées ; l'absorption cantharidienne était considérable, Bouillaud recherchait l'intoxication qui tue les microbes ; cette interprétation de l'action cantharidienne est proposée par nous. Le résultat est différent suivant qu'il y a vésication ou intoxication.

Pour Bouillaud la cantharide remplaçait le mercure ; il employait cependant les applications mercurielles sur les jointures.

On a employé le sulfate de quinine à la dose de 3 grammes avec un succès douteux ; Briquet ajoutait les émissions sanguines.

Le bicarbonate de soude, le bicarbonate de potasse ont été donnés à hautes doses, 30 grammes ; de même que le nitre dont Gendrin a été le prôneur.

On a employé la vératrine à des doses variées ; nous l'avons vu produire des accidents à des doses de 0,003 ou 0,004.

Tous ces médicaments ont été remplacés par le salicylate de soude qui a pour effet de diminuer et de supprimer rapidement les douleurs articulaires. L'effet sur le cœur est-il aussi merveilleux ? Nous ne le croyons pas. On a dit qu'il ne supprimait la lésion du cœur qu'à la condition d'avoir été administré le 1er ou le 2e jour de la première atteinte de rhumatisme articulaire. Pour une seconde atteinte, il serait impuissant, même administré le premier jour. N'est-ce pas en avouer l'impuissance ?

§ II. — Digitale.

Au premier rang des médicaments cardiaques trône la digitale, le gant de Renard (fox glove) disent les Anglais, le gant de Notre-Dame, disent les Bretons, la plante au cœur, nous disons. Nous l'aimons et la redoutons. En Bretagne elle est chez elle, parmi les genêts ses vassaux.

Avec Bouillaud, avec Quévenne nous l'avons étudiée avec passion; elle nous a toujours attiré, et toujours elle nous a fait peur. Malheur à ceux qui s'abandonnent à elle! Nous avons réagi contre la confiance qu'on lui accordait. Notre cri a été entendu, répété par toute la presse. Les médecins ont été effrayés par la nécrologie digitalique que nous avons évoquée. La digitale guérit, mais elle tue si on n'y prend garde.

La peur de la digitale est notre meilleur titre. Nous aurons été utile.

Un point domine l'étude de la digitale; c'est sa provenance, l'époque de la cueille, la conservation de la poudre ou des feuilles, en un mot, sa santé.

Quévenne s'est attaché à donner les signes de la bonne digitale. Elle varie comme les digitalines. L'azotate d'aconitine n'est pas le même suivant qu'il est préparé avec l'aconit de la plaine ou celui de la montagne.

Nativelle est arrivé à dégager une digitaline à laquelle ne peuvent être comparées les digitalines allemandes, ainsi que l'a démontré Laborde. La digitaline d'Homolle et Quévenne, même avec le procédé du chloroforme en est encore éloignée. Qu'il s'agisse de la digitale ou de la digitaline, la provenance exige l'attention du médecin, sous peine de mort du malade.

Comme tous les grands médicaments, la digitale a été employée sous les *formes les plus variées*: poudre, infusion et macération de poudre ou de feuilles, extrait aqueux, extrait alcoolique, teinture alcoolique, teinture éthérée, sirop, vin de l'Hôtel-Dieu, dit de Trousseau; en cataplasmes, en lavements, en frictions, en application sur des surfaces vésiquées.

Y a-t-il un *mode d'emploi* préférable? Oui. Les cataplasmes de feuilles sont peu employés en raison probablement de leur peu d'efficacité ; nous ne savons rien en dire. Les embrocations avec la teinture de digitale peuvent être employées sans inconvénient, mais aussi sans grand avantage. Les lavements avec l'infusion provoquent des coliques et sont difficilement gardés ; nous nous en sommes peu servi. Le pansement des vésicatoires avec la poudre est un moyen douloureux, irrégulier ; nous ne le recommandons pas.

Y a-t-il une *préparation préférable* ? Les digitalines ont-elles l'avantage sur les autres préparations ? Bouillaud employait la digitaline d'Homolle et Quévenne qui n'était déjà pas la même que celle préparée aujourd'hui avec le chloroforme. Chaque masse diffère de la précédente ; les granules d'une même masse ne se ressemblent pas comme force ; le moyen n'est pas mathématique. Les digitalines allemandes sont très faibles et inspirent une mauvaise sécurité ; on s'habitue à ne pas redouter la digitaline.

La digitaline de Nativelle obtenue avec l'alcool est d'une énergie redoutable, mais sûre, on ne doit l'employer que par quarts de milligramme, un, deux ou trois ; un milligramme ne doit être administré qu'un jour.

Laborde et Duquesnel ont comparé deux digitalines ; l'une porte la marque authentique d'une fabrique allemande de grand nom ; l'autre est la digitaline de Nativelle. On injecte sous la peau de deux grenouilles une même quantité. Sous l'influence de la digitaline de Nativelle, 3 minutes après l'injection, le pouls s'accélère, le cœur se contracte avec énergie, se dilate avec une difficulté croissante. Une minute après il y a déjà de longues intermittences ; l'arrêt du cœur est imminent. Une minute après l'arrêt est définitif en systole forcée ; le cœur est revenu sur lui-même, rapetissé et fortement ridé, complètement vide de sang. — Pendant ce temps le cœur placé sous l'influence de la digitaline allemande continue à battre à peu près normalement. Ce n'est que 25 minutes après l'injection que se manifeste une tendance à la rétraction systolique, mais la régularité est parfaite. Trois heures après, les contractions sont plus lentes, ont perdu de leur amplitude, mais sont régulières. Une heure et demie après, le pouls reste régulier et lent. Le lendemain matin le cœur est trouvé arrêté en forte réaction systolique ; l'animal réagit encore aux excitations périphériques.

Les doses employées étaient considérables, peut-être mille fois trop fortes pour la digitaline de Nativelle, 5 milligrammes pour une grenouille.

Laborde passe à la digitaline des hôpitaux. Elle se distingue des deux premiers échantillons par son aspect et sa couleur. Tandis que ceux-ci sont décolorés et en poudre fine et cristalline, elle est jaunâtre orangée et en poudre grossière ; à peine est-elle amère ; traitée par quelques gouttes d'acide chlorhydrique et chauffée, elle ne prend pas la couleur vert émeraude ; traitée par le chloroforme, elle laisse un abondant résidu. Sous l'influence de cinq milligrammes, l'arrêt définitif du cœur d'une grenouille ne se produit qu'au bout de 18 à 20 heures. Un cobaye à qui on injecte un centigramme ne meurt que 24 heures après ; un autre auquel on injecte un demi centigramme meurt 48 heures après l'injection.

La digitaline chloroformique amorphe du Codex faite d'après la formule d'Homolle est indiquée très amère et donnant avec l'acide chlorhydrique la réaction vert émeraude ; elle différerait de celle fournie par la pharmacie centrale des hôpitaux.

INFUSION ET MACÉRATION DE DIGITALE. — Nous voyons quelquefois préférer l'une à l'autre. D'après Quévenne, 2 grammes de poudre libre infusée pendant une demi-heure et agitée 4 fois à intervalles égaux donnent 0,94 (47 pour 100) d'extrait, tandis que la même quantité macérée pendant 4 heures et agitée huit fois à intervalles égaux donne 0,92 (46 pour 100) d'extrait. L'infusion donne donc 1 pour 100 d'extrait de plus que la macération.

Les quantités de poudre infusée ou macérée, à prendre dans la journée, varient de 0,10 à 4 grammes, prescrites par des médecins éminents qui tous affirment leurs succès quand ils ont administré la digitale dans des cas opportuns. Hirtz employait plutôt la digitaline et la teinture de digitale que l'infusion ou la macération dans les maladies du cœur. Nous avons à enregistrer à son actif des accidents produits par l'infusion dans des maladies du cœur.

Quand Withering débuta en 1777 dans ses essais, la digitale était donnée par des commères à toutes doses. Il commença par 11 ou 12 grammes de feuilles sèches à faire bouillir dans 300 grammes d'eau. On faisait prendre deux cuillerées toutes les deux heures. En 1785, l'année de la publication du travail de Withering, la digitale ne doit plus être donnée dans l'hydropisie qu'en petites doses, deux ou trois grains (0,15 ou 0,20) par jour et ainsi graduellement sans attendre d'autres effets que les effets diurétiques modérés et sans interruption jusqu'à guérison. Mais, dit-il, la dose a peut-être été trop forte. Décidément quatre grains (0,26) par jour suffisent ; il ne parle plus d'augmentation progressive des doses. Si on préfère administrer le médicament dans un liquide, il prescrit 4 grammes de cette feuille qu'on fait infuser pendant 4 heures 1/2 dans 500 grammes d'eau bouillante à laquelle on ajoute une once d'eau-de-vie. Une once de cette infusion deux fois par jour est une dose moyenne pour un adulte. Si les symptômes sont très urgents et le malade vigoureux, on donne une once en huit heures. Mais dans bien des cas il faut s'arrêter à une demi once.

La demi once deux fois par jour, ainsi que Withering le recommande dans bien des cas, représente 25 centigrammes de poudre en infusion par jour.

On cessera au premier début d'un effet « sur le rein, l'estomac, le pouls ou les intestins », dit Withering ; nous ajoutons le cœur, les poumons, la tête, l'individu tout entier.

Quand on va plus fort, on s'expose à pouvoir présenter 14 cas de mort que nous pourrions relater, si la publication ne s'y opposait.

Le vin de Trousseau (vin de l'Hôtel-Dieu), vin de digitale composé du nouveau Codex, a été très diminué de force ; nous y avons contribué en montrant les dangers de l'ancienne préparation qui contenait beaucoup trop de digitale et qu'on confondait avec le vin de la Charité sans digitale et non dangereux. Aujourd'hui 20 grammes de vin de Trousseau, de vin de digitale composé correspondent à 0,10 de poudre de digitale ; il contient des squammes de scille, des baies de genièvre et de l'acétate de potasse. La quantité de digitale a été réduite de 15 à 5.

Le sirop de digitale du Codex n'a pas été modifié, comme nous le demandions, on a eu tort ; il est trop fort. Vingt grammes (une cuillerée à soupe) correspondent à 0,50 de teinture alcoolique, ce qui fait 26 gouttes, dose trop forte pour une cuillerée de sirop. Regnauld estime mauvaise la préparation du Codex ; elle s'altère vite ; elle devrait être remplacée par la formule de Soubeiran qui indique les feuilles de digitale au lieu de la teinture alcoolique ; il ajoute que les 0,50 de teinture correspondent à 0,33 d'extrait alcoolique. Nous conseillons de n'employer le sirop du Codex que par cuillerées à café ; il est dangereux.

LA TEINTURE ÉTHÉRÉE DE DIGITALE est une préparation très irrégulière à cause de sa volatilité ; elle est peu employée. Nous citerons une observation à cause de sa rareté. Cette préparation peut être considérée comme alcoolique puisque le véhicule employé contient 712 parties d'éther pur et 288 d'alcool à 90°. L'éther sulfurique à 65° Bᵉ, c'est-à-dire presque pur ne dissout pas la digitaline cristallisée. On s'est servi d'éther à 54° Bᵉ. Tempér. 15° C. dont on a employé les proportions de l'ancien Codex, c'est-à-dire 30 gr. de poudre pour 120 gr. d'éther, et on a laissé macérer 15 jours en agitant plusieurs fois par jour. La teinture obtenue renfermait une quantité d'extrait qui était de 7,60 0/0 du poids de la poudre employée.

Nous l'administrons à un jeune garçon de 16 ans, atteint de lésion généralisée du cœur chez lequel nous avons employé la digitaline d'Homolle et Quévenne, la non chloroformique ancienne, à la dose de 6 milligrammes, la poudre de digitale à la dose de 0, 40, la poudre en infusion à la dose de 0, 75 ; les doses extrêmes n'ont été données qu'un jour. Nous donnons 0 gr. 80 (30 gouttes au goulot) de teinture éthérée. 2 jours, 50 gouttes, 2 jours, 90 gouttes, 2 jours, 120 gouttes (3 gr. 20) 1 jour. Le pouls reste à 100 régulier ; pourtant, le jour où il prend 120 gouttes, nous notons P. 68 irrégulier, pendant le sommeil. L'appétit reste bon. Un peu de somnolence. Le lendemain des 120 gouttes, le pouls est à 84, régulier, pendant le sommeil. Nous donnons 80 gouttes (toujours comptées par Quévenne au goulot). Le lendemain nous trouvons encore le malade endormi. Il dit avoir constamment envie de dormir. Nous supprimons la teinture. Nous notons le second jour P. 80. Encore un peu d'assoupissement. Bon appétit. Le 3ᵉ jour P. 100. La somnolence a disparu. —

L'action sur le tube digestif a été nulle. Le pouls a marqué 68 un jour. (Les 6 milligrammes de digitaline l'avaient amené à 50 avec des vomissements.) L'action a été passagère. C'est la somnolence qui a été le symptôme le plus remarquable. Avec 3 gr. 20 de teinture éthérée nous n'avons pas eu d'accidents importants. D'après Quévenne pour représenter les 6 milligrammes de digitaline il eût fallu administrer environ 5 grammes de teinture éthérée. On pourrait mettre à profit cette faculté de la teinture éthérée de provoquer la somnolence. En somme, l'estomac l'a bien supportée ; l'appétit a même été accru. Le pouls a été ralenti et assez régulier. La dose est de 3 à 5 grammes ; ce n'est pas la dose de la teinture alcoolique.

On reproche aux *extraits alcooliques* d'être trop irréguliers. L'extrait alcoolique, employé dans les observations suivantes, a été préparé en épuisant avec de l'alcool à 80° par la méthode de déplacement de la poudre de premier choix. On a évaporé le liquide avec beaucoup de précaution d'abord au bain marie, puis à l'étuve : on a obtenu ainsi 47 0/0 d'un extrait sec et dur.

Nous donnons à une femme de 26 ans 0,10 de cet extrait alcoolique ; elle se plaint immédiatement de nausées. Nous donnons 0,20 le lendemain et sommes arrêté par la répugnance de la malade qui peut prendre ensuite 0,30 d'extrait aqueux pendant 7 jours. Le pouls vient de 72 à 60. La malade se plaint de dévoiement et de coliques.

On voit la différence de puissance de l'extrait alcoolique et de l'extrait aqueux.

A une femme de 72 ans nous donnons 0, 30 d'extrait alcoolique ; le pouls reste à 84. On s'arrête un jour. Elle prend 0,40 pendant 2 jours. Le pouls reste à 88 : la malade a une oppression très grande et du délire pendant la nuit. On s'arrête 2 jours. Le délire cesse. La malade reprend 0,40 pendant 2 jours, Le délire revient la nuit pendant 4 jours et cesse. Le pouls est resté à 80. 0,40 d'extrait alcoolique ont donné le délire et n'ont pas ralenti le pouls.

Un homme de 64 ans prend 0 30 d'extrait alcoolique pendant 3 jours. Les nausées nous arrêtent. Le pouls baisse de 60 à 44 après la suppression du médicament, 0,30 pendant 3 jours sont une dose trop forte.

La poudre quand elle est de bonne provenance est très active et produit vite des accidents graves, tellement graves qu'on hésite à les lui attribuer.

Un homme de 46 ans atteint de maladie du cœur prend 0,20 de poudre pendant deux jours, un jour de repos, puis 0,20 pendant 4 jours, et 0,30 pendant 4 jours. Les vomissements la font suspendre. Il reste de la douleur à l'épigastre pendant une vingtaine de jours. Le pouls qui était à 68 tombe à 36 et reste à 36.40 pendant 16 jours après la cessation du médicament, 8 jours plus tard il est encore à 48.52. Ainsi 24 jours après la cessation, le pouls n'a pas recouvré son chiffre de début et même en est loin. Le malade urinait 4 litres avant l'administration de la digitale, il urine 4 litres pendant l'usage du médicament, mais après la cessation le chiffre tombe à 1 litre et ne se relève à 3 litres que 24 jours après.

Nous pourrions citer beaucoup d'exemples qui démontreraient que la poudre de digitale, bonne, est un poison violent à suite prolongée. C'est par doses d'un centigramme, 4 ou 5 fois par jour, qu'il faut prescrire la poudre de digitale. On peut tomber sur de la bonne poudre.

L'extrait aqueux de digitale est très peu employé, il est beaucoup moins actif que l'extrait alcoolique.

La *teinture alcoolique*, la seule préparation un peu constante, est employée à des doses variées qui vont de quelques gouttes à 250; dans le delirium tremens on ne compte plus, 10 et 12 grammes ; nous ne conseillerons jamais ces doses folles. On ne sait pas assez combien il y a de gouttes pour un gramme de teinture. Au compte-gouttes, on trouve 53 gouttes de teinture alcoolique et 90 gouttes de teinture éthérée.

Il ne faut donc pas prescrire indifféremment 20 gouttes ou un gramme, comme nous le voyons souvent faire. Les gouttes comptées au goulot sont un tiers plus fortes que celles comptées au compte-gouttes, et varient suivant la forme du goulot et la quantité de liquide contenu dans la fiole.

On emploiera le plus souvent 10 ou 15 gouttes de teinture alcoolique ; plus on augmentera le nombre des gouttes, plus tôt on devra s'arrêter.

Quoique la teinture alcoolique soit une des préparations les plus stables, elle est encore loin d'être constante. Bien préparée elle est énergique ; il faut s'en méfier.

§ III. — Doses et équivalents des différentes préparations de digitale.

Quand on cherche à fixer la dose de chaque préparation qui convient à chaque cas et les doses équivalentes des différentes préparations, on s'aperçoit que le travail est énorme et qu'une longue observation est nécessaire ; on est étonné de l'accumulation des médicaments qu'on nous propose tous les jours. Tant de conditions de sécurité pour que l'observation soit exacte, vraie, sont indispensables, que ce n'est qu'à la longue, par les efforts répétés de beaucoup d'acharnés travailleurs, qu'on arrive enfin à peu de chose.

Il faut être sûr du médicament, de sa préparation ; il faut que les aides aient la même passion, la même folie que l'expérimentateur. Il faudrait récolter les plantes soi-même, être son chimiste, son pharmacien, administrer soi-même les médicaments, veiller à ce que les pilules ne restent pas en route et noter les résultats soi-même, ne se fier à personne, tout faire soi-même. Dans les injections sous-cutanées faites par soi-même il n'y a pas de fraude possible quand la préparation est bien faite; aussi est-on obligé d'aller doucement, il n'est pas permis de s'emporter. Que de saignées dans les hôpitaux n'ont été faites qu'à moitié ! Pour que le chef trouvât son compte, on ajoutait de l'eau ; je les ai toutes faites moi-même ; je ne tenais compte que de celles-là. Que d'observations faites sur des substances qui n'ont jamais été données ; il reste dans les hôpitaux quelques souvenirs qui forcent la méfiance.

Il ne faut pas croire que, dans une maladie du cœur, l'état du pouls et du malade soit le même d'un jour à l'autre et aux différentes heures du jour et de la nuit. Les fluctuations existent ici comme partout. Nous ne pouvons pas reproduire le détail des observations.

Quévenne, d'après les expériences faites sur lui-même, assimile 1 milligramme de la digitaline ancienne et 7 ou 8 centigrammes de poudre de digitale de très bonne nature. Or il prend huit fois 4 granules et une fois 6 granules sans accidents trop graves. Puis il prend trois fois 0,20 de poudre et cinq fois 0,30 ; il n'entre en convalescence de la maladie qu'il s'est imposée que dix jours après avoir cessé son expérimentation.

Pour que son assimilation fût juste, il eût dû prendre 3 grammes de poudre correspondant, suivant lui, aux 38 granules qu'il a prises ; il n'a usé que de 1,40 de poudre et il a été très malade. Ce ne sont donc pas 8 centigrammes qui correspondent à 1 granule, pas même 4 centigrammes ; peut-être 2 centigrammes ; il faut tenir compte des accidents graves. Il s'agissait, nous le répétons, de bonne poudre comme dans le cas suivant.

Chez un enfant de 14 ans atteint de grande maladie du

cœur, nous donnons 17 jours de suite 4 granules de digitaline, celle de Quévenne; il a, il est vrai, des accidents; mais, ayant pris une fois 0,40 et 2 fois 0,30, il est arrêté par les vomissements; d'un côté 68 granules, de l'autre 1 gramme de poudre; un milligramme de digitaline correspondrait à 1 ou 2 centigrammes de bonne poudre.

Si nous comparons les doses qu'il a fallu employer pour arriver au même ralentissement, le pouls normal étant chez lui à 90 régulier, vibrant, nous voyons qu'avec une fois 0,40 et 2 fois 0,30 nous obtenons un pouls à 64; avec 3 fois 5 granules nous n'avons que 70. Nous montons un jour à 6 milligr., le pouls descend à 56 et quelques jours après à 50; les vomissements nous arrêtent. Il importe de ne pas pousser les doses. Quarante centigr. de bonne poudre, 5 ou 6 milligrammes de digitaline de Quévenne sont de grosses doses. On a dit que la nouvelle digitaline d'Homolle et Quévenne obtenue à l'aide du chloroforme est deux fois plus forte que l'ancienne; nous n'en croyons rien; 3 milligr. de la nouvelle seraient une très grosse dose, ce qui n'est pas.

Pour la *teinture éthérée* Quévenne propose comme équivalent d'1 milligramme de digitaline ancienne amorphe, 0,80 représentant 45 gouttes. Notre malade prend de 45 à 180 gouttes, l'équivalent admis de 1 à 4 milligr. L'effet sur le pouls est analogue à celui de 5 granules et non de 4. Donc 100 gouttes, 1 gramme sont une dose suffisante.

Des émissions sanguines importantes ont été employées ici; elles ont été bien tolérées et utiles. Des accidents pleuro-pneumoniques et endocardiques étant survenus à la suite de l'administration, pendant 17 jours, de 4 granules, on a fait trois jours de suite une saignée de 250 gr. et une application de ventouses scarifiées de 250 gr. Plus tard, à la suite de l'administration de 3 milligr. pendant 13 jours et 4 milligr. un jour, nous avons fait une saignée de 250 gr., l'oppression étant trop forte et encore une fois le malade a été soulagé.

On voit que les émissions sanguines sont bien supportées.

Ici le pouls était très difficilement ralenti par la digitale; 4 milligr. ne suffisaient pas à la tâche. Ce n'est que parce que nous cherchions les doses de ralentissement que nous sommes parvenu à l'obtenir; il a fallu arriver aux accidents. La digitale ne ralentit le pouls qu'à certaines doses qui varient suivant les cas.

Le ralentissement, comme il est d'habitude, a été le plus prononcé après la période d'administration, pendant laquelle on a un mélange d'accélération et de ralentissement. Le pouls est ralenti par les doses des jours précédents et accéléré par la dose du jour présent. Quand il n'y a plus d'accélération nouvelle, le pouls baisse de plus en plus et se maintient plus bas que la normale un nombre de jours d'autant plus grand que la période d'administration a été plus longue et que les doses ont été plus fortes. L'accroissement du ralentissement du pouls après la cessation du médicament indique que la digitale a été donnée à trop fortes doses.

Il existe deux degrés de ralentissement, celui qui ramène le pouls à son chiffre normal, chiffre qui varie avec les états pathologiques, et celui qui fait baisser le pouls au-dessous de ce chiffre en quelque sorte normal. Pour réaliser le premier, l'effort est bien moins grand que pour avoir le second. Ici des doses toxiques ont été nécessaires pour abattre le pouls. On ne doit employer que des doses modérées.

Quand on compte le pouls il faut tenir note du matin et du soir, de la digestion, de la position du malade qui est dans son lit ou qui se promène, du temps écoulé depuis la prise de la digitale, de l'état de veille ou de sommeil. Il faut compter le pouls du cœur, toutes les contractions du cœur ne se communiquant pas à la radiale. Il y aurait avantage à compter le pouls veineux, l'oreillette battant quelquefois plus souvent que le ventricule. On observe des palpitations de l'oreillette comme du ventricule. La digitale n'agit pas sur l'oreillette comme sur le ventricule; elle peut la paralyser ou la tétaniser, le ventricule gauche étant encore libre.

On n'a pas étudié ce point essentiel: de la différence d'action d'une dose donnée de digitale sur l'oreillette droite et sur le ventricule gauche. La digitale n'agit pas de même, pour une dose donnée, sur les différentes cavités du cœur, sur les artères et sur le cœur. L'oreillette droite a une action décisive sur les mouvements des autres cavités.

Les battements du cœur peuvent être irréguliers et ceux du pouls être réguliers. Le pouls radial ne représente que le ventricule gauche.

Si le cœur bat deux fois de suite, en rhythme géminé, il bat irrégulièrement; et le second battement ne se communiquant pas à la radiale, le pouls radial est régulier.

Chez notre petit malade le pouls devenait géminé de régulier qu'il était sous l'influence des doses trop fortes de digitale.

L'action est la même sur la respiration que sur le pouls. Chez lui la respiration toujours accélérée ne descend pas au-dessous de 36. Elle est à 40 en moyenne pendant l'abstention. Quand le pouls devient irrégulier sous l'influence de 4 milligrammes trop longtemps prolongés, elle monte à 50 en moyenne.

Ce malade restait toujours au-dessous de la moyenne pour la diurèse ; jamais il n'a dépassé un litre.

Pendant la période d'abstention, pour 50 jours pendant lesquels nous avons noté la quantité d'urine chaque jour, nous trouvons en moyenne 620 grammes, les chiffres variant entre 400 et 1000.

Les doses de 3 granules ont donné le chiffre le plus fort, 950 en moyenne.

Les doses de 2 granules, 890 en moyenne. Les doses de 4 granules font descendre le chiffre à 530.

La période des fortes doses, 4, 5, 6 granules, se termine par 250, 400 et 500. L'urine d'abord à 1000 a diminué. L'anurie relative apparaît.

Pour la poudre nous trouvons en moyenne 750 et pour la teinture éthérée 1000.

En somme il a été mauvais pour les urines de forcer les doses ; mais 2 et 3 granules ont produit plus que n'a fait l'abstention.

Un point essentiel est que le chiffre des urines dépasse le chiffre des boissons qu'il faut toujours mettre en face du chiffre des urines.

Quand le chiffre des urines ne monte plus, il faut supprimer la digitale ; on marche vers l'anurie.

Dans l'observation suivante relative à une femme atteinte d'insuffisance mitrale, la digitale produit tout son effet ; il s'agit de trouver la dose convenable. Nous avons employé la digitaline de Quévenne à des doses variées, la poudre de digitale en pilules, les lavements d'infusion. Nous ne pouvons supprimer longtemps la digitale sans que la fréquence et l'irrégularité deviennent extrêmes. D'un autre côté, quand nous l'administrons trop longtemps et à trop forte dose, nous voyons apparaître les mêmes accidents que quand nous la supprimons. Nous avons trouvé les accidents parce que nous les cherchions.

Elle prend 5 milligr. pendant 3 jours, à la suite d'une série de 4 granules ; le pouls, qui était à 80 géminé, vient à 86 géminé, puis à 76 géminé. Anorexie, nausées, névralgie intercosto-brachiale et toux continuelle.

Séries de 4 granules.

Pendant 9 jours. Le pouls tombe de 140 à 72 ; mais névralgie intercosto-brachiale. Toux continuelle. Dose trop forte.

Pendant 7 jours. Le pouls qui était à 80 assez développé, géminé presque régulièrement, reste à 80, géminé. Anorexie. Névralgies.

Pendant 5 jours. Le pouls, qui était à 76, baisse à 66 après la première dose et se relève à 86.

Pendant 5 jours. Le pouls qui était à 96, assez régulier, vient à 66. Hémicrânie. Éblouissement. Névralgie. Anorexie. Toux.

Pendant 4 jours. Le pouls qui était à 66 vient après la première dose à 56, puis se relève à 76. Anorexie. Étouffement. Névralgie.

Pendant 2 jours. Le pouls vient à 72. Toux. Palpitations. Oppression. Nausées.

Pendant 1 jour. Le pouls de 92, géminé, irrégulier, vient à 90, assez régulier. Bon appétit.

Pendant 1 jour. Le pouls de 62, monte à 72, irrégulier, géminé.

En somme la dose de 4 granules est trop forte.

Séries de 3 granules.

Pendant 13 jours. Le pouls de très irrégulier, très fréquent vient à 64 avec quelques irrégularités. Bon état. Dose bonne.

Pendant 12 jours. Le pouls de 130 irrégulier vient à 66, régulier. Je l'ai noté à 57, presque régulier. Dose bonne.

Pendant 3 jours. Le pouls de 150, très irrégulier, vient à 92.

Pendant 2 jours. Le pouls de 96, très irrégulier, vient à 72.

Pendant 1 jour. Le pouls de 90, assez régulier, monte à 96, assez régulier.

La dose de 3 granules est bonne et peut être prolongée.

SÉRIE DE 2 GRANULES.

Pendant 2 jours. Le pouls de 72, régulier, vient à 60 presque régulier.

PÉRIODES D'ABSTENTION.

Pendant 32 jours. Le pouls qui était à 66, régulier, devient très irrégulier, très fréquent.

Pendant 28 jours. Le pouls de 78, irrégulier, monte à 150, très irrégulier.

Pendant 15 jours. Le pouls de 76, presque régulièrement géminé, monte à 130, irrégulier.

Pendant 12 jours. Le pouls de 76, un peu irrégulier, monte à 120, étroit, irrégulier.

Pendant 7 jours. Le pouls de 72 monte à 96, très irrégulier.

Pendant 6 jours. Le pouls de 72 descend à 63, ralentissement posthume.

Pendant 3 jours. Le pouls de 60 vient à 66.

Pendant 3 jours. Le pouls de 60, presque régulier, monte à 76.

Pendant 2 jours. Le pouls monte de 60 à 82, très irrégulier.

Pendant un jour. Le pouls à 92 reste à 92.

Ces chiffres montrent l'utilité de la digitaline dans ce cas.

Poudre de digitale à 0,30 *et* 0,20.

SÉRIE DE 0,30 (4 jours). A la quatrième dose les nausées apparaissent. De 120 le pouls descend à 72, plus développé, plus régulier.

SÉRIE DE 0,20 (2 jours). Les nausées continuent. Anorexie. La malade supplie qu'on supprime la poudre. Le pouls est à 78.

Même à 0,20 la dose de poudre est trop forte. Qu'on le remarque.

Lavements avec 0,30 *de poudre.*

La malade prend huit lavements avec une infusion de 0,30 de poudre, qu'elle ne garde pas plus de 10 minutes. Le pouls descend de 72 à 60. L'appétit est troublé. Coliques. Diarrhée. Douleurs de ventre.

Quand le pouls est inégal, irrégulier, la digitale employée à doses modérées rend de signalés services. Notons que 0,20 de poudre est une dose trop forte ici ; que 3 milligrammes de digitaline ancienne est la dose convenable et que 5 ou 10 centigrammes de poudre suffisaient. Dans l'insuffisance mitrale nous n'obtenons pas les ralentissements énormes du rétrécissement mitral, ou du moins les chiffres très bas ; car le ralentissement est énorme quand on peut descendre de 180, chiffre que nous avons constaté chez cette femme, à 56, chiffre obtenu par 4 milligrammes pour une première dose ; le lendemain le pouls était remonté à 76, la dose étant trop forte, du moins maintenue. On peut en effet monter un peu les doses, à la condition de ne donner la dose qu'un jour. Ainsi Potain administre un milligramme de digitaline de Petit en une fois, dissoute, et cette dose en apparence minime, mais très forte, suffit pour donner du calme pendant 15 jours et 3 semaines. Tant la digitaline a une action à longue portée; on ne doit jamais l'oublier.

Chez Calot, 51 ans, tailleur de pierres, atteint de rétrécissement mitral considérable constaté à l'autopsie, le pouls naturellement à 60 tombe à 26, 28 sous l'influence de doses de 0,30 d'extrait alcoolique de digitale et à 30 sous l'influence de 60 gouttes de teinture alcoolique, un gramme 33 centigr. Soixante gouttes de teinture alcoolique, dose énorme, équivalent donc à peu près à 0,30 d'extrait alcoolique. On ne croit pas assez à l'énergie de l'extrait alcoolique bien préparé. Nous n'employions que des préparations de premier ordre. Or ces 60 gouttes sont loin de contenir 0, 30 d'extrait ; elles ne contiennent pas 10 centigrammes d'extrait. Il faut admettre que dans la teinture alcoolique il y a autre chose que de l'extrait alcoolique, il y a un autre produit très actif, la digitaline de Nativelle. On ne peut pas juger de l'énergie de la teinture d'après la quantité d'extrait qu'elle contient.

Nous sommes obligé de nous arrêter. Chaque observation prise avec soin porte en elle de nouveaux enseignements. La difficulté est de ne raisonner et conclure que d'après des faits exacts.

§ IV. — Quand la digitale est-elle utile ? Quand doit-on l'administrer ?

La digitale bien maniée rend des services appréciés de tous les médecins ; mal maniée elle est dangereuse. Elle a le mérite de croître chez nous ; on l'a toujours sous la main; elle a notre préférence sur les médicaments exotiques ; elle est étudiée depuis plus longtemps ; on la connaît, on sait à qui on a affaire. Qu'on n'abuse pas d'elle et elle nous sera douce et bienveillante. Qu'on ne l'administre pas comme une banalité. Cessons-en l'usage aussitôt que possible. Donnons-la un jour, à dose un peu forte, si on veut, puis attendons 15 jours, 3 semaines pour recommencer. Quand nous l'avons prescrite nous devons nous demander chaque jour si les accidents dépendent d'elle ou de la maladie, quels qu'ils soient. N'oublions jamais qu'elle a de seconds effets opposés aux premiers, que plus les premiers effets ont été heureux et accentués, plus les seconds sont à craindre, si nous ne nous arrêtons pas à temps. Tout le secret de l'administration de la digitale est dans ceci, s'arrêter, se retenir, être prudent, ne pas chercher les grands effets. Voyez Withering, l'expérience lui a appris à diminuer les doses de plus en plus ; profitons de son expérience. Que les morts de digitale nous recommandant la prudence soient obéis.

La digitale a de tout temps été employée dans l'anasarque pour provoquer la diurèse. Puis on a remarqué qu'elle ralentit les battements du cœur, qu'elle les régularise et les égalise, en relevant le pouls. Que pouvons-nous recommander de plus, si ce n'est de ne pas dérégler le pouls quand il est régulier, de ne pas affaiblir le pouls quand il est fort, de ne pas produire l'anurie quand le malade urine bien.

Nous aimerions insister sur les cas où elle est inutile et par conséquent dangereuse plutôt que sur les cas où elle peut être utile. On fait si grand avec de la patience et de la douceur, avec du lait !

Nous avons tant vu d'accidents inconsciemment produits et par les meilleurs que nous voudrions éviter à nos confrères de cruels chagrins. N'ayons pas trop de confiance dans nos forces toujours un peu faibles.

§ V. — Du ralentissement du pouls.

Plus d'une fois, nous ne nous en vantons pas, nous avons cherché à ralentir le pouls pour rendre l'auscultation plus facile. On peut y trouver quelque avantage. Plus le ralentissement est considérable, mieux apparaissent certains bruits, entr'autres ceux du rétrécissement mitral vrai qui subit l'action ralentissante de la digitale comme ne le fait pas le rétrécissement faux, spasmodique, si bien que G. Sée refuse à la spartéine la vertu ralentissante (il s'adresse probablement à des rétrécissements chlorotiques, spasmodiques).

Un ralentissemnt à 26 ou 30 pulsations n'est pas utile ou du moins indispensable à la bonne étude des bruits ; les phénomènes sont exagérés, c'est tout. Nous pouvons cependant par le ralentissement démontrer que le roulement diastolique est autre chose que le coup de râpe présystolique dans le rétrécissement mitral ; on entend le roulement qui parfois est interminable ; puis tout se tait, le silence, le grand silence succède au roulement, et alors la période des bruits recommence par le coup de râpe présystolique. C'est net, indiscutable. Ainsi nous avons pu établir notre ffouttata roû facilement, parce que nous avions la mauvaise habitude de chercher jusqu'où on pouvait pousser le ralentissement du pouls sans produire d'accidents.

Un ralentissement modéré suffit et est plus favorable au malade qui se plaint de battements lents et forts plus que de battements vites, à petits coups et irréguliers. Certains cœurs aiment mieux trottiner que marcher à grands pas. Le mieux est le pouls normal de la lésion, celui qu'a le malade au repos, quand il se trouve bien.

Le ralentissement n'est pas toujours aussi grand qu'on le croit. Les contractions du cœur ne vont pas jusqu'à la radiale, ou s'y font sentir si légèrement qu'elles peuvent passer inaperçues. On ausculte le cœur, mais là encore il faut de l'habitude pour distinguer deux battements qui se précipitent l'un sur l'autre. Il nous est arrivé de compter plus de pulsations qu'un autre médecin ; et cependant nous attirions l'attention du médecin sur ce point. Le chiffre du pouls n'est pas toujours facile à fixer. Un pouls que l'on trouve souvent chez les individus qui prennent de la digitale est le pouls géminé, composé d'une pulsation forte et d'une pulsation faible, parfois tellement faible qu'elle disparaît, et le pouls se trouve réduit juste de la moitié.

Parfois l'irrégularité est tout à fait régulière, parfois on observe tantôt un pouls simple, tantôt un pouls géminé, et le nombre des pulsations varie entre le simple et le double. On n'obtient pas toujours le ralentissement du pouls soit que la dose n'ait pas été assez forte, soit qu'elle ait été trop forte. On reconnaît qu'elle a été trop forte, si le pouls baisse après la suppression de la digitale plus que pendant l'administration. Un effet singulier de la digitale est la persistance du ralentissement du pouls pendant un nombre variable de jours, mais qui peut être d'un mois, 6 semaines et plus, si le malade a pris de fortes doses pendant longtemps. Le pouls peut rester indéfiniment lent.

§ VI. — De la régularisation et de l'égalisation.

Ces deux signes marchent ensemble. La régularisation n'est pas toujours agréable au malade qui supporte mieux un pouls irrégulier qu'un cœur qui donne de grands coups de bélier. La digitale qui a le don de régulariser le pouls peut le dérégler quand elle est donnée à doses trop fortes. Il est bien difficile de maintenir dans l'économie la dose juste qui convient; l'élimination et l'assimilation, dont nous ne sommes pas maître, varient à chaque instant.

§ VII. — Diurèse.

La *diurèse* est une des grandes propriétés de la digitale, mais bien d'autres substances sont diurétiques, entr'autres le *lait* qui nous rend de si grands services. Les diurétiques ont besoin d'être variés ; il ne faut pas administrer longtemps le même diurétique, à moins que ce soit le lait. Pour la digitale on dépasse vite la dose et alors vient l'anurie. Il faut recueillir avec soin les urines, et, aussitôt qu'elles baissent, suspendre la digitale, l'anurie n'est pas loin. On doit monter lentement les doses et se garder des doses fortes qui peuvent être dangereuses si elles ne le sont pas toujours. Si les doses sont fortes, il ne faut pas les répéter, il faut attendre.

On recommande de ne pas donner de poisons aux malades qui n'urinent pas, et on prescrit la digitale aux malades qui n'urinent pas. N'y a-t-il pas là une grande difficulté pour le médecin? On est autorisé à prescrire la digitale dans les œdèmes et l'anasarque, quand même le malade n'urine pas ; on ne l'est plus quand il n'y a pas d'œdème.

Il ne suffit pas de mesurer l'urine ; il faut aussi mesurer les boissons. Tant que le chiffre de l'urine dépasse celui des boissons, on peut continuer l'usage de la digitale ; aussitôt qu'il lui devient égal, il faut s'arrêter, l'anurie va se montrer.

De tout temps nous avons employé les mercuriaux pour provoquer la diurèse dans les anasarques ; c'est une pratique qui date de plus loin que nous. Ce n'est pas Jendrassik qui a la priorité dans l'emploi du calomel comme hydragogne dans l'anasarque et les épanchements cavitaires d'origine cardiaque.

Ce n'est pas davantage Stokes. Voici ce qu'on lit dans un traité paru en 1807 intitulé : « *Observations sur la préparation, l'utilité et l'administration de la digitale pourprée* par W. Hamilton. Suffolk, London 1807, P. 98. Quand la digitale, seule, ne réussit pas à dissiper l'anasarque, on peut lui adjoindre d'autres diurétiques, la scille, les cristaux de tartre etc... et surtout le mercure qui souvent devient le meilleur diurétique. J'ai très communément employé le calomel, ou, si les intestins sont irritables, les frictions mercurielles, pendant quelques jours avant d'avoir recours à la digitale ».

La pratique n'était pas très répandue ; nous avons étonné plus d'un confrère par nos succès.

§ VIII. — Inconvénients et dangers de la digitale.

La digitale est un poison dangereux à l'égal de la belladone ; il faut la surveiller et ne pas s'y fier. Quelques malades se surveillent eux-mêmes ; ils ne peuvent plus voir la digitale ou en entendre parler sans avoir des nausées ; ils ne peuvent plus en prendre la moindre quantité sans avoir des accidents. Ces accidents sont de toutes sortes, depuis les plus légers jusqu'aux plus graves, jusqu'à la mort.

La digitale s'en prend à tous les organes, pénètre partout. On a voulu expliquer beaucoup de ces accidents par la maladie même que l'on traite ou par des maladies intercurrentes ; on a eu tort de rejeter la responsabilité encourue. La digitale est un médicament violent à localisations variées, on ne peut la négliger quand on l'a administrée. Elle produit le contraire de ce que l'on cherchait, elle produit l'accélération, les irrégularités, l'anurie. Elle agit sur le tube digestif, enlève l'appétit, provoque les nausées et les vomissements, la diarrhée. Elle détermine l'asthme, des lésions pulmonaires, la pneumonie comme chez Homolle qui essayait les produits les plus dangereux de la digitale ; elle altère le sang, frappe tous les éléments du système nerveux, jette un nuage devant les yeux, trouble le goût, produit la tétanie, parésie les membres qui n'ont plus la force de se mouvoir, lance les malades dans le monde des hallucinations et du délire, les prostre dans le coma et les tue pendant la nuit. Le médecin non prévenu ne comprend rien à cette mort inopinée et refuse encore de croire à la malfaisance de la digitale qu'il continue de prescrire aux mêmes doses. Les doses fortes sont dangereuses, les moyennes le sont encore, les faibles peuvent l'être. Que de fois nous avons suivi des malades, indiquant la mort qui ne tardait pas à se présenter. On trouvera dans nos communications le nécrologue que nous ne voulons pas dresser ici.

§ IX. — De l'abus de la digitale.

Nous avons fait une communication sous ce titre à la *Société de Médecine de Paris* le 10 octobre 1874, alors qu'on abusait de la digitale, sous le rapport des doses et de la fréquence de l'emploi. Nous avons montré les dangers, les morts et nous n'avons pas peu contribué à mettre les médecins en garde. Dans le nouveau Codex nous sommes parvenu à faire modifier quelques préparations par l'entremise de mon frère qui faisait partie de la commission. Cette communication perd aujourd'hui un peu de son actualité ; renouvelée, elle sera encore d'un enseignement utile pour nos confrères.

La digitale est si fréquemment employée sous toutes les formes, dans tous les pays, par tous les médecins, dans toutes les maladies, qu'on trouve à chaque instant l'occasion d'apprécier les services qu'elle peut rendre et le mal qu'elle fait trop souvent.

C'est un poison énergique qui tue rapidement ou lentement.

Jamais la moindre quantité de digitale ne doit être prescrite, si l'on ne peut, jour par jour, se rendre compte de l'effet produit. Jamais aucune préparation de digitale ne doit être ordonnée sans être connue et dosée. Il n'en est pas toujours ainsi.

Pour la teinture de digitale, tantôt on la prescrit par gouttes, tantôt par grammes, sans savoir le nombre de gouttes contenues dans un gramme; un gramme peut contenir 35, 40, 47 gouttes. Le Codex indique 53 gouttes au gramme, au compte-gouttes.

Et les vins diurétiques, la source de tous les maux ! On emploie indifféremment le vin de la Charité et le vin de l'Hôtel-Dieu ou vin de Trousseau ; le premier est innocent, le second tue.

Il est peu important de confondre les macérations et les infusions, mais souvent on ne peut démêler dans les observations si on a filtré le liquide ; il n'est pas indifférent que la poudre reste ou sorte.

La digitale est dangereuse, qu'elle soit prise à haute dose, à moyenne ou faible dose.

Quévenne a fini par compromettre sa santé et s'est intoxiqué jusqu'à la mort, en faisant ses expériences et ses essais de digitale.

Je cite un cas, selon moi, d'empoisonnement aigu, selon l'auteur, de rhumatisme cérébral. Je puise les faits dans une thèse sur le traitement du rhumatisme articulaire aigu par la digitale.

Dans une première observation, affaissement qui va en

augmentant, lenteur dans les réponses, céphalalgie très intense, insomnie.

Dans une deuxième, abattement, somnolence, insomnie.

Dans une troisième, céphalalgie, trouble de la vue.

Dans une quatrième, intermittences, céphalalgie, vertiges, obscurcissement de la vue, diplopie, malaise général; on cesse la digitale. Trois jours après, délire dans la journée; le malade ne retrouve plus son lit, perte de mémoire, agitation, puis délire la nuit; le malade court dans la salle sans motif.

Dans une cinquième, pouls irrégulier, soubresauts de tendons.

Dans une sixième et une septième, pouls très irrégulier.

Dans une huitième, un peu de subdélirium, hallucinations.

Tous ces malades ont guéri, mais la digitale se reconnaît bien. Nous arrivons au cas de mort.

Après la première dose de un gramme de poudre, nuit très agitée, insomnie, délire; après la seconde dose, les accidents cérébraux augmentent, agitation continuelle, délire; le malade ne répond pas, pâleur du visage; on continue la digitale. État comateux; délire calme, phrases incohérentes; on continue. Vomissements, délire. On supprime la digitale. Encore des vomissements. Le lendemain, oppression, un peu de stupeur; le surlendemain, délire, soubresauts de tendons. Le quatrième jour, mort. Ne retrouve-t-on pas ici, aggravés, les accidents notés dans les observations précédentes?

Nous n'avons jamais vu tout cela avec les émissions sanguines dans le rhumatisme articulaire aigu.

Un malade présentait un rhythme singulier des bruits normaux et anormaux du cœur, avait des vomissements;

on avait dû l'attacher ; il ne cessait de parler et de délirer ; il avait donné, disait-il, des bains à toute l'Europe (il était à ce moment dans un bain de sueur) ; la figure était pâle. Je ne m'expliquais pas bien alors ce qu'avait cet individu ; je suis sûr aujourd'hui qu'il prenait de la digitale et je n'ai pas tardé à voir son autopsie.

Un individu pâle a un étouffement subit avec sueurs froides plusieurs jours de suite, à la même heure ; il a le pouls géminé, de la névralgie intercosto-brachiale ; la digitale passe par là.

Une femme à teinte jaunâtre, dans la prostration, avec le pouls faible à 32, 36, se sent pousser pendant la nuit par des bœufs noirs, voit sur son lit marcher des araignées, ramper des serpents, n'est-il pas certain qu'elle est intoxiquée par la digitale ?

On note chez un individu de la diarrhée, de la dyspnée, du subdélirium nocturne, qui vont chaque jour se prononçant davantage, l'appétit disparaît ; la température subit un abaissement remarquable, le pouls très petit est à 100 ; viennent les vomissements. Bientôt la température descend à 36°, le pouls prend une lenteur excessive ; les vomissements sont remplacés par un hoquet persistant, le pouls devient irrégulier, inégal, dépressible ; coma, mort. Or cet individu prend pendant longtemps de hautes doses de teinture. Quelle que soit la maladie, je puis dire que la digitale a sa part et peut être la mauvaise.

On ne se méfie pas des doses que l'on emploie ; dans aucun des cas précédents on ne pensait à la digitale. Il est nécessaire, dans les observations, de donner trop de détails sur les préparations et les quantités employées. Il faut prendre garde quand on traduit des œuvres étrangères. Dans les *Archives générales de médecine* pour 1857, je lis un mémoire traduit : De l'action de la digitale sur l'utérus, par le docteur W. Howship Dickinson. Dans une première observation il est dit qu'on donne une demi-once de digitale en infusion (12 gr.), trois fois dans la journée et trois jours de suite. Dans une deuxième observation il n'est plus question que d'une once (24 gr.) d'infusion de digitale dans une once d'eau, trois fois par jour. En faisant le calcul, cette once et demie d'infusion représente au plus 0,20 de poudre. Dans la première observation on remarque que la femme qui avait soi-disant pris 36 gr. de poudre avait le lendemain bon appétit ; le ralentissement du pouls a été fort peu prononcé.

Eh bien, un médecin éminent vint affirmer à un médecin éminent que Dickinson donnait 36 *grammes* de poudre par jour. Le chef de service eut le tort de se laisser convaincre, tant on joue avec la digitale en ce moment ; il laissa administrer 15 grammes en priant son chef de clinique, Blondeau, de surveiller la malade ; des accidents étant inévitables. Naturellement la femme a vomi de suite, à la première cuillerée, et on s'est arrêté. Les 15 grammes ont été prescrits, mais n'ont jamais été pris ; car je ne crois pas que le professeur de clinique ait recommencé l'expérience.

On a colporté partout (là était le danger) qu'un maître éminent, à la suite de Dickinson et des auteurs anglais, donnait non plus 36 grammes de poudre mais 15 grammes. On trouve cette indication dans le *Traité de thérapeutique* de Pidoux et de Trousseau, où on dit même avoir employé le procédé à plusieurs reprises ; on la trouve dans les commentaires du Codex de Gubler, dans l'article de Courty, *Métrite* du *Dictionnaire encyclopédique des sciences médicales*, dans Rabuteau qui traite, il est vrai, la dose de *fabuleuse* et probablement dans beaucoup d'autres endroits. Il importe d'extirper cette hérésie dangereuse.

Cela montre avec quelle légèreté on traite la digitale et comment il ne faut pas confondre 45 grammes d'infusion de digitale avec 45 grammes de poudre en infusion. Méfions-nous des traducteurs.

Je lis dans un article de dictionnaire, où pourtant on recommande de n'employer la digitale qu'à faible dose, qu'on peut prescrire le vin diurétique de l'Hôtel-Dieu ou vin de Trousseau à la dose de 50 ou 150 grammes par jour. C'est là une dose toxique. On a confondu le vin de la Charité avec celui de l'Hôtel-Dieu, méprise extrêmement grave commise tous les jours. Le vin de Trousseau qui contient beaucoup de digitale ne doit être employé qu'à la dose de 10 ou 20 grammes.

La teinture de digitale a été employée dans le *delirium tremens*. Le docteur Jones de Jersey n'a perdu qu'un malade sur 67. Pourtant le docteur Loughnan m'a dit avoir vu à Londres entr'autres résultats malheureux un individu atteint de *delirium tremens* prendre 15 grammes de teinture, s'affaisser et ne pas se relever. J'ai vu un malade traité de la sorte par Chauffard ; je ne savais plus si les accidents dépendaient de la maladie ou du remède.

Ce ne sont pas seulement les résultats immédiats qui sont à redouter, ce sont aussi les états chroniques. La digitale ne peut-elle pas provoquer du côté des reins des lésions qui laisseront de moins en moins les urines couler ? La puissance diurétique de la digitale, comme beaucoup d'autres, s'épuise vite lorsqu'on la surmène.

La digitale produit l'anorexie, et du côté des intestins il

se développe des accidents qui ressemblent à ceux de la fièvre typhoïde.

Les palpitations, les irrégularités du pouls, les oppressions, les névralgies de toutes sortes ne sont pas rares.

J'ai vu plus d'une fois de mauvais états du poumon ou des plèvres qu'il était tout aussi raisonnable d'attribuer à la digitale qu'à la constitution même de la maladie. Homolle a eu des crachats pneumoniques à la suite d'une intoxication aiguë.

Y a-t-il des folies chroniques du ressort de la digitale? C'est à étudier. Il y aurait peut-être pour les oculistes un sujet d'étude de ce genre dans les amauroses indélébiles.

Les accidents digitaliques sont très variés et offrent à l'observateur une mine inépuisable de réflexions et d'études. Pour la digitale comme pour le plomb on n'a jamais fini.

§ X. — Autres médicaments cardiaques.

La *caféine*, découverte par Runge en 1821, a été employée pour la première fois dans les maladies du cœur en 1866 par Jaccoud. En 1877 Gubler cite un cas de guérison chez une femme atteinte d'insuffisance mitrale et tricuspide et arrivée au coma à la suite d'anurie.

En 1882 elle est préconisée par Lépine et Huchard comme tonique et diurétique. D'après Huchard « l'action de la caféine à la dose de 0,20 ou 0,50 est presque nulle. Seules les doses massives (de 1 à 2 grammes) sont utiles. Il faut l'associer au benzoate ou au salicylate de soude en solution à parties égales. Sans doute la caféine produit, à certaines périodes des maladies du cœur, les plus remarquables effets, mais ses indications restent limitées et ce médicament ne fera jamais oublier la digitale, le premier des médicaments cardiaques dont le maniement est parfois difficile. »

Comme diurétique on utilise le salicylate de soude et de *théobromine* qui naturellement a produit la diurèse quand la digitale et le strophantus avaient échoué. Dose 4 et 6 grammes.

En juillet 1882 G. Sée présente une note sur le *convallaria maïalis* : « Sous la forme d'extrait aqueux de la plante totale administré à la dose de 1 gramme à 1 gr. 1/2 par jour, le convallaria produit sur le cœur, les vaisseaux et la respiration des effets constants et constamment favorables, à savoir le ralentissement des battements du cœur, souvent avec rétablissement du rhythme normal, l'augmentation d'énergie du cœur et des mouvements respiratoires. L'effet le plus net est la diurèse. Dans toutes les affections cardiaques, indistinctement, dès qu'elles ont produit l'infiltration des membres et, à plus forte raison, une hydropisie générale, le muguet a une action prompte et sûre. Dans les lésions avec dyspnée l'effet est moindre. Il ne séjourne pas dans l'organisme et ne présente pas d'effet cumulatif. Le maïalis est supérieur à la digitale sous ce rapport. Pour combattre les dyspnées cardiaques il est inférieur à la morphine et surtout à l'iode. La combinaison du convallaria maïalis avec l'iodure de potassium, dans le traitement de l'asthme cardiaque, constitue une médication des plus utiles. »

Le sulfate de spartéine doit sa place à part aux travaux de G. Sée et de Laborde. Legris a fait sa thèse : sur le sulfate de spartéine comme médicament cardiaque et de l'infusion de fleurs de genêt comme diurétique, 1886.

Laborde conclut de ses expériences physiologiques que la spartéine a une action prédominante et élective sur le fonctionnement du cœur; elle augmente, à la fois, l'intensité et la durée ou mieux la persistance des contractions.

M. le professeur Sée a formulé ainsi dans sa communication à l'Institut les propriétés thérapeutiques du sulfate de spartéine : « Trois effets caractéristiques et constants résultent de mes observations : le premier, le plus important, est le relèvement du cœur et du pouls ; la spartéine équivaut à la digitale et à la convallamarine, son action tonique est plus marquée, plus prompte et plus durable. Le deuxième effet est la régularisation immédiate du rhythme cardiaque troublé ; aucun médicament ne saurait lui être comparé. Le troisième résultat est l'accélération des battements qui s'impose, dans les graves atonies avec ralentissement du cœur ; la spartéine se rapproche de la belladone. Tous ces phénomènes apparaissent au bout d'une heure ou de quelques heures au plus et se maintiennent deux ou trois jours après la suppression du médicament. Les forces générales augmentent et la respiration est facilitée, mais beaucoup moins bien que par l'iodure de potassium. La fonction urinaire seule ne paraît pas influencée par la dose modérée que nous avons employée jusqu'ici ».

D'après Laborde et Legris, le relèvement du cœur et du pouls et la régularisation du rhythme sont exactes. Quant à l'accélération des battements, ils sont autorisés, par l'étude physiologique et clinique, à dire qu'elle n'est pas la règle. Ils l'ont constatée dans des cas où le pouls était ralenti, mais d'autres fois ils ont vu l'effet contraire, quand le rhythme était trop rapide. Dans presque tous les cas l'action du médicament s'est fait sentir une demi heure après l'administration, souvent plus tôt.

La dose quotidienne de sulfate de spartéine varie de 5 à 25 centigr. Dans les cardiopathies avec hydropisie on associera au sulfate de spartéine l'infusion de fleurs de genêt comme diurétique à la dose de 10 à 25 grammes par jour, pour un litre d'eau.

« Le *strophantus*, dit Bucquoy, est un médicament cardiaque de premier ordre et qui doit être placé à côté de la digitale ; il remplit, à peu près, les mêmes indications.

Dans les lésions mitrales il relève l'énergie des contractions cardiaques devenues insuffisantes ; il atténue, supprime l'asystolie.

S'il ne détermine jamais des débâcles urinaires comparables à celles de la digitale, il produit une diurèse constante pouvant aller jusqu'à 4 et 5 litres en 24 heures.

Il est supérieur dans le rétrécissement mitral, lorsque le cœur commence à se fatiguer. La dyspnée, l'oppression disparaissent souvent comme par enchantement.

Dans les lésions cardio-aortiques, lorsque le cœur commence à se fatiguer, il est très utile, alors que la digitale présente parfois des contre-indications.

C'est un médicament de soutien qui peut être administré fort longtemps sans inconvénient et sans accoutumance ; son action persiste assez longtemps après la cessation.

Il ne s'accumule pas comme la digitale et n'a pas d'action nauséeuse ; il détermine de la diarrhée passagère.

Dans les périodes avancées, surtout quand il existe en même temps de l'artério-sclérose et des lésions rénales, je ne le prescris pas, les effets sont nuls. La digitale n'agit pas mieux.

Je n'ai observé aucun accident consécutif à l'administration du médicament, même donné intempestivement. Il n'est pas dangereux et est d'un emploi facile.

Il serait impardonnable de ne point l'utiliser. Il ne donnera pas de déception, à condition qu'on ne lui demande pas plus qu'il ne peut donner et qu'on ne le prescrive pas, indifféremment, dans toutes les affections cardiaques ».

Bucquoy emploie des granules d'extrait d'un milligr. La dose quotidienne est de 4 granules à intervalles égaux en commençant par 2. Chaque granule correspond à 5 gouttes de la teinture de Fraser.

Les médecins anglais et allemands ont employé des teintures de strophantus au 8e, au 10e et au 20e, et quelques médecins français la teinture au 5e. Il en est résulté une confusion dans le dosage qui pourrait avoir de graves conséquences. Les teintures, dit Catillon, sont de compositions très variables ; si cela est sans inconvénient pour les substances peu actives, il n'en serait pas de même ici. La richesse des semences en strophantine peut varier dans des proportions énormes, et rien dans l'aspect de la teinture ne l'indiquera.

Moncorvo, de Rio Janeiro, a communiqué à la Société de médecine de Paris des notes importantes, octobre 1888 et octobre 1889, sur l'emploi du strophantus dans la thérapeutique infantile. Il conclut :

« Le strophantus à titre de cardiaque et de diurétique est une précieuse acquisition pour la thérapeutique infantile, par son énergie, sa promptitude d'action et son innocuité même pour le premier âge.

Dans les lésions mitrales ou tricuspidiennes, avec hyposystolie et oligurie, le strophantus administré sous forme de teinture alcoolique de Fraser rétablit la tonicité du cœur, la régularité, l'amplitude et la force du pouls, la diurèse.

Dans les affections broncho-pulmonaires de l'enfance,

compliquées souvent d'insuffisances cardiaques, il rend des services.

Les effets persistent longtemps après la cessation.

Jamais je n'ai constaté aucune influence sur le système nerveux central, ou sur la température. Chez tous les jeunes malades le médicament a été employé sous forme de teinture alcoolique au vingtième ; et la dose a varié d'après les cas et l'âge entre IV et XVIII gouttes dans les 24 heures. »

L'adonidine, glucoside de l'adonis vernalis, a été expérimentée par Bubnow, assistant de Botkin et par Huchard à la dose de 2 ou 3 centigr. (dose trop forte). Bubnow a noté la régularisation et le ralentissement du pouls, l'augmentation du choc de la pointe et la diminution des dimensions du cœur, l'accentuation des bruits de souffle et surtout des bruits de l'aorte. Les hydropisies et les œdèmes disparaissent, les mouvements respiratoires sont plus profonds et plus rares, les palpitations et la dyspnée s'atténuent.

Huchard est arrivé à des résultats un peu différents suivant l'état de la tension artérielle qui est constamment augmentée à la suite de l'administration de l'adonidine ; dans toutes les affections caractérisées par l'élévation de la pression vasculaire, dans les affections aortiques, l'artério-sclérose, la première période de la néphrite-interstitielle et des cardiopathies artérielles etc... l'adonidine est absolument contre-indiquée.

L'inconvénient est de ne pouvoir pas se la procurer.

La seconde écorce de *sureau* (*sambucus nigra*) en infusion est un diurétique puissant et rend des services dans l'œdème et l'ascite d'origine cardiaque.

La *vernonine*, glucoside du *vernonia nigritiana*, plante

du Sénégal, agit comme la digitale, le *convallaria maïalis* ou le *strophantus hispidus.*

Jones prédit aux préparations de *cactus grandiflorus* un rôle important dans la thérapeutique des affections cardiaques asthéniques.

L'*helleborus viridis*, d'après Christovitch, accroît les contractions du cœur, renforce son action et augmente la plénitude du pouls ; amoindrit l'activité morbide ; dissipe les congestions des poumons, du foie et des reins, accroît la secrétion de l'urine. La dose a été de 10 à 20 gouttes d'une solution de l'extrait au centième, données 4 à 6 fois par jour.

Les sels de *baryum* exercent sur le cœur une action ralentissante et régulatrice en même temps qu'elles augmentent la pression intra-vasculaire. Hare a donné la solution aqueuse du *chlorure* de *baryum* à 1 0/0, à la dose de 5 à 10 gr. de la solution. Le *baryum* est un poison violent.

Laborde montre l'innocuité absolue et relative de la strontiane et de ses sels solubles, la toxicité extrême des sels similaires de *baryum* et l'activité relative des sels de potassium.

Il espère démontrer l'action diurétique puissante du *lactate de strontium.*

L'emploi du *calomel* comme diurétique remonte loin. Pierre Franck employait le calomel associé à l'ail ; Sachs, le calomel associé à la digitale et au camphre.

Nous avons rappelé cette phrase de William Hamilton, 1807 : « Quand la digitale, seule, ne réussit pas à dissiper l'anasarque, on peut lui adjoindre d'autres diurétiques, la scille, les cristaux de tartre, etc., et surtout le mercure qui devient le meilleur diurétique. J'ai souvent employé le calomel, ou, si les intestins étaient irritables,

les frictions mercurielles pendant quelques jours, avant d'avoir recours à la digitale.

Sur le conseil d'Hamilton j'ai employé les frictions mercurielles et obtenu des succès qui ont étonné plus d'une fois les assistants. Je n'ai pas employé le calomel dont Bouillaud se servait mais à doses très modérées.

On ne peut donc pas dire que Stokes ou Jendrassik aient découvert l'action diurétique du calomel. Il n'est du reste nullement question de l'action sur le cœur, elle n'existe pas. Le calomel n'agit comme diurétique chez les cardiaques qu'autant qu'il existe de l'œdème et des hydropisies. Le degré de cette action diurétique dépend en partie de l'intensité des manifestations hydropiques, en partie aussi de la dose de calomel employée ou plutôt de la quantité de calomel absorbée. On donne 0,50 ou 0,60 en trois doses par jour. La polyurie s'établit du 3e au 5e jour après le début du traitement. A partir de ce moment, il y a avantage à suspendre l'administration du calomel. Le remède se heurte à la stomatite et à la diarrhée. L'action débilitante accélère le dénouement à la phase ultime d'une affection cardiaque.

Garvers (*The Mutsh*, avril 1890) rapporte 3 cas de myocardite (avec artério-sclérose dans un cas, et cirrhose hépatique alcoolique dans un autre) où l'on avait échoué avec la digitale et où le calomel provoqua la diurèse jusqu'à 5 litres et au-dessus, et la disparition de l'ascite sans syphilis. Il ne faut pas aller jusqu'à salivation. On prendra des soins de propreté de la bouche. Dose 0,10 — 0,20 — 0,80, 4 fois par jour.

Avec la digitale nous avons toujours vu administrer l'opium par notre vénéré maître Bouillaud. Aux préparations d'opium on a substitué les injections de morphine, plus brutales, plus dangereuses. Puis vient la série de tous les calmants, l'éther officinal en tête, l'éther amyl-nitreux ou *nitrite d'amyle*, l'éther bromhydrique ou bromure *d'éthyle* qui à la dose de 2 ou 3 gouttes suppriment, dit-on, les attaques d'angine de poitrine ; on peut élever les doses graduellement ; ce produit doit être récemment préparé pour avoir toute son efficacité. N'y a-t-il pas lieu de se méfier de tous ces médicaments qui ont besoin d'être récemment préparés pour être efficaces ? Le meilleur mode d'emploi consiste dans de petites ampoules de verre contenant 5 à 6 gouttes de cette substance et que le malade brise au moment où il en a besoin.

La *nitro-glycérine* est inférieure au nitrite d'amyle ; on l'emploie dans l'intervalle des accès pour en prévenir le retour. Voici la formule de M. Huchard.

Solution de nitro-glycérine au centième.	XXX gouttes.
Eau distillée 300 grammes.	300 grammes.

Prendre trois cuillerées à dessert par jour, dose que l'on pourra porter à 3 cuillerées à soupe.

Nous joindrons *l'aconitine*, le *bromure de potassium* ou de *sodium*, le *chloral*, etc.

On a préconisé la *paraldéhyde* obtenue par l'action d'un acide sur l'aldéhyde ; elle se donne à la dose de 3 à 6 grammes et parait jouir de propriétés hypnotiques sans avoir les inconvénients du chloral.

Chez les aortiques, dit-on, on devra chercher à congestionner le système nerveux avec le nitrite d'amyle, la nitro-glycérine ou les injections de morphine. S'il s'agit de lésions mitrales on emploiera la digitale, la caféine, la saignée générale et les dérivatifs intestinaux.

De pareilles dichotomies ne sont pas vraies en clinique ; lésion aortique d'un côté, lésion mitrale de l'autre. Il y a beaucoup de cas complexes, à la fois aortiques et mitraux avec addition de myocardite et de névrite. Il y a à tenir compte de la diathèse, de l'état général, de l'état local.

Il faudrait savoir l'étiologie de la lésion du cœur qui sera traitée différemment suivant qu'elle dépendra du rhumatisme, de la syphilis, de la fièvre intermittente, si on pense pouvoir encore modifier la lésion qui ne serait pas organisée d'une façon trop serrée. Il faut penser à l'hystérie, à la chlorose qui peuvent se mêler aux lésions du cœur ou même les simuler.

Nous commençons toujours l'auscultation par le cou; nous recherchons l'existence des bruits chloro-anémiques. Si nous les trouvons, nous avons à en tenir compte dans notre traitement et à nous méfier des bruits que nous pourrons entendre au cœur. C'est là la première question à se poser pour l'institution du traitement. Le malade n'a-t-il rien qu'un état chloro-anémique, ou bien a-t-il une lésion de la mitrale, une insuffisance, ou une lésion de l'aorte ou de l'orifice aortique, un rétrécissement. La difficulté n'est pas mince, nous l'avons déjà dit. C'est le point capital de la clinique des maladies du cœur.

Il faut bien prendre garde avant d'admettre une maladie du cœur qui peut-être n'existe pas. Si elle existe, il faut en mesurer l'importance et rendre à la chloro-anémie la part de souffle qui lui appartient, part peut-être considérable.

Quand nous avons relevé au cou des bruits veineux intenses, si à gauche nous entendons un claquement net, nous admettons une valvule peu atteinte, une insuffisance minime, quelque fort que soit le souffle; encore faut-il qu'il y ait dans les antécédents un rhumatisme articulaire aigu, une scarlatine pour nous entraîner sur la voie de la lésion organique. Nous résistons autant que nous pouvons.

Étant admis la lésion organique, il nous est utile de savoir qu'un état chloro-anémique l'accompagne ; nous n'hésitons pas à donner du fer. La pâleur, l'apparence chlorotique ne sont pas l'attribut exclusif de l'insuffisance aortique, nous les trouvons dans le rétrécissement mitral et dans l'insuffisance mitrale pendant une période plus ou moins longue. C'est une erreur de dire que le pouls de l'insuffisance mitrale est inégal et irrégulier ; il le devient à la fin. Pendant un certain temps il n'y a pas de différence grande entre l'insuffisance mitrale et l'insuffisance aortique, d'autant mieux que les lésions sont souvent combinées.

C'est la lésion du muscle qui souvent, pas toujours, change l'aspect du malade ; on peut trouver une dégénérescence graisseuse et un pouls régulier.

Nous revenons à ceci : quel que soit l'état des orifices, régulariser à peu près le pouls et le ralentir modérément, soutenir le malade et son cœur.

Quand viennent les œdèmes, l'ascite, les congestions, recourir aux diurétiques, au mercure, à la digitale, à la scille, au convallaria, au lait surtout; aux purgatifs doux, au sulfate de soude mêlé au bicarbonate de soude à doses modérées, 5 ou 10 grammes de l'un pour 1 ou 2 grammes de l'autre. Nous employons le *tartrate de fer et de potasse* à la dose de 7 ou 8 grammes pendant 3 ou 4 jours. Jamais nous n'avons recours à l'eau-de-vie allemande, purgatif beaucoup trop énergique, encore moins à la gomme gutte.

L'*électrisation* est utile sous la forme faradique dans la dégénérescence graisseuse.

Les *petites saignées* seront utiles dans les congestions des poumons. S'il y a de l'albuminurie sans œdème, dans l'urémie sans œdème, si le malade n'urine pas, du lait, toujours du lait. On a recours à la paracentèse quand on y est forcé ; nous avons vu qu'il y avait avantage pour le malade à ce que la ponction ne se fermât pas, qu'il y eût un écoulement continu qui ne s'obtient pas toujours. On fait enfin sur les jambes des piqûres à l'aide d'une aiguille ; les plus fines sont les meilleures.

Les bains sont mal supportés.

Pour le *régime,* on prescrit du lait, rien que du lait, quand les accidents s'aggravent, et même quand ils ne s'aggravent pas, une diète modérée quand il n'y a encore que des accidents locaux.

La vie la plus calme est recommandée et on ne dévoile au malade la flèche mortelle qu'il porte dans son sein que quand on y est forcé, à la dernière extrémité. Si le malade est un jeune homme disposé aux excès, il est utile de lui faire peur.

Dans les lésions de l'aorte on emploie l'*iodure de potassium* qui agit surtout dans les péri-artérites syphilitiques, et demande à être manié avec quelque prudence et un peu de retenue. L'estomac ne le supporte pas toujours. On lui a substitué l'*iodure de sodium*, moins actif.

§ XI. — Premier cas de l'emploi de l'iodure de potassium dans les anévrysmes (1857).

L'iodure de potassium est pour les anévrysmes ce que la digitale est pour le cœur. Il y a quelque mérite à l'avoir introduit dans le traitement des anévrysmes ; c'est Bouillaud qui a ce mérite. Nous avons réclamé en sa faveur la priorité qui est indiscutable ; les Anglais, Chuckerbutty et G. W. Balfour ne viennent qu'en 1862 et en 1868, tandis que l'article de la *Gazette des hôpitaux* est daté du 8 février 1859 et que le 1er cas observé à la clinique de la Charité date de 1857.

Cette première observation de l'emploi de l'iodure de potassium dans les anévrysmes mérite d'être reproduite. Elle autorise à pousser les doses, sans permettre des espérances infinies en face de cas incurables.

Anévrysme double, aorte ascendante et crosse. La paroi de la grande poche est formée en partie par le sternum. Iodure de potassium à la dose de 1, 2, 3, 4 et 5 grammes. Grande diminution momentanée de la saillie extérieure. Caillots concentriques, lamelleux. Amélioration. Rétrécissement de l'urèthre. Abcès urineux guéri. Mort par l'anévrysme.

Noyrit, 54 ans, chaudronnier, né à Hennebon (Morbihan), entre à la Charité, salle St-Jean de Dieu, 15, le 8 mai 1857 et meurt le 2 février 1858. Service de M. le prof. Bouillaud. M. Duroziez, chef de clinique.

Soldat de 22 à 38 ans ; il est malade depuis 2 ans, travaillant de temps en temps, non alité. Il y a 18 mois il reste à la Charité 3 semaines pour une névralgie de la face. Cinq ou six semaines après, névralgie cervico-brachiale. Il y a 6 mois, palpitations, oppression ; il avale de travers, est enroué, tousse. La grosseur apparente date de 6 mois. Notons la profession. Les frappeurs, les forgerons, les chaudronniers avec leurs grands mouvements circulaires de bras sont exposés aux anévrysmes, les boulangers aux insuffisances aortiques.

Le cœur est de grosseur normale sans insuffisance aortique. Les claquements sont nets. La tumeur soulève la clavicule gauche. P. 88. Resp. 15. T. 37° 5. Pas de frémissement, pas de souffle. Iodure de potassium, 1 gramme.

On note successivement : souffle au 1er temps le plus fort le long de l'artère pulmonaire, puis de la pointe à la base, avec maximum à la pointe. Veines dilatées. Souffle limité à gauche, 2e et 3e espaces. Impulsion à la main. On sent et on entend le 2e claquement, le tac sigmoïdien.

La tumeur diminue, s'affaisse. Souffle localisé dans le 2e espace gauche contre le sternum.

Affaissement évident. Souffle dans le même point. Pas de lésion d'orifice. Pas de frémissement. Pâleur.

La clavicule se dessine mieux. La voix est meilleure.

Il survient un peu de dévoiement.

On supprime l'iodure de potassium à 1 gramme, le 1er août.

Le souffle est plus large, sur une plus grande surface. Moins de matité en arrière en haut. Souffle bronchique moindre.

Le 5 août on reprend l'iodure de potassium à 1 gramme.

Le dévoiement reparaît. La tumeur diminue. En arrière la résonnance est bonne ; le souffle bronchique a presque disparu. Souffle vague au niveau du 2e espace contre le sternum. Soulèvement du doigt appliqué sur la tumeur, 1er et 2e espaces gauches.

Changement notable. Au niveau de la tumeur, froissement superficiel ; double tinnitus, au niveau du 2e espace, souffle simple.

Le 13 août. Souffle au niveau de la tumeur. Souffle bronchique très limité en arrière, assez fort. Pas de matité au sommet.

Iodure de potassium, 2 grammes.

21. Iodure de potassium, 3 grammes.

10 septembre. P. 96, M. 120, S. Moins de céphalalgie. Il se trouve mieux, mais urine difficilement.

Je supprime l'iodure.

11. Mieux. Urine un peu difficilement. La tumeur comprend le sommet de la cavité gauche au-dessus du 2e espace, en avant et en arrière ; très peu de résonnance à ce niveau ; en arrière, respiration amphorique. Lèvres violettes. Le cœur est petit ; la pointe bat au niveau du mamelon. Les pouls radiaux sont égaux. Carotide gauche difficile à sentir. Pas le moindre frémissement. Il se trouve bien.

16 septembre. Frisson. P. 108.

19. Œdème de l'espace sus-claviculaire.

27. Iodure de potassium, 4 grammes.

28. Un peu de mucus dans l'urine.

Iodure de potassium, 5 grammes.

8 décembre. Tumeur peu saillante. Gonflement des veines et œdème sus-claviculaire. Douleur en urinant ; miction fréquente ; constriction de la gorge. P. 120 soir.

Iodure de potassium, 4 grammes tous les 2 jours.

15. La tumeur s'affaisse, la voix est plus claire. Souffle du 2e espace. Double tinnitus. Frissons, chaleur.

23. Le poumon gagne du terrain. La voix s'éclaircit. Moins d'œdème sus-claviculaire.

4 novembre. Beaucoup de diminution. Tictac argentin. Souffle moins fort.

10. Soulèvement de masse encore visible, malgré l'affaissement considérable de la tumeur. La main sent le tictac ; tic sec, rude, plus clair en bas, plus voilé vers la tumeur. Souffle du 1er temps léger. Pas de frémissement. Veines bien moins dilatées. Pouls sensiblement égal des deux côtés. Mouvements du cou libres. Douleur en urinant.

16. Fièvre, tremblement, sueur, céphalalgie.

17. P. 84. Je supprime l'iodure de potassium.

18 décembre. La tumeur sous-pubienne qui date d'un mois environ a grossi beaucoup en 4 ou 5 jours.

21. A gauche en arrière en haut, pas de respiration, souffle et râles cavernuleux.

2 janvier 1858. On sent toujours bien le soulèvement de la paroi. Souffle au 1er temps, 2e espace gauche. Tintement métallique. La tumeur périnéale fait des progrès ; les bourses se tuméfient, deviennent érysipélateuses et se gangrènent. Douleurs atroces. Le malade passe en chirurgie.

Il rentre chez nous, le 23 février.

Le cœur est très refoulé en bas ; on le sent battre dans le creux épigastrique. Foie abaissé. Poumons atteignant le rebord des fausses côtes. On sent battre deux cœurs. Matité au niveau des cartilages des 1re, 2e et 3e côtes gauches. Tumeur anévrysmale volumineuse. On sent battre l'aorte dans le creux susternal. Dilatation des jugulaires des deux côtés.

24. Le malade étouffe subitement. P. 108 petit, irrégulier. Orthopnée. Pas de réponse. Yeux saillants. Expiration sifflante et faible. Mort.

Autopsie. — Cœur aplati, abaissé, divisé en deux lobes, placés l'un à côté de l'autre. Poumons écartés. Une première tumeur dure se détache comme un champignon sur la paroi gauche de l'aorte ascendante, au niveau du deuxième espace gauche, remplie aux trois quarts d'un caillot stratifié. L'artère pulmonaire s'enfonce en arrière, derrière cette poche, au-dessus de laquelle en est une autre beaucoup plus considérable, dure, remplie de caillots stratifiés, à paroi en partie sternale et surmontant l'aorte dont elle est séparée par un étranglement. La paroi diffère de celle de l'aorte ; elle est moins épaisse, grise, de couleur et de consistance cartilagineuses, formée par un nombre de feuillets moindre. Enfin la poche éclate et le caillot apparaît. Une partie de cette grande tumeur est libre. Vers le fond en haut est l'embouchure de la carotide gauche collée derrière la tumeur ainsi que la sous-clavière gauche. Une partie de la poche est formée par l'espace qui sépare la carotide de la sous-clavière. Les caillots entourent l'origine de la carotide gauche, tandis qu'on peut suivre la sous-clavière jusqu'à son abouchement sans couper le caillot. Le tronc innominé est placé en avant à droite de la tumeur. La trachée est rejetée à droite. Si on coupe la tumeur on pénètre dans l'aorte énormément dilatée. C'est la crosse de l'aorte et surtout le sommet qui forme la tumeur. L'aorte est semée de plaques athéromateuses. L'aorte descendante est dilatée. Les poumons contiennent des noyaux d'apoplexie. Les reins sont congestionnés. On trouve de la cystite, un rétrécissement de l'urèthre et la dilatation à tergo.

Chez deux autres individus (Jauneau et Legris), l'un forgeron, l'autre serrurier, l'un âgé de 39 ans, l'autre de 43, en 1858 et 1859, Bouillaud a employé l'iodure de potassium à la dose d'un gramme sans que nous ayons constaté d'amélioration passagère analogue à celle signalée plus haut, mais terminée par la mort.

En s'adressant à des cas moins graves on peut espérer des succès plus sérieux. Le traitement des anévrysmes par l'iodure de potassium est préférable au traitement par les ressorts de montre, auquel nous préférerions encore le traitement de Valsalva.

TROISIÈME PARTIE

TABLEAU DIAGNOSTIQUE DES LÉSIONS DU CŒUR

On a, comme pour les autres organes, la difficulté du diagnostic entre la névrose changeante, passagère, curable, et la lésion organique stable, permanente, incurable.

Dès que les signes objectifs ne sont pas évidents ; à moins qu'il soit absurde de nier la lésion du cœur, nous nous réfugions dans le doute et l'espérance. La terreur sans raison des individus est plus fréquente que la maladie. On fait moins de mal en croyant trop au nervosisme qu'en acceptant trop facilement des maladies du cœur.

Le plaignant a-t-il des stigmates d'hystérie, de chlorose ? Méfions-nous des souffles que nous allons entendre. La clinique de la ville diffère de celle des hôpitaux ; elle est plus nerveuse.

Le plaignant a-t-il dans ses antécédents un ou plusieurs rhumatismes articulaires aigus ? Tout souffle devient grave et excite nos craintes.

Nous voyons les blessés du rhumatisme articulaire aigu et non les individus qui ont échappé à son étreinte, dans quelle proportion ? Personne ne peut le dire ; l'un dira 20 0/0, l'autre 75, selon qu'il prendra les cas très caractérisés ou tous les cas graves ou légers.

Tout rhumatisme articulaire aigu ne mène pas à la maladie du cœur, c'est important ; mais il en éveille la crainte, quelque bienveillance qu'on veuille apporter dans le diagnostic.

D'abord le pouls radial qu'il faut compter ; le chiffre a une grande importance ; la fréquence nous indique la cachexie exophthalmique, c'est-à-dire le nervosisme ; la rareté, le rétrécissement mitral, le rétrécissement aortique, la dégénérescence graisseuse, etc. L'irrégularité, l'inégalité nous fournissent des indications précieuses pour le diagnostic et la thérapeutique. Le pouls géminé est utile à reconnaître. Il faut tâter la radiale avec soin, ne pas se contenter d'un côté, ne pas se borner à elle. La brachiale par sa grosseur aide mieux que la radiale ; la crurale mieux que la brachiale ; l'auscultation de la crurale donne les moindres variations du pouls et le double souffle. Le sphygmographe ne nous renseigne pas aussi vite.

De suite l'examen du cou. Avec quelle facilité le sang vibre-t-il, souffle-t-il ? Si les bruits chlorotiques y sont intenses, ils le seront au cœur. Ils n'ont peut-être aucune valeur, qu'ils soient au premier ou au second temps.

Nous passons au cœur ; nous sentons les battements et les frémissements ; nous cherchons la matité profonde. Le cœur ne doit pas dépasser le 4e espace gauche ; le 2e espace doit être libre. Il ne faut pas se tromper en comptant les espaces. La 1re soudure sternale est au niveau de la 2e côte. Nous regardons si la pointe rentre ou sort pendant la systole.

Il importe de fixer le volume du cœur. On a trouvé un gros cœur, où nous en trouvons un petit. On se laisse intimider par les palpitations. Qu'on ne cherche pas la pointe avec un doigt ; qu'on mette la main à plat sur la région précordiale et on sentira les battements dans des points moins excentriques ; que surtout on percute et l'exubérance du cœur disparaîtra. On ne tiendra pas compte de la névralgie intercostale qui tourmente les faux cardiaques. La percussion demande beaucoup d'attention. Pour déterminer la ligne inférieure, si l'estomac ne donne pas de résonnance, on fait boire le malade à coups saccadés, à la régalade ; de l'air pénètre dans l'estomac, s'y dilate et donne une résonnance imprévue.

Cherchons les claquements. S'ils sont nets, les valvules ne sont pas altérées ; mais on n'entend pas toujours les claquements quand les souffles sont très forts. Pour entendre les claquements, séparons l'oreille de la poitrine. Pour entendre les souffles, appuyons l'oreille. Ne se servir d'instrument que forcé. L'oreille plus agile écoute et palpe à la fois. Avoir toujours la carotide sous le doigt pendant que l'oreille cherche ; sinon, nous risquons de mettre le 2e temps au 1er.

1er claquement éclatant dominant, rétrécissement mitral.

2e claquement fort, insuffisance mitrale.

2e claquement clangoreux, lésion de l'aorte.

Bruit de galop, maladie de Bright, artério-sclérose.

Dédoublement du 2e claquement ; peut-être rétrécissement mitral. Le dédoublement ne suffit pas. Il faut se méfier de lui.

Après les claquements, les frottements péricardiques qui à trois temps sont plus sûrs qu'à deux temps et doivent avoir leur timbre spécial, crépitant.

Puis viennent les souffles. Le péricarde produit-il souvent des souffles ? C'est admis, nous en doutons.

A la pointe, le souffle du 1er temps ne dit pas nécessairement, insuffisance mitrale. Il dépend de lésions variées, chlorose, insuffisance mitrale, insuffisance de la tricuspide, rétrécissement aortique.

A la pointe, souffle du 2e temps, insuffisance aortique ou rétrécissement mitral.

A la pointe, roulement du 2e temps ; rétrécissement mitral.

En bas du sternum, souffle du 1er temps ; insuffisance de la tricuspide.

A l'épigastre souffle du 2e temps ; insuffisance aortique.

2e espace droit, souffle du 1er temps ; rétrécissement aortique ou lésion de l'aorte, chloro-anémie.

2e espace gauche, souffle au 1er temps avec frémissement; rétrécissement pulmonaire ou chloro-anémie.

Souffle sur toute la surface du cœur au 1er temps ; insuffisance mitrale, rétrécissement aortique et pulmonaire, insuffisance de la tricuspide, chlorose et goître exophthalmique. Maximum vers le milieu du 4e espace, entre le sternum et le mamelon ; communication interventriculaire.

La chlorose et l'hystérie peuvent produire tous les souffles et simuler toutes les lésions.

Les bruits varient suivant la force et la forme de l'impulsion ; ils ne gardent la même forme que lorsque l'impulsion ne change pas ou qu'on ne la modifie pas par les médicaments, l'exercice ou la position ; ce qui veut dire que les bruits ne sont pas souvent les mêmes. Le bruit peut disparaître, à plus forte raison, changer. Suivant que le cœur bat plus ou moins vite, lance une ondée plus ou moins large, les bruits varient. Les malades s'étonnent de nos examens fréquents et disent que c'est toujours la même chose. Non ce n'est pas la même chose. Nous entendons aujourd'hui ce que nous n'avons pas entendu la veille. A quelques minutes de distance les signes varient. Peut-être avons-nous mieux cherché. Tantôt les souffles chlorotiques prennent une intensité trompeuse, tantôt nous n'entendons plus rien comme dans l'asystolie. Les médicaments cardiaques modifient beaucoup les bruits. Un piaulement remplace un souffle plus ou moins râpeux. Il ne faut pas croire à l'uniformité. Le cœur comme un archet fait vibrer le sang et les cordes. Le rétrécissement mitral roule, mais souffle parfois quand le sang coule plus vite et parfois claque comme le fait la crurale. Le rétrécissement de la tricuspide souffle plus qu'il ne roule ; le sang qui vient des veines caves va plus vite que le sang qui vient des veines pulmonaires. Les variations de la symphonie chlorotique sont innombrables. Avant d'en venir aux bruits extra-cardiaques, il faut avoir épuisé toutes les ressources de l'orchestration sanguine ; elles sont inépuisables comme celles de la voix. C'est gênant, mais cela est. Nous sommes loin des diagnostics rapportés à un ou deux orifices. Il y a moyen d'entendre clair ; mais il faut être prévenu ; on ne trouve que ce qu'on cherche.

Chlorose et hystérie.

Bruits veineux à un ou deux temps ou continus, plus ou moins intenses, à timbres d'une variété infinie, dans les jugulaires, les veines caves, les crurales, modifiés par la respiration et par la position du corps. Bruits intra-cardiaques modulés par les mouvements des ventricules et des oreillettes, produits à tous les temps, simulant tous les bruits d'orifice et même les bruits péricardiques ; mais conservant la forme ronflante, musicale, vague, changeante des bruits jugulaires. A la pointe c'est un ronflement qu'on entend et non le souffle en jet de vapeur, ronflement commençant après le 1er claquement et fermé par le 2e claquement. Beaucoup de bruits présystoliques ne sont que des ronflements présystoliques chlorotiques. Les claquements restent purs.

Le pouls veineux présystolique avec affaissement systolique (danse jugulaire chlorotique) annonce les bruits que l'on percevra ; d'autant plus accentué que les bruits chlorotiques sont plus intenses. Le cœur est petit.

On trouve les bruits dans toutes les chloro-anémies, l'ictère, le cancer, dans toutes les altérations du sang. Virchow explique la persistance de la chlorose par les malformations de l'appareil circulatoire, fréquentes d'après lui. On expliquerait par ces malformations peu graves les souffles persistants simulant des insuffisances mitrales ou des rétrécissements aortiques. Il y aurait une lésion organique légère, mais suffisante pour faire souffler le sang tout disposé à souffler. On est obligé d'admettre la différence des tuyaux pour les chloroses à gros bruit cardiaque et les chloroses sans bruit cardiaque. Les jugulaires droites chantent tandis que les gauches se taisent, et c'est le même sang. Quand les gauches parlent, la lésion du sang est plus grave.

Plus les sujets sont jeunes, plus le sang est disposé à souffler pour une lésion minime. Les auteurs qui se sont occupés des maladies des enfants n'ont peut être pas assez tenu compte de la chloro-anémie qui nous tient tant au cœur, peut-être plus que de raison. On dit trop vite, endo-péricardite ; on n'en est toutefois pas effrayé. Cela guérit vite. R. Blache insiste avec raison sur cette cause d'erreur. Chez les cancéreux le sang vibre avec une intensité telle que nous avons vu admettre un rétrécissement aortique étroit. L'anémie cancéreuse est capable des souffles les plus râpeux. Dans la chloro-anémie sénile, le souffle tremble et se segmente comme le cœur se meut ; le souffle est à plateau. L'artério-sclérose est là.

Dans le goître exophthalmique, la fréquence du pouls, les bruits sont à l'excès, les coronaires mêmes soufflent ; le souffle enlace le cœur. La thyroïde bat comme un cœur. C'est une lésion de dilatation ; l'angine de poitrine est une lésion de sténose. Le goître exophthalmique appartient à la femme ; l'angine de poitrine à l'homme. L'influence de la thyroïde sur le système nerveux va jusqu'au crétinisme.

Angine de poitrine.

L'angine de poitrine était une maladie mortelle, rare. On n'en parlait qu'avec effroi. C'était un arrêt de mort ; on en a fait une banalité. Elle est caractérisée par l'absence des signes matériels et la présence d'accidents horriblement douloureux et graves. L'infortuné sent la mort que le médecin ne peut ni prévoir ni conjurer. Quelques signes d'artério-sclérose et même rien.

Un de mes amis va consulter Bouillaud dans la journée, dîne en ville et meurt à deux heures du matin.

Et Maurice Raynaud arraché jeune comme Bichat à ses amis, à la science et aux lettres ! *Vox faucibus hœsit.* Une de ses plus proches parentes a servi de prétexte à sa thèse, sur l'asphyxie locale des extrémités. J'avais écrit que l'angine de poitrine n'était qu'une asphyxie locale du cœur.

Rétrécissements et insuffisances.

Le sang, dans l'état physiologique, ne recule jamais ; des sphincters ou des valvules sont postés à tous les orifices, même à l'embouchure du canal thoracique ; les parois des vaisseaux servent par leur élasticité à la progression du sang. Les insuffisances ne sont pas réduites aux orifices artériels et auriculo-ventriculaires ; les sphincters des oreillettes y ont leur part, comme la valvule de Thebesius, les valvules des veines et celles des lymphatiques. La gêne résultant pour la lymphe, de la lésion des cavités droites, ne peut être négligée. Les valvules qui dans les lymphatiques sont plus nombreuses que dans les veines, y ont leur utilité et les hydropisies sont en partie dues à l'insuffisance de ces petits ouvriers.

L'insuffisance est plus dangereuse que le rétrécissement ; elle n'a pas de défense comme lui, d'hypertrophie compensante. Nous devons commencer par les sphincters des veines caves devenus insuffisants.

L'intégrité de l'oreillette droite importe au bon fonctionnement du cœur ; l'oreillette droite est la pièce d'échappement. Dans l'administration de la digitale, il faut se préoccuper autant de l'effet sur l'oreillette droite que de celui sur le ventricule gauche ; ils ne sont pas influencés de même.

Insuffisance mitrale.

La mitrale est rigide ou souple, en anneau ou à valves. Rigide, en anneau, le souffle naît avec le début de la systole ; le claquement a disparu. Souple, à valves, le souffle ne vient que, lorsque la valvule a été relevée, a claqué ; on entend un claquement altéré, puis le souffle.

Le souffle en jet de vapeur, sans rapport avec les claquements, indépendant, synchrone avec le pouls carotidien, s'engage dans l'oreillette gauche, dans les veines pulmonaires, envahit les poumons, se fait entendre sur tout le dos et couvre parfois le bruit respiratoire.

Le cœur est augmenté de volume, la pointe se détache et bat. Le pouls, régulier d'abord, devient irrégulier et inégal, reste fréquent. Aux bases on entend des râles sous-crépitants. Les œdèmes apparaissent. L'oppression est habituelle.

L'insuffisance fonctionnelle n'existe pas, surtout fréquente comme on la fait. Elle existerait en même temps à droite ; or le pouls jugulaire systolique manque ; elle n'existe donc pas à droite. Elle n'existe pas plus à gauche ; seulement nous n'avons pas sous les yeux le pouls des veines pulmonaires comme contrôle.

Si la respiration est pure, moelleuse, si aux bases on ne trouve aucuns sons crépitants, si le souffle n'est pas entendu en arrière, quoique intense en avant, si on entend le 1er claquement pur, l'oreille écartée de la poitrine, si au cou on trouve des bruits chlorotiques intenses, si le cœur n'est pas augmenté de volume, si la pointe bat dans le 4e espace, au-dessous du mamelon, s'il n'y a pas de rhumatisme articulaire aigu, de scarlatine, de cause d'endocardite dans les antécédents, quelle que soit l'intensité du souffle, nous nous refusons à admettre l'insuffisance mitrale et traitons l'état chlorotique. Ou bien nous cherchons du côté de l'aorte. Beaucoup d'auteurs admettent des souffles péricardiques fréquents en dehors de l'état aigu ; nous ne les suivons pas. Les plaques laiteuses sont trop polies pour siffler.

Le souffle varie avec la rapidité de la systole.

L'apoplexie du poumon est fréquente soit en masse, soit locale, provoquée par le pouls veineux pulmonaire. Les noyaux, les infarctus apoplectiques sont dus à des embolies venant des veines ou à des thromboses nées dans les rameaux de l'artère pulmonaire. Il faut saigner de suite.

Rétrécissement mitral.

Ffout tata roû.

Lorsque le ralentissement habituel au rétrécissement mitral le permet, on entend un râpement présystolique, terminé par le 1er claquement éclatant, puis le dédoublement du 2e claquement, puis le roulement, le grondement diastolique qui peut être séparé par un silence du coup de râpe présystolique suivant ou le rejoindre.

Le mot n'est pas toujours complet; des élisions suivent la fréquence du pouls. Parfois on n'entend plus que tac rou ou routtac, tac représentant le 1er claquement et roû les bruits diastolique et présystolique conjugués. Le bruit tend à être circulaire.

Le cœur n'est pas gros. Le pouls est normal. Parfois au lieu du roulement diastolique on entend un souffle. Parfois même on entend un claquement diastolique.

Le poumon ne dit rien pendant un temps assez long. Les bruits sont plus ou moins purs suivant la souplesse de la valvule. Exiger le roulement diastolique et ne pas se contenter du dédoublement du 2e claquement qui existe, constant, en dehors du rétrécissement mitral.

Se défier de l'hystérie qui peut fournir les bruits ébauchés du rétrécissement mitral. Rechercher les stigmates de l'hystérie. Les rétrécissements mitraux purs vrais sont suffisamment fréquents, soyons exigeants pour l'exequatur.

La digitale ralentit le pouls du rétrécissement vrai et ne fait rien sur le pouls du rétrécissement faux.

Le rétrécissement vrai ne supporte pas les douches ; le rétrécissement faux s'en trouve bien.

Le rétrécissement mitral pur n'est pas rhumatismal et ne tend pas à se compliquer.

Le rétrécissement mitral rhumatismal étroit a les bruits moins purs, plus rudes, parle mal, tend à se compliquer de l'insuffisance aortique. Le rétrécissement mitral avec insuffisance aortique est commun.

Les embolies, toujours à craindre dans le rétrécissement mitral, atteignent tous les organes et en particulier le cerveau gauche, produisent l'aphasie, la paralysie droite pour quelques heures, quelques mois, quelques années. Une femme de 22, 23 ans aphasique, paralysée à droite a probablement un rétrécissement mitral pur. Nous avons pu faire le diagnostic à distance ; on n'avait pas pensé à ausculter le cœur. Aujourd'hui on est prévenu.

Le rétrécissement mitral pur non rhumatismal appartient à la femme, le rétrécissement mitral étroit rhumatismal appartient à l'homme et à la femme.

En deux mois (août et septembre 1890) dans tous les hôpitaux de Paris nous avons trouvé 30 rétrécissements mitraux étroits sans complication, 13 avec rhumatisme, 17 sans rhumatisme. Pour les 13 rhumatismaux, 7 hommes et 6 femmes. Pour les 17 non rhumatismaux 6 hommes et 11 femmes.

Pour les rhumatismaux l'âge a varié de 28 ans à 51 ans. Pour les non rhumatismaux l'âge a varié de 28 ans à 55 ans. Pour les rhumatismaux la moyenne est 44 ans. Pour les non rhumatismaux la moyenne est de 38 ans.

Aucun n'est mort, la moyenne s'élèvera donc.

Dans les hôpitaux d'enfants nous n'avons pas trouvé notre rétrécissement mitral pur.

Insuffisance aortique.

Pâleur. Élancement des carotides. Immobilité du cœur. Souffle au 2e temps le long du sternum, même à la pointe, même en arrière. Double souffle intermittent crural par compression. Claquement crural sans compression. Pouls régulier, cinglant, jerking. Le souffle du 2e temps varie comme situation, comme force et comme timbre. Souvent on ne le trouve que dans le creux épigastrique ; parfois à la pointe où on le distingue du bruit mitral diastolique par son timbre et son rhythme. En général doux, il est parfois rude, vibrant, strident et alors il importe de tenir la carotide, sous peine de mettre le 2e temps au 1er.

La compression graduée de la crurale donne le double souffle (aller et retour) parfois pour toute pression, le plus souvent pour un degré qu'il faut chercher. La constatation du double souffle crural nous a évité des erreurs grossières et nous permet de diagnostiquer des insuffisances qui ne donnent pas de souffle au cœur ou qui n'en donnent pas toujours. L'insuffisance aortique, de même que l'insuffisance pulmonaire, ne souffle pas si la chasse en arrière n'est pas assez énergique. Le souffle crural en retour exige une impulsion et un volume de sang suffisants ; il peut varier d'un jour à l'autre, être constant ou nul.

Au niveau du sternum les veines caves peuvent souffler au 2e temps dans la cirrhose, l'hystérie, la chlorose. Contrôler par les artères.

L'insuffisance aortique appartient aux hommes, aux boulangers, aux ataxiques ; l'anévrysme de l'aorte aux forgerons, aux frappeurs.

Pour les 10 cas d'insuffisance aortique rassemblés dans l'espace d'un mois nous trouvons 9 hommes et 1 femme.

Rétrécissement aortique.

Le rétrécissement aortique appartient à la chlorose, à l'artério-sclérose et à l'endocardite sigmoïdienne. Il produit dans ces différents états les mêmes bruits avec des intensités différentes.

Le souffle de la chlorose né à la base retentit à la pointe comme celui des sigmoïdes crétacées.

On sent du frémissement au niveau du 2e espace droit et on entend un bruit soufflant, vibrant, strident, aigu qui s'étale sur toute la surface du cœur, jusqu'à la pointe, couvre les claquements et pénètre jusque dans l'aorte descendante, le long de laquelle on l'entend. Parfois le malade n'est plus qu'un souffle, des pieds à la tête.

Le souffle est long comme la systole du ventricule qui se fait en deux fois ; il est parfois segmenté et nous l'appelons ppaffoutt ; il se développe péniblement ; on sent la lutte, l'effort. Le cœur bat sur une large surface, moins gros que dans l'insuffisance.

Le pouls est régulier, lent, à 30 ou 44 par minute, dur. La digitale le bouleverse.

On distingue le souffle du rétrécissement aortique du souffle de l'insuffisance mitrale, parce que celui-ci est instantané, en jet de vapeur, passe dans l'aisselle et en arrière ; parce que dans l'insuffisance mitrale le pouls est fréquent, petit, souvent inégal, irrégulier. L'insuffisance mitrale a disparu à l'époque ou apparaît le rétrécissement aortique.

Le diagnostic avec le souffle de l'insuffisance de la tricuspide est quelquefois difficile. S'il n'y a pas de pouls veineux, on rejette l'insuffisance de la tricuspide ; mais souvent il y a lésion simultanée des veines et des artères ; les veines sont sclérosées, artérialisées ; le pouls veineux systolique accompagne les battements artériels ; le souffle tricuspidien accompagne le souffle du rétrécissement aortique.

Le souffle tricuspidien souvent piaulant est plus en bas du sternum ; le souffle du rétrécissement aortique plus en haut.

On distingue le souffle aortique des bruits péricardiques, parce que ceux-ci sont très rares en dehors de la péricardite aiguë ; on n'a pas à en tenir compte. Les bruits rudes de l'aorte simulent les bruits frottants du péricarde.

Souvent on confond le bruit du rétrécissement avec celui de l'insuffisance, si on n'a pas le soin de tenir la carotide. On n'admet pas que l'insuffisance puisse donner à son souffle un timbre aigu et strident. On est porté à mettre au 1er temps le souffle fort, tandis qu'il est au second. Nous sommes obligé de parler du diagnostic de l'insuffisance aortique et du rétrécissement ; la confusion est fréquente. Il faut toujours tenir la carotide pour admettre un rétrécissement aortique, parfois même une insuffisance mitrale. Nous sommes le premier à nous tromper si nous négligeons cette précaution facile et grossière.

On admet souvent des rétrécissements étroits, en particulier chez les cancéreux, à cause de l'intensité du souffle qui est purement chlorotique.

Nous avons vu l'aorte descendante bouchée aux trois quarts par un caillot organisé qui s'arrêtait au-dessus du diaphragme et reprenait ensuite jusqu'aux artères rénales. Le cœur était hypertrophié.

On avait entendu un souffle au 1er temps généralisé à toutes les artères supérieures. Les jambes étaient œdématiées. On sentait mal le pouls des crurales.

Rétrécissement pulmonaire.

Frémissement et souffle au 1er temps, au niveau du 2e espace gauche, allant du bas du sternum à l'épaule gauche, comme dans le rétrécissement aortique il va de la pointe à l'épaule droite. Le souffle ne passe ni en arrière, ni dans les carotides.

Le rétrécissement pulmonaire est congénital ou acquis. S'il est congénital, il existe des communications anormales qui probablement ont produit la cyanose. Les phalangettes sont en spatule, élargies, incurvées, cyanosées.

Nous voyons diagnostiquer le rétrécissement pulmonaire sans raisons suffisantes. La compression par des tumeurs variées, ganglions, cancers, anévrysmes peut produire le souffle et le frémissement. Le rétrécissement aortique peut tromper.

C. Paul a montré la fréquence de la tuberculisation ; mais, de ce qu'on constate un souffle dans le 2e espace gauche et de la tuberculisation, il ne faut pas conclure au rétrécissement pulmonaire.

L'*insuffisance pulmonaire* est très rarement signalée par un souffle.

Nous avons vu la lésion congénitale du cœur s'accompagner de bec de lièvre, de cataracte, de convulsions, de paralysie et de tuberculisation chez un même sujet. A 2 ans le cœur mesurait 5 cent. 1/2 sur 6. Le souffle et le frémissement au 1er temps existaient le long du sternum depuis la région épigastrique où ils étaient intenses jusque dans le creux sus-sternal, très fort en arrière de la poitrine, surtout à gauche. Les veines de la poitrine étaient développées. Il n'y avait pas de cyanose ; la pâleur était grande.

Insuffisance de la tricuspide.

La tricuspide est insuffisante par lésion mitrale ou des poumons, ou bien par elle-même. Les lésions autochtones sont fréquentes, beaucoup plus qu'on ne dit.

Souffle au 1er temps, en bas du sternum. Pouls systolique de la jugulaire, du foie. Claquement systolique au cou, à l'aine. Matité sternale. Battement du cœur à l'épigastre. Le souffle s'étend le long du bord inférieur jusqu'à la pointe. Il peut être localisé à la pointe qu'il ne dépasse pas et être confondu avec le souffle d'insuffisance mitrale et de rétrécissement aortique; mais le souffle d'insuffisance mitrale passe en arrière, tandis que le souffle tricuspidien s'arrête à la pointe, et le souffle du rétrécissement aortique s'engage dans l'aorte quelquefois très loin.

Au cou ne pas confondre le pouls systolique avec le pouls présystolique. On voit la veine s'affaisser au moment où le doigt sent le pouls de la carotide si on a affaire au pouls présystolique.

Faisons tousser les malades pour juger la dilatation des veines.

Les jugulaires battent parfois comme des artères. Le pouls peut n'exister qu'au golfe, si les valvules ne sont pas forcées, et n'apparaît pas au delà.

Consulter la veine crurale et le foie. Le diagnostic pour les cavités droites est au foie, comme il est aux poumons pour les cavités gauches.

Rétrécissement de la tricuspide.

Non rare, mais rarement diagnostiqué et recherché sur le cadavre. Presque toujours doublé d'un rétrécissement mitral et souvent de l'insuffisance aortique dans lesquels il est perdu. Le bruit du 2e temps est souvent plus soufflant que roulant. Il existe surtout chez la femme. On a donné comme signe le pouls veineux présystolique ; nous avons rencontré surtout la turgescence des veines. L'autopsie a vérifié une fois le rétrécissement que nous avions diagnostiqué ferme.

Lésions combinées.

Les combinaisons fixes que nous étudions ici sont un peu factices ; nous ne faisons pas intervenir l'état du muscle, des nerfs, des organes, la nature de l'empoisonnement, la disposition individuelle, la thérapeutique, les innombrables causes qui modifient la maladie. Les souffles varient d'un jour à l'autre comme les impulsions.

Il est des combinaisons simples comme le rétrécissement avec insuffisance mitrale, le rétrécissement avec insuffisance aortique ; il en est de compliquées où tout est pris, valvules, muscle, péricarde et plèvres, comme dans la grande maladie rhumatismale.

Entre ces deux grandes variétés, il y a toutes les formes possibles à des degrés différents. La dissection de chaque combinaison n'est pas toujours facile. On ne coupe pas toujours bien et on recoud quelquefois mal. Un peu de lumière est recherchée et entrevue avec plaisir.

Rétrécissement et insuffisance mitrale.

Lorsque le rétrécissement laisse passer le pouce, on n'entend que le souffle de l'insuffisance ; le rétrécissement insignifiant ne produit pas de bruit.

Lorsque le rétrécissement laisse passer un doigt, on entend le souffle de l'insuffisance et le roulement du rétrécissement.

Lorsque le rétrécissement ne laisse passer qu'une plume d'oie, on n'entend plus le souffle de l'insuffisance, on n'entend que le roulement diastolique.

Le rétrécissement avec insuffisance est réduit aux cas où il passe un doigt. On entend les bruits du rétrécissement mitral moins le 1er claquement intense et de plus un souffle en jet de vapeur considérable qu'on retrouve en arrière.

Cette dernière forme n'est pas aussi fréquente pour nous que pour beaucoup d'auteurs.

Il nous est arrivé d'entendre les bruits du rétrécissement mitral en avant et le souffle de l'insuffisance mitrale en arrière. Il faut ausculter le cœur au niveau du dos aussi bien qu'en avant.

Cette forme n'entraîne pas l'irrégularité du pouls qui est assez fréquent. On la trouve également chez l'homme et la femme. On ne la rencontre pas sans complication du côté de la tricuspide au delà de 40 ans. Elle est due au rhumatisme articulaire aigu.

L'insuffisance de la tricuspide qui complique la lésion mitrale peut être primitive ou secondaire. Il n'est pas certain qu'elle aggrave le pronostic quand elle est primitive ; elle décharge les cavités gauches et les poumons, aux dépens il est vrai du foie. Ne nous occupons pas des insuffisances et soutenons les forces du cœur avec des doses modérées des différents toniques.

Nous avons vu des poumons intacts entre une insuffisance mitrale et une insuffisance primitive de la tricuspide.

Rétrécissement et insuffisance aortique.

Les signes varient suivant le degré du rétrécissement et de l'insuffisance ; toutes les combinaisons sont possibles ; de là de nombreuses variantes dans la forme du pouls et des souffles, le dicrotisme étant plus net avec le rétrécissement, le souffle du 2e temps avec l'insuffisance. Si le rétrécissement est considérable, le double souffle crural (aller et retour) disparaît, il ne reste que le double souffle en avant, le double souffle du 1er temps ; on observe le retard signalé par R. Tripier. Le souffle du 2e temps est masqué par l'intensité du souffle du 1er temps ou fait long feu. Un orifice dont le diamètre est rétréci de moitié peut être largement insuffisant avec le même diamètre et le pouls n'indique ni le rétrécissement ni l'insuffisance ; il donne la moyenne.

Insuffisance mitrale et aortique.

L'insuffisance mitrale est primitive, autochtone, ou consécutive à la lésion aortique, soit que l'altération soit descendue de la sigmoïde gauche à la mitrale, soit que la distension du ventricule ait rendu la valvule insuffisante ou que les piliers dégénérés ne remplissent plus leur rôle. On a pu suivre la progression de la lésion et on est éclairé. Sinon, on conclut d'après l'âge et la notification d'un rhumatisme articulaire aigu dans les antécédents. Si le malade est encore jeune et s'il a eu un rhumatisme articulaire on admet l'insuffisance mitrale primitive. Les signes sont les mêmes, souffle au 2e temps aortique, souffle en jet de vapeur au 1er temps à gauche, passant en arrière. Les bruits se passent à des temps différents, mais parfois se joignent et s'enchevêtrent. Il ne faut pas lâcher la carotide, ni dédaigner le double souffle crural, il faut ausculter le dos.

Rétrécissement mitral et insuffisance aortique.

On ne rencontre pas cette combinaison fréquente, autour de laquelle on peut grouper toutes les autres formes rhumatismales, au delà de 30 ou 35 ans. L'insuffisance de la tricuspide vient s'y ajouter et les malades disparaissent. Le pouls reste régulier, aucune des deux lésions ne tendant à l'irrégularité, tant que le muscle fonctionne bien et n'a pas été envahi par l'inflammation.

On entend le roulement du 2ᵉ temps à la pointe et le souffle du 2ᵉ temps à la base, de plus, le dédoublement du 2ᵉ claquement. Le 1ᵉʳ claquement est fort. Le double souffle crural varie selon la proportion des lésions.

Le rétrécissement mitral est étroit puisqu'il n'est pas accompagné d'insuffisance.

Le cœur est moyennement gros, dilaté par l'insuffisance aortique, contracté par le rétrécissement mitral.

Si le rétrécissement mitral donne un souffle et non un roulement, nous n'avons pour nous guider que le dédoublement du 2ᵉ claquement.

Le double souffle crural nous aide. Si avec un souffle aortique du 2ᵉ temps fort, sans rétrécissement aortique, nous trouvons un double souffle crural faible, nous sommes autorisé à admettre une lésion mitrale, qui ne peut être qu'un rétrécissement étroit.

Le souffle de la base peut-il prendre la forme roulante en arrivant à la pointe, peut-il changer de timbre ? Il y a là une difficulté. Plus on trouvera de signes de rétrécissement mitral, plus on sera tranquille pour le diagnostic qui est important ; il n'est pas indifférent d'avoir une insuffisance aortique simple, ou la même compliquée d'un rétrécissement mitral.

On trouve le rhumatisme dans les antécédents.

Rétrécissement mitral. Insuffisance mitrale. Insuffisance aortique.

Il importe qu'il y ait ou non de l'insuffisance mitrale qui vient congestionner le poumon et dérégler le pouls. La combinaison est différente de celle du rétrécissement mitral et de l'insuffisance aortique.

Insuffisance mitrale. Rétrécissement aortique.

Dans cette combinaison les deux souffles sont au 1er temps et se confondent. Le pouls est un compromis entre le pouls lent et régulier du rétrécissement aortique et le pouls irrégulier et fréquent de l'insuffisance mitrale. Le cœur est dilaté à la fois par l'insuffisance mitrale et le rétrécissement aortique. L'insuffisance mitrale est accrue ; le souffle mitral est énorme. On entend du souffle partout. Le souffle peut être segmenté comme celui du rétrécissement aortique ; il est double systolique.

Grande lésion rhumatismale du cœur.

Le malade est d'une pâleur verdâtre. Le pouls est peu fréquent, régulier, développé. Tous les orifices sont atteints, le péricarde est adhérent, les plèvres sont adhérentes. Le cœur énorme bat avec force ; la pointe rentre à la systole. On entend du souffle partout ; souffle d'insuffisance de la tricuspide, de la mitrale et des sigmoïdes aortiques, bruit de rétrécissement de la mitrale et de l'orifice aortique.

Avec un peu d'attention et en tenant la carotide, en auscultant en avant, en arrière, à droite, à gauche, en bas, en haut, les carotides, les crurales, les jugulaires, on parvient à mettre tout en place.

A voir ces malades on a l'idée d'une grosse hypertrophie, sans ravage des valvules. On ne croit pas à une lésion grave. La cyanose manque. Les œdèmes sont peu marqués. La vie peut à la rigueur se prolonger à 40 et 50 ans, c'est l'exception.

On est étonné de voir ces gros cœurs palpitants aller loin à travers les difficultés de la vie ; mais il faut reconnaître qu'ils ne dépassent pas en général 25 ou 30 ans.

Le repos seul les calme et ils ne veulent pas du repos. Ils supportent mal les médicaments, surtout la caféine. Ils ont des congestions continuelles ; il faudrait les saigner. Le rhumatisme articulaire aigu ne les quitte pas.

Lésions gauches et droites.

L'insuffisance de la tricuspide est fréquente, due à la lésion autochtone, primitive de la valvule ou à la dilatation de l'orifice ; elle vient mêler aux souffles de l'insuffisance mitrale et du rétrécissement aortique un souffle qu'on dégagera à l'aide du pouls veineux systolique jugulaire et inguinal, du battement systolique du foie. Qu'on se donne la peine de chercher les claquements veineux et on sera étonné de leur fréquence. Il suffit d'appliquer doucement le stéthoscope et d'écouter ; on entendra des claquements fins présystoliques et systoliques qu'on ne confondra pas avec les claquements artériels. Tout cela est non pas facile, mais possible avec un peu d'attention plus commode à se procurer que des instruments.

L'insuffisance de la tricuspide diminue la congestion pulmonaire et soulage les malades.

Il nous est arrivé d'entendre à la pointe un souffle et un piaulement ; le souffle seul passait en arrière, le piaulement appartenait à la tricuspide et ne passait pas.

Péricardite.

La péricardite, d'autant plus fréquente que l'individu est plus jeune (chez l'adulte l'endo-péricardite très caractérisée existerait dans le quart des cas de rhumatisme articulaire aigu), se reconnaît à l'oppression, à la douleur provoquée par la compression du phrénique ou par la percussion, au frou frou, au craquement à deux ou trois temps de Collin, au patati de Bouillaud, à la matité sans impulsion, au battement de la pointe au-dessus de la ligne de matité de Gubler, à l'obscurité des claquements, et surtout au frou frou frou tantôt également espacés, tantôt à deux des parties plus rapprochées.

La péricardite se complique de pleurésie à gauche puis à droite, le plus souvent double.

Qu'on ait affaire à une péricardite, à une endocardite, à une myocardite ou à une angiomyocardite, ce qui est le plus commun, le traitement énergique s'impose à la moindre dyspnée, à la moindre douleur, dès que le chiffre des pulsations, des respirations et de la chaleur monte ; il ne s'agit plus d'analyse.

La contestation n'a lieu que pour les suites de la péricardite, les uns attribuant au péricarde ou aux poumons, les autres aux orifices, aux vaisseaux ou au sang les souffles ou les bruits ; les uns absorbés par les plaques laiteuses, les autres par les rétrécissements et les insuffisances ;

ce n'est pas identique. On abuse des plaques laiteuses comme autrefois ; on leur attribue des souffles dus à l'insuffisance mitrale et à l'insuffisance aortique.

Les crépitations du sang chlorotique simulent les crépitations péricardiques ; on les retrouve au cou.

L'hydropéricarde abondant est rare chez l'adulte. Le gros cœur immobile de l'insuffisance aortique se fait passer pour lui. Il suffit d'ausculter le cœur.

Adhérence du péricarde.

Dépression systolique au niveau de la pointe pour l'œil, impulsion pour le doigt. Se méfier s'il y a une grosse insuffisance aortique, cas dans lequel le ventricule gauche fait hernie à gauche. La pointe n'est plus à l'extrémité du cœur ; elle est reportée à droite et n'existe plus. L'adhérence du péricarde se trouve surtout avec la grande lésion rhumatismale du cœur où tous les orifices sont atteints en même temps que le péricarde et les plèvres.

Quand le cœur est hypertrophié sans symphyse cardiaque, il a un mouvement de bascule, la base se déprime et la pointe saute en avant ; il y a dépression des troisième et quatrième espaces entre le sternum et la pointe ; il ne faudrait pas donner cet avalement des espaces comme un signe de symphyse.

Le roulis qui agite la surface du cœur et le mamelon gauche n'est pas sans valeur.

Endocardite.

Si l'endocardite est végétante elle donne naissance à des souffles comme toute insuffisance et tout rétrécissement.

Nous n'avons en vue que l'endocardite commençante qu'il faut reconnaître à son premier début, qu'il faut prévenir. Bouillaud n'avait pas tort d'user de moyens violents et de ne pas attendre que le cœur fût pris. Avant même le moindre enrouement de la valvule ou des valvules, il faut agir. Il ne s'agit pas d'un diagnostic entre des bruits chlorotiques et des bruits organiques. Le malade refera vite le sang enlevé. Peut-être n'aura-il pas d'autres atteintes. Le péricarde, la mitrale, la tricuspide, les sigmoïdes, les veines, les artères menacent. Hâtons-nous. Rien n'agit aussi vite que la saignée, les ventouses et les vésicatoires que nous préférons aux 5 grammes ! de feuilles de digitale en infusion dans 120 grammes d'eau à prendre dans la journée que conseille Friedreich, avec la recommandation, il est vrai, de surveiller le malade. Chez les enfants on emploie plus largement que chez les adultes les ventouses scarifiées. Pourquoi pas la saignée ?

Angiocardite.

L'angiocardite comprend l'inflammation de tout l'arbre circulatoire et du sang, lésion variable suivant la cause ; elle a pour symptôme la fièvre. Dans le rhumatisme articulaire aigu, facteur principal des lésions du cœur, la fibrine est augmentée. A voir le caillot et sa couenne rétractée en cupule on comprend les rétrécissements des orifices ; le caillot est déjà rétréci. Le rhumatisme articulaire aigu est la maladie par excellence des vaisseaux et du sang. On n'ausculte que le cœur ; tous les vaisseaux sont atteints et se couvrent d'une large plaque laiteuse. La lésion des jointures est un trompe-l'œil ; elle est accessoire et ne participe à la maladie que par les séreuses qui partout sont touchées, aux membres, aux vaisseaux, au ventre, à la poitrine ou à la tête. Il faut éliminer la fibrine. La saignée est le plus sûr moyen.

L'aortite n'est qu'une fraction de l'angiocardite.

L'aorte dans sa portion ascendante doit à ses relations la grande place qu'elle occupe dans la pathologie. Ses lésions retentissent sur le plexus cardiaque et sur les artères coronaires, sur la vie du cœur. La percussion ne peut pas plus indiquer pour l'aorte que pour le cœur le danger. Ce n'est pas un peu de dilatation qui compromet la vie. La douleur est d'un meilleur conseil.

La rudesse des bruits, le clangor du 2e claquement nous avertissent d'une lésion qui peut devenir dangereuse. L'albuminurie et son bruit de galop nous signifient la généralisation de la lésion. La dureté, la sclérose des artères et des veines l'exposent clairement à nos yeux. L'albuminurie n'est pas tout ; elle n'est qu'un épisode. Les yeux sont atteints avant que l'albumine apparaisse.

L'artério-sclérose ou plutôt l'angio-sclérose n'est que de l'angiocardite chronique, on la trouve partout. La myocardite est comprise dans l'angio-sclérose.

Anévrysmes de l'aorte.

Les anévrysmes sont faciles ou difficiles à diagnostiquer suivant leur volume et la place qu'ils occupent. On ne peut pas compter sur l'auscultation qui ne donne que les signes de l'artério-sclérose. Les névralgies, l'angine de poitrine ne leur appartiennent pas en propre ; nous sommes guidés par les voussures locales, les luxations des cartilages, des clavicules, les battements, la distension des veines jugulaires, thoraciques (les compressions peuvent dépendre d'autres tumeurs, ganglionnaires, cancéreuses, etc.), l'inégalité des pouls radiaux, des pupilles, le cornage.

Le double souffle n'apparaît que lorsqu'il y a insuffisance aortique. Plus l'anévrysme se rapproche de l'orifice aortique, plus il produit le double souffle. L'anévrysme abdominal donne un souffle simple.

L'anévrysme de la crosse de l'aorte se développe sous les cartilages supérieurs gauches.

Souvent l'anévrysme est disséquant ; le sang s'insinue à travers les lamelles de la tunique moyenne. Nous avons insisté sur ce point.

La communication de l'aorte avec les vaisseaux qui l'entourent donnent des surprises d'auscultation.

La persistance du canal artériel ne produit pas toujours un souffle, encore moins un bruit continu.

La communication entre l'aorte et l'artère pulmonaire à leur origine ne produit ni double souffle, ni bruit continu.

La communication entre l'aorte et le ventricule droit donne naissance au bruit artérioso-veineux.

Dans l'anévrysme spontané entre l'aorte et la veine cave supérieure, il n'y a pas de bruit artérioso-veineux qui n'existe que dans l'anévrysme communiquant traumatique.

Les hommes sont en majorité dans la proportion de 40 à 15.

De 20 à 30 ans, les anévrysmes sont rares (3 cas). On les trouve de 30 à 55 ans (42 cas). A partir de 55 ans ils redeviennent rares (6 cas), jusqu'à 68 ans ; dans notre collection nous n'allons pas plus loin.

Les violences, les efforts sont la principale cause des anévrysmes, à la condition qu'ils portent sur des artères déjà affaiblies par l'âge, l'alcoolisme, les fièvres de toute sorte. Les forgerons, les blanchisseuses y sont le plus exposés.

En cas d'autopsie, enlever d'abord la plaque sternale de manière à établir les rapports de l'aorte, de l'artère pulmonaire et de la veine cave. Laver la poche et voir à quel endroit la tunique moyenne a éclaté. Assistant en septembre 1890 à une autopsie d'anévrysme de l'aorte ascendante et du commencement de la crosse, nous avons été frappé de l'inconvénient de ménager le sternum et de parvenir à la poche en passant en arrière d'elle. Il faut disséquer le sternum et les cartilages pour bien voir les luxations.

Hypertrophie cardiaque.

L'hypertrophie se développe aussitôt que le cœur rencontre devant lui un obstacle plus ou moins éloigné ; on la trouve dans la maladie de Bright, elle arrive vite à la dilatation et à la dégénérescence. On la diagnostique par la percussion, par la lenteur du pouls et la tendance des bruits à se dédoubler et à prendre le timbre ronflant. Le cœur se soulève avec peine et donne la sensation d'une force pesante. Le pouls est dur et dicrote ; on ne parvient pas à le supprimer.

Atrophie cardiaque.

L'atrophie, que nous avons montrée dans la convalescence de la fièvre typhoïde grave, se traduit par la faiblesse du pouls et par la diminution considérable de la matité qui de 10 sur 15 peut tomber à 7 sur 10.

Dégénérescence fibreuse et graisseuse.

La lésion se traduit par la petitesse, l'accélération ou la grande lenteur du pouls, les syncopes, les paralysies, la dyspnée, l'asthme, l'angine de poitrine, l'absence des souffles et parfois des claquements. On la trouve mêlée à l'hypertrophie dans la vieillesse.

Du Castel, 1880, donne au cœur de 60 à 80 ans, chez l'homme, 374 gr.; chez la femme 347.

Haushalter, 1886, donne, pour les hommes de 70 à 90 ans, 364 gr. et pour les femmes 274.

Brousse, 1886, donne, pour les femmes de 60 à 99 ans, 295 grammes.

Romme, 1889, montre chez les vieillards l'hypertrophie totale du cœur, l'atrophie des éléments fonctionnels et la sclérose. Les fibres non atteintes par la dégénérescence s'hypertrophient.

Letulle établit que le diamètre du faisceau primitif peut varier suivant l'âge et selon qu'on est au cœur droit ou au cœur gauche, entre 3 millièmes de millimètre et 30.

Striation des fibres moins nette, substance musculaire granuleuse et trouble, segmentation des fibres au niveau des espaces scalariformes d'Eberth, à peu près comme dans la fragmentation du myocarde de Renaut; mais le plus souvent dégénérescence graisseuse de la fibre musculaire unie à la dégénérescence granuleuse ou tuméfaction trouble; telles sont les modifications apportées par la sénilité d'après Romme. (Le cœur sénile, *Tribune méd.*, 1889.)

Renaut (*Acad. de méd.* 1890) revient sur sa myocardite segmentaire comme frappant surtout les vieillards et décrit deux formes de pouls: le faux pouls régulier dont les battements ne sont plus ni égaux, ni réguliers : le pouls arhythmique vrai, multiforme, très inégal et très irrégulier. D'un tracé à l'autre ou du commencement d'un tracé à la fin, l'amplitude passe de 8mm à 20, puis retombe à 10 ou 12.

Les autres signes de la maladie sont : l'effacement du choc précordial, la matité rectangulaire, l'affaiblissement des claquements, le souffle systolique médio-cardiaque.

Il n'y a jamais de retentissement sur le foie, ni de dilatation du cœur droit. Assez souvent il y a un peu d'œdème des malléoles.

La mort survient par syncope brusque, plus souvent par asystolie. Une bronchite, le plus léger traumatisme suffisent pour précipiter les accidents.

Le cœur des vieillards est presque fatalement atteint. Quand le malade est d'âge moyen, la lésion relève de l'alcoolisme, des fièvres graves, de la fièvre typhoïde surtout.

Le traitement consiste surtout dans l'emploi de la digitale et des toniques généraux. La bronchite tenace des vieillards doit être soignée par la digitale et l'ergot de seigle.

PUBLICATIONS DE L'AUTEUR

— **Anatomie et physiologie.**

Nécropsie du cœur. *Bull. Soc. Méd. de Paris*, 1869.

Physiologie du cœur (à propos de la discussion académique sur la). *Gaz. Hôp.*, 1874

Des rapports du cœur avec les côtes et les poumons. *Bull. Soc. Méd. de Paris*, 1873 et *Gaz. hôp.* 1873.

Du mécanisme des valvules auriculo-ventriculaires. *Bull. Soc. Méd. de Paris*, 1873 et *Gaz. hôp.*, 1873.

Présence du poumon droit derrière les 5e et 6e cartilages costaux gauches. *Bull. Soc. Méd. de Paris*, 1878 et *Gaz. hôp.*, 1878.

Des sphincters et de l'occlusion présystolique des veines caves et cardiaques. *Bull. Soc. Méd. de Paris*, 1878 et *Union méd.*, 1878.

Du claquement présystolique des valvules des veines jugulaires, sous-clavières et crurales. *Tribune médic.*, 1879.

De la présystole. *Union méd.*, 1890 et *Bull. Soc. Méd. de Paris*, 1889.

Sphincter du trou ovale. *Acad. des sciences*, 9 avril 1888 et *Trib. méd.*, 1888.

Sphincters et valvules. *Bull. Soc. Méd. de Paris*; 1884 et *Union méd.*, 1884.

Claquements cardiaques, artériels et veineux. *Bull. Soc. Méd. de Paris*, 1885 et *Union méd.*, 1885.

Auscultation de l'aine. *Bull. Soc. Méd. de Paris*, 1885 et *Union méd.*, 1885.

Des temps du cœur. *Union méd.*, 1888 et *Bull. Soc. Méd. de Paris*, 1888.

Cœur et carotides. Temps du cœur. *Union méd.*, 1889 et *Bull. Soc. Méd. de Paris*, 1889.

Du bruit de galop. *Bull. Soc. Méd. de Paris*, 1882 et *Union méd.*, 1882.

— **Pouls.**

Du pouls veineux et du pouls géminé. *Union méd.*, 1886 et *Bull. Soc. Méd. de Paris*, 1886.

Du pouls géminé comme guide dans l'administration de la digitale. *Académie des sciences*, 1er août 1887 et *Tribune méd.*, 1887.

Pouls de la radiale et de l'humérale. *Bull. Soc. Méd. de Paris*, 1874 et *Gaz. hôp.*, 1874.

— **Chloro-anémie.**

Du souffle de la pointe du cœur dans l'ictère. *Bull. Soc. Méd. de Paris*, 1878 et *Union méd.*, 1878.

Du souffle des artères cardiaques dans le goître exophthalmique. *Gaz. méd.*, 1887.

Diagnostic des bruits organiques et inorganiques du cœur. *Bull. Soc. Méd. de Paris*, 1883 et *Union méd.*, 1883.

Bruits chloro-anémiques, cardiaques et vasculaires. *Trib. méd*, 1887.

Du double souffle anémique à forme péricardique. *Bull. Soc. Méd. de Paris*, 1886, et *Union méd.*, 1886.

Du pouls veineux présystolique dans la chloro-anémie. *Académie de médecine*, 27 avril 1886 et *Union méd.*, 1886.

— Altération du sang.

Un cas de leucémie splénique. *Gaz. hôp.*, 1858.

Un cas de leucémie splénique. *Gaz. hôp.*, 1860.

— Angine de poitrine.

Sur les rapports de l'angine de poitrine avec l'asphyxie locale des extrémités. *Bull. Soc. Méd. de Paris*, 1884 et *Union med.*, 1884.

Angine de poitrine par sténose des artères coronaires en 1821. *Union méd.*, 1887 et *Bull. Soc. Méd. de Paris*, 1887.

— Myocarde.

De l'atrophie du cœur dans la convalescence de la fièvre typhoïde. *Bull. Soc. Méd. de Paris*, 1868 et *Gaz. hôp.*, 1865.

Dégénérescence graisseuse du cœur. *Union méd.*, 1878 et *Bull. Soc. Méd. de Paris*, 1878.

— Péricarde.

Signes de l'adhérence du péricarde. *Bull. Soc. Méd. de Paris*, 1880 et *Union méd.*, 1880.

De la péricardo-pleurite dans le rhumatisme articulaire aigu. *Bull. Soc. Méd. de Paris*, 1881 et *Union méd.*, 1881.

— Endocarde.

Endocardite varioleuse. *Gaz. hôp.*, 1867 et *Bull. Soc. Méd. de Paris*, 1867.

— Insuffisance mitrale.

Du souffle en jet de vapeur comme signe de l'insuffisance mitrale. *Gaz. hôp.* 1865.

Insuffisance mitrale. Difficultés du diagnostic et du pronostic. *Trib. méd.*, 1888.

Sur le premier cas d'insuffisance mitrale. *Union méd.*, 1886 et *Bull. Soc. Méd. de Paris*, 1886.

Du pouls des veines pulmonaires dans l'insuffisance mitrale. *Union méd.*, 1890 et *Bull. Soc. Méd. de Paris*, 1890.

— Rétrécissement mitral.

Du rhythme pathognomonique du rétrécissement mitral. *Arch. de méd.*, 1862.

Réponse à Beau à propos du rétrécissement mitral. *Gaz. hebd.*, 1862.

Du roulement diastolique du rétrécissement mitral. *Bull. Soc. Méd. de Paris*, 1877 et *Union méd.*, 1877.

Rétrécissement mitral pur. *Arch. méd.*, 1877.

Rétrécissement mitral pur, aphasie, hémiplégie droite, sexe féminin. *Bull. Soc. Méd. de Paris*, 1877 et *Union méd.*, 1877.

Du bruit de roulement au 2e temps comme signe du rétrécissement mitral. *Bull Soc. Méd. de Paris*, 1880 et *Union méd.*, 1881.

Rétrécissement mitral et intoxication saturnine. *Union méd.*, 1885 et *Bull. Soc. Méd. de Paris*, 1885.

Rétrécissement mitral pur. Étiologie. *Union méd.*, 1886 et 1887 et *Bull. Soc. Méd. de Paris*, 1886 et 1887.

Pronostic du rétrécissement mitral pur ou compliqué au-dessus de 50 ans. *Union méd.*, 1883 et *Bull. Soc. Méd. de Paris*, 1883.

— **Insuffisance aortique.**

Du double souffle intermittent crural comme signe de l'insuffisance aortique. *Arch. gén. de méd.*, 1861.

Discussion avec Alvarenga sur la priorité à propos du double souffle crural. *Union méd.*, 1863.

De l'insuffisance aortique passagère. *Gaz. hôp.*, 1863.

Du dicrotisme de la crurale dans l'insuffisance aortique. *Gaz. hebd.*, 1865.

Du double souffle et du double claquement aortique. Réponse à Traube. *Gaz. hebd.*, 1873.

De l'immobilité, du dicrotisme systolique et du retrait systolique de la pointe dans l'insuffisance aortique. *Bull. Soc. Méd. de Paris*, 1876 et *Union méd*, 1876.

Valeur du souffle perçu dans la région épigastrique en bas du sternum dans l'insuffisance aortique. *Bull. Soc. Méd. de Paris*, 1877 et *Union méd.*, 1877.

Du souffle sibilant au 2e temps dans l'insuffisance aortique. *Union méd.*, 1884 et *Bull. Soc. Méd. de Paris*, 1884.

Souffle veineux simulant l'insuffisance aortique. Lithiase biliaire et maladies du cœur. *Union méd.*, 1885 et *Bull. Soc. Méd. de Paris*, 1885.

Du double souffle crural et de sa formation. *Union méd.*, 1890 et *Bull. Soc. Méd. de Paris*, 1889.

— **Insuffisance de la tricuspide.**

Mitrale et tricuspide. *Bull. Soc. méd. de Paris*, 1881.

De la fréquence de la lésion aigue ou chronique de la tricuspide. *Bull. Soc. Méd. de Paris*, 1881 et *Union méd.*, 1882.

Du souffle tricuspidien à la pointe. *Bull. Soc. Méd. de Paris*, 1882 et *Union méd.*, 1882.

Du souffle veineux crural dans l'insuffisance de la tricuspide. *Trib. méd.*, 1886.

Rapport sur la candidature de Malibran. Insuffisance de la tricuspide. *Union méd.*, 1887, et *Bull. Soc. Méd. de Paris*, 1887.

Battements du foie. Dilatation énorme des veines hépatiques. Déchirure de la tricuspide. Péricardite adhérente. Atrophie rouge du foie. *Bull. Soc. Méd. de Paris*, 1876 et *Union méd.*, 1876.

— **Rétrécissement de la tricuspide.**

Du rétrécissement de la tricuspide. *Bull. Soc. Méd. de Paris*, 1868, et *Gaz. hôp.*, 1868.

Du rétrécissement de la tricuspide. *Bull. Soc. Méd. de Paris*, 1877 et *Union méd.*, 1877.

Observations nouvelles de rétrécissement de la tricuspide. *Bull. Soc. Méd. de Paris*, 1869 et *Gaz. hôp.*, 1869.

Rétrécissement de la tricuspide. *Bull. Soc. Méd. de Paris*, 1877, et *Union méd.* 1878.

Du rétrécissement très étroit de la tricuspide. *Bull. Soc. Méd. de Paris,* 1883 et *Union méd.*, 1883.

— **Lésions combinées.**

Du grand cœur rhumatismal. *Union méd.*, 1887, et *Bull. Soc. Méd. de Paris*, 1887.

Du rétrécissement mitral et de l'insuffisance aortique combinés sans autre lésion valvulaire. *Union méd.*, 1883 et *Bull. Soc. Méd. de Paris*, 1883.

— **Angio-sclérose.**

Angiosclérose. *Union méd.*, 1888 et *Bull. Soc. Méd. de Paris*, 1888.

Placenta, granulations crétacées, adhérentes. Angio-sclérose. *Union méd.*, 1888 et *Bull. Soc. Méd. de Paris*, 1888.

— **Anévrysmes.**

Anévrysmes de l'aorte et insuffisance aortique. *Gaz. méd.*, 1877.

Anévrysme disséquant. *Bull. Soc. Méd. de Paris*, 1876 et *Union méd.*, 1876.

Anévrysmes du cœur et des valvules. *Bull. Soc. Méd. de Paris*, 1872 et *Gaz. hôp.*, 1872.

— **Vices de conformation.**

Sur un cas de lésion multiple du cœur, communication interventriculaire. *Gaz. hebd.*, 1863.

Mémoire sur la persistance du canal artériel sans autre communication anormale. *Gaz. méd.*, 1863.

Sur un cas de communication de l'aorte avec l'artère pulm. *Bull. Soc. Méd. de Paris*, 1877 et *Union méd.*, 1877.

Des lésions et des bruits vasculaires au niveau du 2e espace intercostal gauche. *Gaz. méd.*, 1877.

Maladie bleue. Bruits cyano-anémiques. *Union méd.*, 1888 et *Bull. Soc. Méd. de Paris*, 1888.

— **Étiologie des maladies du cœur.**

Des maladies organiques du cœur et de l'aorte et du double souffle crural d'origine saturnine. *Bull. Soc. Méd. de Paris,* 1866 et *Gaz. hôp.*, 1867.

Des lésions des valvules du cœur d'origine palustre. *Bull. Soc. Méd. de Paris*, 1869, *Gaz. hôp.*, 1869.

Des lésions chroniques du cœur d'origine traumatique. *Bull. Soc. Méd. de Paris*, 1880 et *Union méd.*, 1880.

De l'augmentation du volume du cœur dans l'état puerpéral. *Bull. Soc. Méd. de Paris,* 1868 et *Gaz. hôp.*, 1868.

Rapports entre les maladies du cœur d'une part et de l'autre la stérilité, la menstruation, l'avortement, l'accouchement prématuré, enfin l'accouchement à terme. *Bull. Soc. Méd. de Paris*, 11 octobre 1873 et *Gaz. hôp.*, 1873.

De l'influence des maladies du cœur sur la menstruation, la grossesse et son produit. *Arch. de tocologie,* 1875.

De quelques coïncidences du rhumatisme articulaire aigu. *Gaz. hop.*, 1862.

De l'épistaxis rhumatismale et cardiaque. *Trib, méd.*, 1880.

— Traitement des maladies du cœur.

Sur la digitale. Prix Corvisart, 1852.

Sur la digitale, thèse inaugurale, 1853.

Électrisation du cœur. *Bull. Soc. Méd. de Paris*, 1868.

Des différentes préparations de digitale. *Gaz. hôp.*, 1868 et *Bull. Soc. Méd. de Paris,* 27 juin, 25 juillet, 8 août, 22 août 1874 et *Gaz. hôp.*, 1874.

De l'abus de la digitale. *Bull. Soc. méd. de Paris,* 1874 et *Gaz. hôp.* 1874.

De la durée du ralentissement du pouls après la cessation de la digitale. *Bull. Soc. Méd. de Paris*, 1878 et *Union Méd.*, 1878.

De l'intoxication digitalique. *Bull. Soc. Méd. de Paris,* 1879.

Infusion et macération de digitale. *Bull. Soc. Méd. de Paris,* 1879 et *Union méd.*, 1879.

Observation de maladie du cœur suivie de mort attribuée à la digitale. *Bull. Soc. Méd. de Paris,* 1880 et *Union méd.*, 1880.

Des préparations alcooliques de digitale. *Mémoires de l'Académie de médecine,* 1879.

De la digitale. Prix Desportes. *Académie de médecine*, 1885.

Du délire et du coma digitaliques. *Gaz. hebd.*, 1874.

Traitement comparé du rhumatisme articulaire aigu, saignées, ventouses scarifiées, sulfate de quinine, vératrine et bicarbonate de potasse. *Gaz. hôp.*, 1862.

Du rhumatisme articulaire aigu et de son traitement. *Bull. Soc. Méd. de Paris*, 1882 et *Union med.*, 1882.

Saignées et vésicatoires dans la pneumonie. *Union Méd.*, 1888 et *Bull. Soc. Méd. de Paris*, 1888.

Emploi du calomel comme diurétique par Hamilton. *Union méd.*, 1887.

Sur le premier cas de l'emploi de l'iodure de potassium dans les anévrysmes. *Union méd.*, 1886 et *Bull. Soc. Méd. de Paris,* 1886.

De la digitale. *Union méd.*, 1886 et *Bull. Soc. Méd. de Paris,* 1886.

— Varia.

De la fièvre typhoïde dans ses rapports avec la variole. *Bull. Soc. Méd. de Paris*, 1869 et *Gaz. hôp.*, 1869.

Rapport sur la fièvre typhoïde. *Bull. Soc. Méd. de Paris*, 1881 et *Union méd.* 1881.

TABLE DES MATIÈRES

DEUXIÈME PARTIE.

Pathologie du cœur.

Chapitre Ier.

Pages

Chapitre II.

Chapitre III.

Chapitre IV. — Lésions des membranes

Chapitre V. — Rétrécissements et insuffisances.

Chapitre VI. — Des lésions combinées.

Chapitre VII. — Des lésions de l'aorte.

Chapitre VIII. — Varia.

Chapitre IX. — Traitement.

TROISIÈME PARTIE

Tableau diagnostique des lésions du cœur.

Imp. G. Saint-Aubin et Thevenot, Saint-Dizier, (Hte-Marne). 30, passage Verdeau, Paris.

Imp. G Saint-Aubin et Thevenot, Saint-Dizier (Hte-Marne) 30, passage Verdeau, Paris.

www.ingramcontent.com/pod-product-compliance
Ingram Content Group UK Ltd.
Pitfield, Milton Keynes, MK11 3LW, UK
UKHW020150250726
13967UKWH00002B/981